Moorey - Greer

Kognitive Verhaltenstherapie bei Diagnose Krebs

2. Auflage

AF772078

Titel der Originalausgabe
Oxford Guide to
CBT for People with Cancer,
by Stirling Moorey and Steven Greer, 2nd edition, Oxford University Press, Oxford 2012

Wichtiger Hinweis für den Benutzer
Die Erkenntnisse in der Medizin unterliegen laufendem Wandel durch Forschung und klinische Erfahrungen. Herausgeber und Autoren dieses Werkes haben große Sorgfalt darauf verwendet, dass die in diesem Werk gemachten therapeutischen Angaben dem derzeitigen Wissensstand entsprechen. Das entbindet den Nutzer dieses Werkes aber nicht von der Verpflichtung, anhand weiterer schriftlicher Informationsquellen zu überprüfen, ob die dort gemachten Angaben von denen in diesem Buch abweichen und seine Verordnung in eigener Verantwortung zu treffen.
Wie allgemein üblich wurden Warenzeichen bzw. Namen (z. B. bei Pharmapräparaten) nicht besonders gekennzeichnet.

Bibliografische Information der Deutschen Nationalbibliothek
Die Deutsche Nationalbibliothek verzeichnet diese Publikation in der Deutschen Nationalbibliografie; detaillierte bibliografische Daten sind im Internet über https://portal.dnb.de abrufbar.

Alle Rechte vorbehalten
2. Auflage 2021
© KIENER, München

07 08 09 10 11 5 4 3 2 1

Das Werk einschließlich aller seiner Teile ist urheberrechtlich geschützt. Jede Verwertung außerhalb der engen Grenzen des Urheberrechtsgesetzes ist ohne Zustimmung des Verlages unzulässig und strafbar. Das gilt insbesondere für Vervielfältigungen, Übersetzungen, Mikroverfilmungen und die Einspeicherung und Verarbeitung in elektronischen Systemen.

Um den Textfluss nicht zu stören, wurde bei Patienten und Berufsbezeichnungen im Allgemeinen die grammatikalisch maskuline Form gewählt. Selbstverständlich sind in diesen Fällen immer alle Geschlechter gemeint.

Übersetzung: Paul Crichton und Christl Kiener, London
Lektorat: Christl Kiener, München; Susanne Hedwig Sesselmann, Oberhaching; Dr. Petra Zimmermann, Braunschweig
Font für die Schulausgangsschrift (SAS 2014), entwickelt von Ute Andresen
Herstellung: Kadja Gericke, Herrenberg
Druck und Bindung: Drukarnia Dimograf, Bielsko-Biała/Polen
Umschlaggestaltung: SpieszDesign, Neu-Ulm
Titelfotografie: Christl Kiener (Eynhallow, Orkney)

FSC www.fsc.org MIX Papier aus verantwortungsvollen Quellen FSC® C018236

ISBN 978-3-943324-28-0

Aktuelle Informationen finden Sie im Internet unter www.kiener-verlag.de.

Stirling Moorey   Steven Greer

Kognitive Verhaltenstherapie

bei Diagnose Krebs

2. Auflage

Deutsche Übersetzung Paul Crichton und Christl Kiener

KIENER

Da zwei Menschen sich nicht in Gesundheit gleichen, gleichen sie sich auch nicht in Krankheit; und keine Diagnose ist vollständig oder genau zutreffend, wenn sie nicht eine Einschätzung der Persönlichkeit oder Konstitution des Patienten mit berücksichtigt … Denn, um einen kranken Menschen richtig zu behandeln, braucht es nicht nur die Diagnose der Krankheit, sondern auch die Art und das Ausmaß, in dem ihre vermeintlichen wesentlichen Merkmale durch seine persönlichen Eigenschaften, durch die Erbeinflüsse, die in ihm zusammenkommen, durch die Veränderungen, die durch sein vergangenes Leben verursacht worden sind, und viele andere Dinge modifiziert werden.

James Paget (1885)
Ansprache vor der Abernethian Society

Geleitwort zur zweiten Auflage

Wie viele Mitmenschen betrachte ich meine Zeit im Flugzeug als Gelegenheit, das Lesen nachzuholen. Keine E-Mail, keine Telefonanrufe, keine Gespräche mit Kollegen, Freunden und Familie; eine Zeitspanne, die nur mir gehört. Meine Erwartungen erweisen sich jedoch oft als zu optimistisch, insbesondere wenn mein Lesematerial die Wörter „Stress“ oder „Bewältigung“ im Titel enthält. In solchen Fällen wird mein Sitznachbar wahrscheinlich einen Blick auf das werfen, was ich gerade lese, und dann, wenn er sich zu mir beugt und mit leicht verschwörerischer Stimme spricht, entweder anbieten, mir von dem Stress in seinem Leben zu erzählen, oder mich bitten, die Geheimnisse einer erfolgreichen Bewältigung zu teilen und sie in wenigen Worten zusammenzufassen. Normalerweise höre ich mir die Geschichten über Stress nicht nur an, um höflich zu sein, sondern weil ich solche Geschichten interessant und oft sehr bewegend finde. Aber wenn ich gebeten werde, die Geheimnisse einer erfolgreichen Bewältigung zu teilen, zeige ich, dass ich Psychologin bin, die forscht, und keine Psychologin, die Patienten sieht. Normalerweise führt diese Antwort zu einem sofortigen Verlust des Interesses, und ich bin mir wieder selbst überlassen mit der Aussicht auf eine nicht-unterbrochene Zeit für die Arbeit.

Meine Sitznachbarn gehen wahrscheinlich davon aus, dass ich als Forscherin gut mit Daten umgehen kann, aber nicht in der Lage bin, über die Bedeutung der Daten zu sprechen, um Menschen zu helfen, schwierige Zeiten zu überstehen. Diese Annahme ist in der Tat tief in den Kulturen der Sozial- und Verhaltenswissenschaften einerseits und der klinischen Praxis andererseits verankert. Historisch gesehen haben sich die beiden Kulturen getrennt entwickelt; sie haben verschiedene Sprachen gesprochen und unterschiedliche Ziele verfolgt. Die Sozial- und Verhaltenswissenschaften haben sich beispielsweise darauf konzentriert, Verhalten zu erklären und sogar vorherzusagen, während sich die klinische Praxis auf die Diagnose und Behandlung von Anpassungsproblemen und psychischen Erkrankungen konzentriert hat. In den letzten Jahren hat jedoch jede Disziplin Gründe gefunden, über die Kluft zur anderen zu gelangen, Brücken zu bauen, die den Wissensfluss ermöglichen und die multidisziplinäre Zusammenarbeit fördern.

Insbesondere ein Konzept hat eine Schlüsselrolle bei der Überbrückung der Kluft gespielt: Stress. Auf der klinischen Seite wird Stress als Ursache für Verhaltensweisen wie Rauchen, Trinken, übermäßiges Essen und den Konsum illegaler Drogen angesehen, die Krankheiten und sogar den Tod verursachen können. Die Untersuchung solcher Verhaltensweisen fand hauptsächlich bei den Sozial- und Verhaltenswissenschaftlern statt, was bedeutet, dass Kliniker die Forscher erreichen müssen. Andererseits interessieren sich Sozial- und Verhaltensforscher zunehmend dafür, wie sich mit Stress verbundene psychische Prozesse nachteilig auf Organsysteme auswirken und zu Krankheiten führen. Fortschritte in der Technologie ermöglichen es, solche Fragen zu verfolgen, und jetzt wollen die Forscher mit Klinikern und ihren Patientengruppen in Kontakt treten.

Stirling Moorey und Steven Greer veranschaulichen den Brückenbauprozess. Moorey und Greer entwickelten eine adjuvante psychologische Therapie, um das Wohlbefinden von Krebspatienten zu unterstützen. Anschließend führten sie klinische Untersuchungen durch, um unter anderem die Auswirkungen ihrer Behandlung und die Reproduzierbarkeit ihrer früheren Ergebnisse zu bestimmen. Gleichzeitig entwickelten und testeten andere Menschen, möglicherweise beeinflusst durch die Pionierarbeit von Moorey und Greer, Variationen der kognitiven Verhaltenstherapie für Krebspatienten. Bis Ende der neunziger Jahre wurde eine ausreichende Anzahl von Studien durchgeführt, um eine Metaanalyse zu ermöglichen. Die Vorteile sowie die Grenzen kognitiver Verhaltenstherapien im Allgemeinen und der adjuvanten psychologischen Therapie im Besonderen wurden identifiziert.

Die aktuelle Auflage zeigt ein vertieftes Verständnis der Patientenpopulationen, für die die kognitive Verhaltenstherapie am effektivsten ist, und für die Probleme, mit denen verschiedene Patientengruppen konfrontiert sind. Die Erfahrung der Autoren beeinflusst auch die Diskussion darüber, wie der Therapeut den Patienten in verschiedenen Phasen der Krankheit und auch der Therapie wie Beginn, Verlauf und Beendigung einbeziehen sollte.

Zur Zeit der ersten Ausgabe von Mooreys und Greers Buch steckte das Gebiet der Psychoonkologie noch in den Kinderschuhen. Die dramatische Erweiterung in den vergangenen Jahrzehnten umfasst die Entwicklung evidenzbasierter Behandlungen zur Unterstützung der Lebensqualität und des Wohlbefindens von Patienten mit chronischen Krankheiten oder bei der Aussicht auf einen bevorstehenden Tod. Die Arbeit von Moorey und Greer wurde während dieser Expansionsphase fortgesetzt. Der Prozess, durch den sie ihre Behandlung entwickelt haben und der ihre Erfahrungen aus erster Hand mit Krebspatienten nutzt, die sowohl von ihrer eigenen Forschung als auch von der Forschung anderer geprägt sind, zeigt, wie Forschung und Praxis für beide Seiten von Vorteil sein können.

Was meine Flugzeug-Episode betrifft, werde ich das nächste Mal das Buch von Moorey und Greer auf meinen Lesestapel legen und damit vor allem diejenigen mit besonderem Interesse an Krebs interessieren. Ich werde meinem Sitznachbarn das Moorey/Greer-Buch für die Dauer des Fluges anbieten. Dieser Akt hat zwei Ziele: Er bietet meinem Sitznachbarn die Möglichkeit, etwas über die Komplexität des Umgangs mit Krebs zu lernen und gleichzeitig meine wertvolle Lesezeit für Flugzeuge zu schonen.

Susan Folkman
San Mateo, CA
Juli 2011

Vorwort zur zweiten Auflage

Als die erste Auflage dieses Buches 1989 erschienen ist, schrieb Professor Tim McElwain – einer der renommiertesten britischen Onkologen – im Vorwort:

> *Natürlich ist das, was wir hier haben, eine Arbeit, die sich noch weiterentwickeln muss, und es ist klar, dass noch viel getan werden muss, um die Behandlung, die hier empfohlen wird, zu verfeinern, zu erweitern und zu bestätigen. Ich bin mir aber sicher, dass dieses wichtige Buch für alle diejenigen einen aktuellen Wert haben wird, die mit Krebspatienten zu tun haben.*

In den 20 Jahren, seit dies geschrieben wurde, hat sich die kognitive Therapie als psychologische Therapie mit der stärksten Evidenzbasis etabliert, und die Psychoonkologie hat sich als Zweig der Gesundheitspsychologie fest etabliert. Unsere eigene Arbeit hat sich vom Bereich des heilbaren Krebses im Frühstadium auf den Bereich der Palliativversorgung verlagert, und diese Änderung spiegelt sich in einer Erweiterung des Kapitels über fortgeschrittene Krankheiten und in einem neuen Kapitel über die Arbeit mit Trauer wider. Interventionen in der Psychoonkologie werden immer ausgefeilter, und wir widmen der Anpassung der kognitiven Verhaltenstherapie (KVT) an bestimmte Krebsprobleme und -symptome jetzt mehr Aufmerksamkeit. Die KVT hat auch das Verständnis für psychologische Prozesse wie selektive Aufmerksamkeit, Sicherheitsverhalten und die Rolle von Sorgen und Grübeln bei der Aufrechterhaltung von Störungen verbessert, und wir haben einige dieser Erkenntnisse in unsere Behandlung einbezogen. Die Leser der vorherigen Auflagen haben die Klarheit des Textes geschätzt, und wir haben nicht versucht, ihn wesentlich zu ändern, sondern ihn angesichts der jüngsten Forschungsergebnisse und klinischen Entwicklungen zu aktualisieren.

Teil I beschreibt einige der wichtigsten klinischen, theoretischen und empirischen Aspekte der Krebspsychologie. Es beginnt mit einem Bericht über die Erfahrungen von Menschen mit Krebs und die häufigen emotionalen Reaktionen auf die Krankheit. In Kapitel 2 werden diese Reaktionen in einen kognitiven Verhaltenskontext mit einem aktualisierten kognitiven Modell zur Anpassung an Krebs gestellt.

Teil II ist eine Beschreibung unserer Version von KVT für Menschen mit Krebs als adjuvante psychologische Therapie. Es beginnt mit einem Überblick in Kapitel 3, gefolgt von einer Beschreibung der Struktur und Art der therapeutischen Beziehung in Kapitel 4. In den Kapiteln 5, 6 und 7 werden die grundlegenden emotionalen, Verhaltens- und kognitiven Techniken vorgestellt, die verwendet werden in der Therapie. Diese bleiben gegenüber der letzten Ausgabe unverändert, mit Ausnahme einiger Aktualisierungen von Kapitel 7 im Lichte neuerer Überlegungen zur Vermeidung von Erfahrungen. Wir haben Techniken zur Arbeit mit Angstzuständen und Depressionen (beschrieben in Kapitel 8) von Techniken für andere häufige Probleme (behandelt in Kapitel 9) getrennt. Dies hat eine Erweiterung des Abschnitts über den Umgang mit Angstzuständen ermöglicht, um mehr Material über Sorgen und Panik aufzunehmen. Kapitel 9 enthält nun detailliertere Informationen zum Umgang mit Schlaflosigkeit, Müdigkeit, Schmerzen und Übelkeit sowie Wut. Kapitel 10 enthält weitere Anleitungen zum Erstellen eines Entwicklungskonzepts und zum Arbeiten mit zugrunde liegenden Überzeugungen. Kapitel 11 beschreibt, wie Partner in die Therapiesitzung einbezogen werden können. Kapitel 12 befasst sich mit der speziellen Anwendung von KVT bei Menschen mit fortgeschrittener Krankheit oder unheilbarer Krankheit. Dies ist ein herausfordernder und lohnender Arbeitsbereich, der traditionell eher humanistischen und unterstützenden Therapien vorbehalten ist. In Kapitel 13 beschreiben wir die Anwendung kognitiver Verhaltenstechniken auf Trauerreaktionen und schließen mit Kapitel 14 über die Arbeit mit Gruppen.

In **Teil III** (Kapitel 16 und 17) werden die Belege sowohl für die Wirksamkeit kognitiver Verhaltensinterventionen bei Krebspatienten als auch für die Auswirkungen der Therapie auf den Krankheitsprozess selbst überprüft.

In **Teil IV Anhang** (S. 275) finden sich Informationen, Fragebogen und Checklisten sowie Formulare für die Therapiesitzungen, die mittels QR-Code oder Kurz-URL heruntergeladen werden können.

Wir hoffen, dass dieses Buch weiterhin leicht lesbar (d. h. so wenig Fachjargon wie möglich), informativ und vor allem für Fachleute, die an der klinischen Versorgung von Krebspatienten beteiligt sind, von praktischem Nutzen ist. Es sollte für Krankenschwestern und Onkologen von Interesse sein, die lernen möchten, wie sie einen problemorientierten Ansatz auf die psychologischen Probleme ihrer Patienten anwenden können, und sollte auch eine nützliche Ressource für Psychologen, Psychiater und andere psychiatrische Fachkräfte sein, die in medizinischen Einrichtungen arbeiten.

Wir möchten Kathy Burn und Lyn Snowden für die klinischen Diskussionen danken, die die Grundlage für einige der neuen Materialien im Buch bildeten, sowie Magda Moorey für hilfreiche Kommentare zu einem früheren Entwurf und Carol Sells für ihre unermüdliche Unterstützung während der Vorbereitung dieses Buches. Wie immer haben uns unsere Patienten am meisten beigebracht, und wir sind ihnen weiterhin zutiefst verpflichtet.

Wir danken unserem Kollegen Dr. Paul Crichton und Christl Kiener für die Übersetzung unseres Buches ins Deutsche. Wir vertrauen darauf, dass das Buch für deutsche Angehörige der Gesundheitsberufe von Nutzen sein wird, die auf dem schwierigen, aber äußerst lohnenden Gebiet der Psychoonkologie arbeiten.

Stirling Moorey
Steven Greer

Inhalt

Teil I
Psychoonkologie

1 Was Menschen mit Krebs empfinden

John, ein 26-jähriger Maurer, führte ein aktives Leben und verbrachte seine Freizeit mit Freundin, Kumpeln und Fußball. Er war ein kräftiger, gesunder Mann, der das Leben genoss und keine schwerwiegenden körperlichen oder psychiatrischen Erkrankungen in der Anamnese aufwies. Beim Verkehr mit seiner Freundin bemerkte sie dann eines Tages, dass sein linker Hoden geschwollen war. Sie überredete ihn, zum Arzt zu gehen, der ihn an einen Onkologen überwies. Es stellte sich heraus, dass er Hodenkrebs hatte. Noch am selben Abend schrieb er einen Abschiedsbrief an seine Mutter und an seine Freundin und beging mit einer massiven Überdosis an Medikamenten Selbstmord.

Der Tod dieses jungen Mannes ist umso tragischer angesichts der Tatsache, dass testikuläre Keimzelltumoren heute in den meisten Fällen heilbar sind (Horwich, 1995). Glücklicherweise sind solche erschütternden Fälle selten, aber sie zeigen, welch große emotionale Belastung die Diagnose Krebs hervorrufen kann.

1.1 Die richtige Diagnose ist wichtig

Zweifellos ruft die Diagnose Krebs bei den meisten Menschen Angst hervor, die größer ist als bei der Diagnose anderer Krankheiten, die möglicherweise eine genauso schlechte oder sogar schlimmere Prognose haben (McIntosh, 1974). Obwohl in der Öffentlichkeit bekannt ist, dass die Therapie große Fortschritte gemacht hat, ruft der Begriff „Krebs“ bei vielen Menschen die Vorstellung einer außer Kontrolle geratenen Ausbreitung von bösartigen Zellen hervor, die den Körper zerstören und zu einem langsamen, schmerzvollen Tod führen. Es ist deshalb nicht verwunderlich, dass Ärzte ihre Patienten oft vor dieser Diagnose schützen.

Wie denken die Patienten darüber? Um die Gefühle eines Patienten zu verstehen, sollten Sie sich einmal vorstellen, Sie seien der Patient, der an Krebs erkrankt ist. Ihr Arzt, der davon überzeugt ist, dass Sie die Wahrheit nicht würden ertragen können, weigert sich, Ihnen die richtige Diagnose mitzuteilen, und wiegelt Sie mit beschönigenden Reden ab. Man sagt zwar Ihrem Partner oder einem nahen Verwandten, dass Sie Krebs haben, rät ihm aber, die Diagnose zu verheimlichen und legt ihm sogar nahe, eine muntere Fassade Ihnen gegenüber zu wahren. Nun verschlimmern sich Ihre Symptome und Sie haben langsam den Verdacht, dass Sie Krebs haben könnten, aber weder

Ihr Arzt noch Ihre nächsten und liebsten Verwandten sagen Ihnen die Wahrheit. Man sagt Ihnen, dass Sie operiert werden müssen. Sie werden auf einer allgemeinen chirurgischen Station aufgenommen. Dort bemerken Sie eine besorgniserregende, aber nur allzu verbreitete Unsitte: Bei der Visite steht die chirurgische Mannschaft am Fußende Ihres Bettes und diskutiert leise flüsternd Ihren Fall. Sie beobachten, dass dies bei anderen Patienten nicht passiert. Mit dem Gefühl von Einsamkeit, zunehmendem Bangen und Hilflosigkeit unterziehen Sie sich einer größeren Operation und werden in diesem Zustand von Angst und Ungewissheit höchstwahrscheinlich in starke emotionale Bedrängnis geraten.

Solche Patientenerfahrungen waren in den fünfziger und sechziger Jahren des letzten Jahrhunderts gang und gäbe. In einer amerikanischen Studie wurde berichtet, dass ein sehr hoher Prozentsatz der Ärzte (90 %) ihren Patienten die Diagnose Krebs nicht mitteilte (Oken, 1961). Dies war auch die übliche Praxis in Großbritannien. Ärzte, die ihre Patienten vor der gefürchteten Diagnose bewahren wollten, taten dies zweifelsohne mit den besten Absichten. Aber haben sie richtig gehandelt? In einer – wenn man die allgemeine Einstellung zu jener Zeit bedenkt – kühnen britischen Pionierarbeit wurde eine Reihe von Krebspatienten, die die Klinik wegen einer Radiotherapiebehandlung besuchten, über ihre Diagnose informiert und ihre Reaktionen über einen Zeitraum von ein bis vier Wochen später ausgewertet (Aitken-Swan und Easson, 1959). Die Ergebnisse waren aufschlussreich: 66 % fanden es gut, dass sie über ihren Krebs informiert worden waren, nur 7 % fanden es nicht gut, und 19 % verneinten interessanterweise, dass man sie darüber informiert habe (die Reaktionen der restlichen 7 % konnten nicht in Erfahrung gebracht werden). Die Tatsache, dass die Mehrheit der Krebspatienten über die Diagnose informiert werden wollte, war ein auffälliges Ergebnis, das einen Wandel in der Einstellung der Ärzte und in der klinischen Praxis herbeiführte. Während es in Süd- und Osteuropa noch immer üblich ist, den Patienten die Diagnose Krebs vorzuenthalten, ist in Westeuropa, Nordamerika und Australien hingegen die Aufklärung der Patienten über die Diagnose schon seit einiger Zeit gängige Praxis (Holland und Marchini, 1998).

Aber dieser Einstellungswandel der Ärzte beschränkt sich nicht auf die Aufklärung der Patienten über die Diagnose, auch wenn dies allein schon begrüßenswert ist. Es hat grundlegende Veränderungen gegeben: weg von der paternalistischen Einstellung, die viele Chirurgen angenommen hatten, hin zu einer demokratischeren, professionellen Beziehung, in der der Patient über seine Krankheit umfassend aufgeklärt – oder, besser gesagt, so gut informiert wird, wie er das selbst wünscht – und dazu ermutigt wird, an Entscheidungen in Hinblick auf die Therapie teilzuhaben. So sollte es zumindest bestenfalls sein. Tatsächlich vollzog sich diese Veränderung nur langsam und nicht gleichmäßig in ganz Großbritannien. In dem folgenden Bericht beschreibt eine Patientin einem der Autoren ihre Erfahrung (1998):

Ich hatte plötzlich Bauchschmerzen und dachte, dies sei nur eine Verdauungsstörung. Danach litt ich plötzlich an Verstopfung und manchmal auch an Durchfall.
Langsam verlor ich meinen Appetit. Mein Mann schickte mich zum Arzt, der mich in die Klinik überwies. Dort wurden unangenehme Untersuchungen durchgeführt, aber sie haben mir nie gesagt, was los ist. Der Chirurg bat mich, draußen zu warten, während er mit meinem Mann redete. Das Einzige, was ich von den beiden erfahren konnte, war, dass ein Stück Darm nicht in Ordnung war und dass ich operiert werden und danach einige Medikamente einnehmen müsste. Langsam machte ich mir Sorgen, dass es etwas Ernstes sein könnte – und ich konnte diesen Gedanken nicht mehr loswerden.
Ich dachte, kann das Krebs sein? Aber als ich endlich den Mut hatte zu fragen, sagte der Chirurg lediglich: „Sie brauchen sich keine Sorgen zu machen – es ist ein Stück Darm, das nicht richtig funktioniert, und wenn wir es entfernen, wird für Sie alles wieder in Ordnung sein." Nach der Operation bekam ich Medikamente, auf die mir die ganze Zeit übel wurde. Ich habe meinen Appetit verloren, bekam immer mehr Schmerzen und fühlte mich einfach elend.
Ich machte mir die ganze Zeit Sorgen und weinte viel, wenn ich allein war. Mein Mann und meine Tochter versuchten, mich aufzumuntern, indem sie sagten, „Dir wird's bald wieder besser gehen", aber nach einer Weile glaubte ich ihnen nicht mehr, ich bekam immer mehr Angst, ich zitterte und konnte nichts mehr essen. Ich fühlte mich vollkommen allein … das Schlimmste war, nichts zu wissen, mit niemandem darüber sprechen zu können. Es ist merkwürdig, nachdem Sie mir jetzt gesagt haben, was mit mir wirklich los ist, fühle ich mich irgendwie innerlich stärker. Ich weiß, es ist sehr ernst und ich habe immer noch viel Angst, aber nicht wie vorher. Ehrlich gesagt, ich fühle mich besser, weil ich die Wahrheit weiß … es ist eine so große Erleichterung, darüber sprechen zu können.

1.2 Angst und Depression

Es reicht nicht, dem Patienten nur die Diagnose mitzuteilen. Wegen der traumatischen Auswirkungen einer Krebsdiagnose muss man die emotionalen Bedürfnisse des Patienten stärker berücksichtigen. Doch aufgrund der fortgeschrittenen Technologie in der Medizin und der wachsenden Tendenz zur Spezialisierung wird dieser wichtige Aspekt medizinischer Fürsorge oft außer Acht gelassen. Was Patienten fühlen, wenn ihre emotionalen Bedürfnisse ignoriert werden, kann anhand ihrer eigenen Worte aufgezeigt werden:

Ein Internist, der an einem Lymphom leidet:

> Die Onkologen von heute müssen ermutigt werden, ihr Selbstwertgefühl und ihre Berufszufriedenheit dadurch zu steigern, dass sie nicht nur die Quantität eines Patientenlebens verbessern, sondern auch die Qualität. Indem sie die emotionalen Probleme in Zusammenhang mit der Chemotherapie berücksichtigen, können sie beim Patienten das Gefühl des Verlassenseins und der Wut verringern und somit Verzweiflung verhindern … (Cohn, 1982).

Ein Patient mit Hodgkin-Lymphom:

> … meine Erfahrungen haben mir gezeigt, dass die Anpassung an ein Leben mit Hodgkin-Lymphom mit emotionaler Einstellung und Kommunikation mindestens genauso viel zu tun hat wie mit dem körperlichen Zustand … Zwar fragen die Ärzte „Wie geht es Ihnen?", aber mir scheint, dass eine wachsende Abhängigkeit von technologisch höchst entwickelten diagnostischen Geräten dazu geführt hat, dass weniger Wert auf meine Schilderung über meinen körperlichen Zustand gelegt wird. Das hat mich zunehmend geärgert (Cooper, 1982).

Wenn Patienten mit der Diagnose Krebs konfrontiert werden, reagieren die meisten mit Gefühllosigkeit, Schock und Zweifeln, gefolgt von Angst, Wut und Depression. In den meisten Fällen legt sich diese Stressreaktion innerhalb von wenigen Wochen, in denen die Patienten schmerzvoll und langsam lernen, mit ihrer Krankheit umzugehen. Patienten fällt dies leichter, wenn ihnen ihr Arzt einfühlsame und mitfühlende Ratschläge gibt, und wenn sie gleichfalls emotionale Unterstützung von Verwandten und engen Freunden erhalten. Aber eine doch beträchtliche Minderheit entwickelt längerfristige psychologische Störungen.

In unserer Studie wurden 1260 Patienten, die an verschiedenen Krebsarten erkrankt waren und zum Royal Marsden Hospital kamen, 4 bis 12 Wochen nach der Erstdiagnose von Krebs psychologisch untersucht. Wir fanden, dass 23 % dieser Patienten klinisch entweder an signifikanter Angst (15 %) oder an Depression (8 %) litten (Greer et al., 1977). Darüber hinaus waren einige Patienten, die zunächst mit der Erstdiagnose gut zurechtgekommen waren, nunmehr durch die Information, dass es zu einem Rezidiv gekommen war oder ihr Krebs sich ausgebreitet hatte, völlig niedergeschlagen. Selbst bei äußerst vorsichtiger Einschätzung leiden zwischen 25 und 30 % der Patienten an psychischen Störungen im Zusammenhang mit ihrer Krebserkrankung.

Wenn diese Störungen nicht behandelt werden, können sie Jahre fortbestehen, selbst wenn es keine Hinweise mehr auf die ursprüngliche körperliche Krankheit gibt (Morris et al., 1977; Fobair et al., 1986; Irvine et al., 1991; Kornblith et al., 1992). So zeigte zum Beispiel eine prospektive Studie an einer Zufallsstichprobe (nicht-selektiv gewählte Patientenstichprobe) von Patienten mit Brust-, Lungen- sowie Kolon- und Rektumkarzinom, dass im Verlauf der Krankheit keine Verbesserung in der psychischen Anpassung stattgefunden hat. Tatsächlich konnte ein signifikanter Rückgang der Werte in den psychologischen Fragebögen zur psychischen Gesundheit (Mental-Health-Score) von der Erstuntersuchung bis zur Nachuntersuchung 1 bis 2 Jahre später festgestellt werden (Ell et al., 1989). Dies konnte in neueren Studien bestätigt werden. Eine Studie, die 222 Frauen mit Brustkrebs über 5 Jahre begleitete, ergab eine Angst- und Depressionsrate von 33 % bei Diagnose, 15 % nach dem ersten Jahr (wenn die meisten Frauen erfolgreich behandelt und frei von Krankheit waren) und 45 %, wenn es zu einem Rezidiv kam (Burgess et al. 2005).

Im Frühstadium der Erkrankung kann oft die Therapie größeren Disstress verursachen als die Auswirkungen der Krankheit selbst. Operative Eingriffe werden oft als „notwendiges Übel" hingenommen, weil man sie als eine Behandlungsform betrachtet, die den Krebs zerstört. Aber es ist oft schwieriger, mit der nachfolgenden Chemo- und Radiotherapie zurechtzukommen, insbesondere wenn diese nur prophylaktische Maßnahmen für Patienten sind, denen es ansonsten gut geht. Es wurde gezeigt, dass die Mastektomie mit einem hohen Grad an Angst und Depression einhergeht (Morris et al., 1977; Maguire et al., 1978; Grandi et al., 1987). Fast ein Viertel aller Frauen litt noch ein Jahr nach der Operation an einer Depression. Es wurden ähnliche Inzidenzen psychischer Morbidität bei Patientinnen nach Entfernung eines Knotens beziehungsweise nach Mastektomie festgestellt (Fallowfield, 1986; van Herringen et al., 1990). Zwischen 25 und 50 % der Patienten mit Kolostomie leiden an psychischen Problemen (Devlin et al., 1971; Wirsching et al., 1975; Eardley et al., 1976). Bei Patienten, die sich einer Laryngektomie unterzogen hatten, wurde eine hohe Rate an Depressionen und Problemen am Arbeitsplatz festgestellt (Barton, 1965; Drummond, 1967).

Radiotherapie hat oft Übelkeit und Erschöpfung zur Folge (Peck, 1972; Greenberg et al., 1992), und diese Symptome können manchmal nur schwer von Müdigkeitszuständen unterschieden werden, die mit depressiven Reaktionen einhergehen. Unruhezustände, Rückzugstendenzen, Verweigerung der Behandlung und unrealistische Erwartungen in Hinblick auf die Therapieergebnisse wurden als schlechte Prädiktoren der Radiotherapie gewertet (Schmale et al., 1982). In einer weiteren Studie berichteten Montgomery et al. (1999), dass 30 % der Patienten, die mit Radiotherapie behandelt wurden, an einer Anpassungsstörung und/oder Angst/Depression litten. Die Chemotherapie geht ebenfalls mit hochgradiger Angst und Depression einher (40 % der Patienten in einer Studie von Middelboe et al., 1995). Die Inzidenz von psychischen Problemen kann geringer sein, wenn die Chemotherapie nicht als prophylaktische Maßnahme, sondern zur symptomatischen Besserung angewendet wird, wie zum Beispiel bei Lungenkrebs (Hughes, 1985).

Systematische Studien zur psychischen Morbidität bei Krebspatienten liefern nützliche statistische Daten. Nichts jedoch kann die wirklichen Gefühle dieser Patienten so lebendig vermitteln wie ihre eigenen Beschreibungen. Ein 57-jähriger Mann erfuhr, dass er Lungenkrebs hat:

Zuerst konnte ich es gar nicht fassen, ich glaubte es nicht … ich war wie betäubt, dann dachte ich, die Ärzte hätten einen Fehler gemacht, man liest immer wieder darüber. Aber in meinem Inneren wusste ich, dass ich Krebs hatte … ich war zuerst sehr, sehr ängstlich, dann war ich sehr deprimiert. Ich verkroch mich in mein Schneckenhaus, wollte niemanden sehen; ich konnte meiner Frau nicht sagen, wie ich mich fühlte, ich kann's immer noch nicht.

Eine 36-jährige Frau hatte sich einer Mastektomie, Chemotherapie und langfristigen Tamoxifen-Behandlung unterzogen. Nach 18 Monaten fand man eine Metastase im Bereich des Sternums:

Es ist schwer zu beschreiben, was ich fühle; Angst, natürlich, absolutes Elend, Hilflosigkeit. Es war schlimm genug das erste Mal … ich hatte diese ganze Chemotherapie, ließ meine Brust entfernen und jetzt stellt sich heraus, dass alles umsonst war.

1.3 Gestörte Beziehungen

Neben Angst und depressiven Zuständen berichten Patienten auch über andere Schwierigkeiten in ihrem Leben, insbesondere über sexuelle Funktionsstörungen (z. B. Morris et al., 1977; Andersen, 1986; Northouse et al., 1998). Die Auswirkung der Krebskrankheit auf eheliche/intime Beziehungen hängt zum Teil von der Qualität dieser Beziehungen vor der Erkrankung ab. Die Auswirkung der Krebskrankheit verschlimmert häufig bereits bestehende Probleme. So fällt es zum Beispiel Männern, die Krankheit als Schwäche betrachten und die das Bedürfnis haben, andere Menschen zu kontrollieren, oder die Konfrontationen gerne aus dem Weg gehen, schwerer, mit dem Brustkrebs ihrer Partnerin fertig zu werden, was die Partnerschaft beeinträchtigt. (Carter et al., 1993). Auf der anderen Seite erleiden Beziehungen, die zuvor eng waren, selten

Schaden und können sogar intensiver werden, wenn die Lebensbedrohung, die der Krebs mit sich bringt, beiden Partnern vor Augen führt, wie wichtig sie füreinander sind (Morris et al., 1977; Zucchero, 1998). Gute partnerschaftliche Beziehungen können die Belastung durch die Krebserkrankung abfedern und gehen mit geringerer psychischer Belastung einher (Rodrigue und Park, 1996).

Weniger beachtet als partnerschaftliche Probleme, aber nicht weniger wichtig sind die Auswirkungen von Brustkrebs auf die Mutter-Tochter-Beziehung (Lichtman und Taylor, 1986; Wellsich et al., 1992; Zahlis und Lewis, 1998). Insbesondere Mütter heranwachsender Töchter haben über dramatische Ablehnungsreaktionen berichtet. In den Worten einer Mutter mit Brustkrebs:

Meine Tochter hat alles getan, um es mir schwerer zu machen. Sie kam nach Hause und brachte die Küche durcheinander, obwohl sie wusste, dass ich nicht in der Lage war, aufzuräumen. Eines Nachts machte sie sich einfach davon. Sie hinterließ einen Zettel, auf dem stand, dass sie das Haus verlassen musste. Wir wussten nicht, wo sie war, und ich war völlig außer mir (Lichtman et al., 1985).

1.4 Sexuelle Störungen

Eine häufige, aber nicht ausreichend beachtete Komplikation von Krebs ist die Störung der Sexualität (Schover, 1998). Sexuelle Probleme können die Folge von Angst und Depression oder das Ergebnis psychischer und körperlicher Schädigung durch bestimmte Therapieverfahren sein, wie zum Beispiel entstellende chirurgische Eingriffe, Stoma-Behandlung, chirurgisch bedingte Nervenschädigung, radikale Beckenbestrahlung und Hormontherapie.

Ein 64-jähriger Mann mit Stoma nach Operation wegen Kolonkarzinom wurde wegen einer Depression überwiesen:

Um die Wahrheit zu sagen, Herr Doktor, bin ich deprimiert, seit ich die Operation im letzten Februar hatte (vor 8 Monaten). Sie sollen nicht meinen, dass ich dem Chirurgen nicht dankbar wäre, er machte, was er machen musste, er hat den Krebs herausgeschnitten. Es ist nur, dass ich diesen Beutel so sehr hasse; ich kann mich nicht daran gewöhnen. Ich habe Angst, dass er ein Leck bekommt oder stinkt. Ich gehe nirgendwo hin und ich unternehme nichts. [Was meint Ihre Frau dazu?] Also … sie ist sehr verständnisvoll, was den Beutel angeht … aber, wenn ich ehrlich bin … es ist schwierig, dies zu sagen, aber ich bin kein Mann mehr. Das bedrückt mich mehr als alles andere … ich bin wirklich traurig darüber. Meine Frau sagt, es macht nichts, aber ich weiß, dass das nicht stimmt. Sie ist viel jünger als ich; wir haben immer ein gutes Sexualleben gehabt. Jetzt ist alles vorbei. (Er hat Tränen in den Augen.)

Eine 42-jährige Frau beschrieb ihre Gefühle ein Jahr nach Mastektomie:

Ich bin keine vollständige Frau mehr. Mein Partner hat versucht, mich zu beruhigen, aber ich fühle mich so unattraktiv … ich sehe schrecklich aus; ich habe mir einmal die Narbe angeschaut und schaute schnell vom Spiegel weg. Ich habe mir meine Brust nie wieder angeschaut. Wenn ich ein Bad nehme, bedecke ich die obere Körperhälfte. Ich lasse es nicht zu, dass Jim mich nackt anschaut, und wir haben seit der Operation nie miteinander geschlafen. Es hat unsere Beziehung sehr belastet. … Er sagt, dass er mich liebt und mich begehrt, aber ich könnte es nicht ertragen, wenn er mich dort berühren und sehen würde, wie hässlich ich jetzt bin.

In der Literatur über die Komplikationen der Krebstherapie wird – mit seltenen Ausnahmen – die Sexualität entweder völlig ignoriert oder sehr kurz abgehandelt. Anscheinend halten es viele Kliniker für unpassend, sexuelle Probleme im Zusammenhang mit Krebs zu diskutieren, und insbesondere war es vielen älteren Patienten unangenehm, dieses Thema zu erwähnen. Diese peinliche Situation könnte vermieden werden, wenn Ärzte im Rahmen der Beurteilung der Lebensqualität routinemäßig auch nach der Sexualität fragen würden. Es ist aus folgenden zwei Gründen wichtig, Informationen über sexuelle Störungen zu erhalten: zum einen, weil entsprechende Erkenntnisse die Entwicklung von Nerven erhaltenden chirurgischen Verfahren vorantreiben werden, wie zum Beispiel bei Rektumkarzinom anstelle der abdomino-perinealen Resektion eine Sphinkter erhaltende Resektion durchzuführen (unterer Schließmuskel) (Williams und Johnston, 1983). Zum anderen ist es heute in vielen Fällen möglich, eine sexuelle Dysfunktion wirksam zu behandeln (s. Kap. 11).

1.5 Akute Verwirrtheitszustände

Bisher haben wir die wesentlichen chronischen psychischen Störungen bei Krebspatienten beschrieben. Akute Störungen, auch wenn sie seltener vorkommen, können in Form von Verwirrtheitszuständen auftreten. Die Patienten werden unruhig, misstrauisch, laut, zornig und verwirrt. Ihre Konzentrationsfähigkeit, ihr Gedächtnis und ihre zeitliche und räumliche Orientierung sind eingeschränkt. Ihre Stimmung ist verändert und kann von depressiver Stimmungslage bis zur Euphorie variieren. Akute Verwirrtheitszustände sind nachts oft verschlimmert; die häufigste Ursache dafür sind Opiatanalgetika, weitere Ursachen sind unter anderem Steroide, gewisse Chemotherapeutika, wie zum Beispiel Cisplatin, Interferon, Vincristin, primäre und sekundäre Hirntumoren und Enzephalopathien nach Stoffwechselstörungen wie Hyperkalzämie und Elektrolytstörungen, Karzinoidtumoren und paraneoplastische Syndrome. Verwirrtheitszustände treten besonders häufig auf bei Patienten mit Krebs im fortgeschrittenen Stadium. In ungefähr 50 % der Fälle kann die Ursache des Verwirrtheitszustandes nicht bestimmt werden (Bruera et al., 1990).

Die bei weitem häufigsten Störungen sind Angst- und Depressionszustände, die primär auf die zugrunde liegende Krebskrankheit und Rezidive zurückzuführen sind. In der Praxis ist es jedoch oft schwierig, die emotionale Auswirkung von Krebs von den Nebenwirkungen der Therapie zu unterscheiden. So kann eine Frau, die an Brustkrebs erkrankt, ein psychisches Trauma erleiden, wenn sie erfährt, dass sie Krebs hat; dies kann verschlimmert werden durch die Trauer um den Verlust der ganzen Brust oder eines Teils davon.

Es ist wichtig, darauf hinzuweisen, dass ungefähr zwei Drittel der Krebspatienten keine chronischen psychischen Störungen aufweisen. Die klinische Erfahrung zeigt, dass zwei Patienten, die an derselben Krebsart im gleichen Stadium leiden und sich derselben Therapie unterziehen, sich in ihren psychischen Reaktionen stark unterscheiden. Die folgenden Beispiele sind typisch:

Betty, eine 41-jährige verheiratete Frau, die viel am Computer arbeitete, bemerkte beim Duschen einen Knoten in der Brust. Sie bat ihren Allgemeinarzt um Rat und er überwies sie an eine onkologische Abteilung, wo die Diagnose Brustkrebs gestellt wurde. Nach dem ersten Schock der Diagnose wurde sie ängstlich, traurig, weinte viel und hatte Schwierigkeiten, einzuschlafen. Aber drei Wochen nach der Operation und mit dem Beginn der Chemotherapie und der Behandlung mit Tamoxifen legten sich Bettys Angst und Depression; sie berichtete – und ihr Mann bestätigte dies –, dass sie gut zurechtkam und wieder „die Alte" war, wie vor der Diagnose.

Jane, eine 43-jährige geschiedene Frau, war Sozialarbeiterin. Auch sie entdeckte einen Knoten in der Brust, der sich als Brustkrebs herausstellte. Wie bei Betty befand sich der Krebs in einem frühen Stadium und hat nicht metastasiert. Jane erhielt genau dieselbe Therapie wie Betty. Trotz dieser Parallelitäten reagierte Jane psychisch ganz anders auf die Krebsdiagnose. Sie wurde immer ängstlicher und war von der Angst besessen, dass der Krebs zurückkommen würde; sie untersuchte ihren Körper vier- oder fünfmal am Tag, um nach Knoten zu suchen. Sie war angespannt, unruhig und konnte wegen der bohrenden Gedanken an Krebs kein normales Leben mehr führen; sie klagte über Schlafstörungen und Appetitlosigkeit. Mindestens einmal in der Woche bat sie ihren Hausarzt, ihr zu versichern, dass der Krebs nicht zurückgekommen sei. Als man sie zum ersten Mal in der Abteilung für Psychologische Medizin sah, war sie bereits fast vier Monate in diesem depressiven Zustand.

Es könnten viele solcher Beispiele aufgeführt werden. Warum gibt es individuelle Unterschiede in den psychischen Reaktionen auf Krebs? Diese faszinierende Frage hat wichtige klinische Implikationen; sie führt direkt zu der Möglichkeit, eine wirksame Psychotherapie zu entwickeln. Unsere eigene Arbeit und die Arbeit von anderen, besonders die Studie von Lazarus und Folkman (1984), die einen Wendepunkt in der Stressforschung darstellte, zeigen, dass ein wichtiger Faktor bei der psychischen Reaktion eines Patienten die Art und Weise ist, wie die Bedrohung des Krebses wahrgenommen (eingeschätzt) wird. Dies gilt auch für die jeweiligen Coping-Fähigkeiten, die der Patient einsetzt, um diese Bedrohung zu bewältigen. In diesem Buch untersuchen wir dieses Thema sehr ausführlich und beschreiben die weitere Entwicklung einer Psychotherapieform, die speziell für Krebspatienten entwickelt wurde.

2 Ein kognitives Modell zur Anpassung an Krebs

Die Beschreibung der unterschiedlichen Reaktionen von Betty und Jane auf die Diagnose Brustkrebs im Kapitel 1 zeigen gut, welche zentrale Rolle die Bedeutungszuschreibung bei der Einstellung zu einer schweren Krankheit spielt. Obwohl beide Frauen dieselbe gute Prognose hatten, meinte Betty, dass sie damit zurechtkommen könnte, Jane dagegen nicht. Nach anfänglicher Erschütterung und psychischer Not nahm Betty aktiv an der Behandlung teil und glaubte, sie könnte mit den Problemen, die die Krebserkrankung mit sich brachte, fertig werden und von der Krankheit genesen. Jane dagegen musste unablässig an Krebs denken. Sie war von dem Gedanken überwältigt, dass er zurückkommen könnte. Kognitive Modelle der Anpassung und der Bewältigung gehen alle von der Annahme aus, dass die Art und Weise, wie wir stressvolle Ereignisse interpretieren, bestimmt, wie wir darauf reagieren (Lazarus und Folkman, 1984; Folkman und Greer, 2000). Mit der Krebserkrankung konfrontiert, können wir – wie Betty – die Diagnose als eine Herausforderung betrachten und glauben, dass wir gut genug vorbereitet sind, um uns dieser Herausforderung zu stellen. Andere dagegen, wie Jane, betrachten die Krebserkrankung als eine ungeheure Bedrohung und meinen, dass sie nicht die Kraft haben, damit fertig zu werden. Wieder andere meinen, dass das Unheil schon eingetreten ist; der Krebs wird nicht als eine Bedrohung, sondern als ein Todesurteil betrachtet.

Eine Krebserkrankung stellt grundlegende Annahmen über unser Leben in Frage. Tiefverwurzelte Überzeugungen über uns selbst, die Welt und unsere Beziehungen werden plötzlich in ihren Grundfesten erschüttert. Wenn wir geglaubt haben, dass wir stark seien, wie werden wir dann mit den kräftezehrenden Auswirkungen der Chemotherapie fertig? Wenn wir viel Wert auf unser Äußeres gelegt haben, wie sehen wir uns dann nach einer Mastektomie? Wie steht es mit unserem Glauben, die Welt sei voller Wohlwollen und Gerechtigkeit? Manche Überzeugungen, die durch die Diagnose Krebs in Frage gestellt werden, sind allgemein gültig, manche sehr individuell. Wir fanden es nützlich, zwischen der Auswirkung der Krankheit auf unsere Gedanken über das Überleben hat, und auf die Einstellung zu uns selbst zu unterscheiden.

2.1 Die Bedrohung des Lebens

Bedeutung der Krebsdiagnose für den Einzelnen

Obwohl wir vielleicht wissen, dass einer von drei Menschen irgendwann an Krebs erkranken wird, interpretieren wir diese Tatsache so, als ob wir irgendwie dagegen gefeit wären. Der Mensch sieht im Allgemeinen sich selbst als weniger anfällig für Krankheiten, Verbrechen und Unfälle als andere Menschen und hat überoptimistische Erwartungen, was die Zukunft betrifft (Perloff, 1983, 1987; Taylor und Armor, 1996). Den meisten Menschen fällt es sehr schwer, sich das Ende ihres Lebens vorzustellen. Freud schrieb dazu:

> *Der eigene Tod ist ja auch unvorstellbar, und sooft wir den Versuch dazu machen, können wir bemerken, dass wir eigentlich als Zuschauer weiter dabeibleiben. (Freud, 1953)*

Manche Forscher meinen, dass wir normalerweise stillschweigend annehmen, wir seien sowohl unverletzbar als auch unsterblich (Janoff-Bulman, 1999). Wir glauben implizit, dass die Welt ein gerechter Ort sei und dass wir im Grunde Herr unseres Lebens seien. Diese Annahmen werden von einer Krebsdiagnose zerstört. Die erste Reaktion auf eine solche Diagnose ist – wie Greer (1985) anmerkte –, diese als eine „katastrophale Bedrohung zu betrachten, die einem Todesurteil gleichkommt".

Die erste Phase nach der Diagnose ist von Verwirrtheit und einem Chaos an Gedanken und Gefühlen gekennzeichnet. Meist stellt sich ein Benommenheitsgefühl ein, mit Episoden großen emotionalen Aufruhrs und damit abwechselnd Phasen der Gefühllosigkeit („So was kann mir doch nicht passieren."). Aus der kognitiven Perspektive ist dies die Folge einer Infragestellung von Grundannahmen über das Selbst, die Welt und die Zukunft. Es ist am Anfang schwierig, einen Sinn in dem zu sehen, was geschieht. In den Wochen und Monaten nach der Krebsdiagnose suchen die Patienten schließlich für sich nach Antworten zu den drei Kernfragen, was die Krankheit bedeutet:

- Wie groß ist die Bedrohung?
- Was kann man dagegen tun?
- Wie ist die Prognose?

Die Bedrohung, die die Krebsdiagnose darstellt, kann man unterschiedlich interpretieren (Abb. 2.1). Sie kann als Herausforderung betrachtet werden, sie kann als eine große Bedrohung gesehen werden, die den Patienten überwältigen oder zerstören kann, oder sie kann als Schaden, Verlust oder Niederlage gesehen werden. Die vierte Mög-

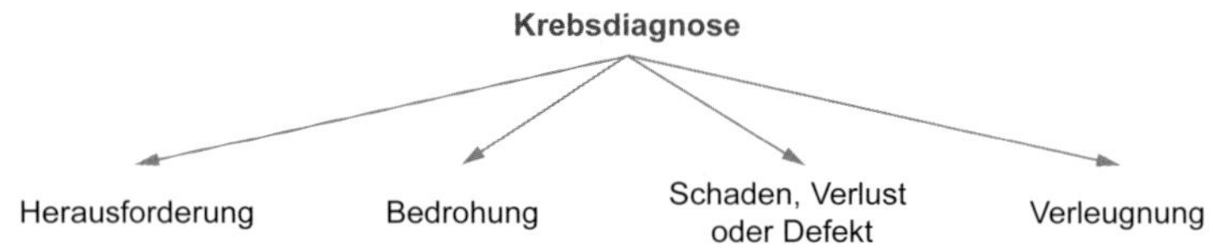

Abb. 2.1 Die Bewertung der Krebsdiagnose

lichkeit ist die Leugnung oder die Weigerung zu akzeptieren, dass die Bedrohung überhaupt vorhanden ist.

Die persönliche Bedeutung von Krebs für den Einzelnen ist ein wichtiger Faktor für die Einschätzung seiner Anpassungsleistung an die Krankheit.

Lazarus und Folkman (1984) haben einen wichtigen Beitrag zum Verständnis der Bewältigungsmechanismen von Menschen unter Stress geleistet, indem sie die Rolle von Bewertungen beim Bewältigungsprozess aufzeigten. Es gibt nicht nur eine primäre Bewertung der Art von Stress, sondern auch eine sekundäre. Dies entspricht unserer zweiten Frage: Was kann ich dagegen tun? Patienten haben unterschiedliche Meinungen zu der Frage, inwieweit sie oder sonst jemand den Krankheitsprozess beherrschen oder ändern können. Menschen, die Coping-Strategien anwenden, um die Krankheit unter Kontrolle zu bringen, zeigten mehr Kampfgeist, hatten mehr Zuversicht in Hinblick auf eine Heilung und wendeten aktivere Coping-Strategien an (Link et al., 2004)

Die Antwort auf die dritte Frage (Wie ist die Prognose?) geht aus den Antworten auf die ersten zwei Fragen hervor. Wenn die Krankheit eine Herausforderung darstellt, mit der man fertig werden kann, fühlt sich der Patient zuversichtlich. Wird sie dagegen als Niederlage betrachtet und der Einzelne fühlt sich angesichts der Krankheit hilflos, dann sieht die Zukunft sehr düster aus. Die Gedanken-, Gefühls- und Verhaltensmuster, die mit diesen Bewertungen einhergehen, spiegeln den Stil der Anpassung wider, den der Betroffene entwickelt.

Formen der Anpassung

Greer und Watson (1987) haben fünf übliche Formen der Anpassung identifiziert:

- Kampfgeist (fighting spirit)
- Vermeidung oder Verleugnung
- Fatalismus
- Hilflosigkeit und Hoffnungslosigkeit
- Ängstliche Beschäftigung

Kampfgeist

Der Patient betrachtet die Krankheit als eine Herausforderung und hat eine positive Einstellung zum Ausgang. Er zeigt verschiedene Verhaltensweisen. Er sucht zum Beispiel geeignete, aber nicht zu viele Informationen über die Krankheit, spielt eine aktive Rolle bei seiner Genesung und versucht, ein möglichst normales Leben zu führen. Die Diagnose wird als Herausforderung gesehen, der Einzelne kann eine gewisse Kontrolle auf den Stress ausüben, und die Prognose wird als gut betrachtet.

Typische Aussagen eines Patienten mit Kampfgeist könnten folgende sein:

„Ich beschäftige mich nicht ständig mit meiner Krankheit."
„Ich versuche, mein Leben so weiterzuführen wie bisher."
„Ich betrachte meine Krankheit als eine Herausforderung."
„Ich sorge dafür, dass ich genug zu tun habe, damit ich nicht immer daran denken muss."

Vermeidung oder Verleugnung

Der Betroffene verneint die Auswirkung der Krankheit. Die Bedrohung, die von der Diagnose ausgeht, wird auf ein Minimum reduziert, und aus diesem Grund wird die Frage, wie die Krankheit im Zaum zu halten ist, irrelevant und die Prognose als gut betrachtet. Die Verleugnung wird von einem Verhalten begleitet, das die Auswirkung der Krankheit auf das Leben des Patienten auf ein Minimum reduziert. Patienten drücken sich folgendermaßen aus:

„Sie haben meine Brust nur als Vorsichtsmaßnahme entfernt."
„Es war nicht so ernst."

Eine noch bewusstere Form dieses Anpassungsstil, die sogenannte „positive Vermeidung", wird in der unterstützenden Psychotherapie gefördert. Man soll versuchen, sein Leben weiterzuführen, ohne dass man an die Krankheit denkt, und Ablenkungsstrategien einsetzen.

Fatalismus

Die Diagnose stellt eine relativ geringe Bedrohung dar, es gibt keine Möglichkeit, die Situation positiv zu beeinflussen, und man sollte die Folgen mit Gelassenheit akzeptieren. Der Patient hat eine Einstellung von passiver Hinnahme. Aktive Strategien, die auf das Bekämpfen der Krankheit ausgerichtet sind, fehlen. Der Betroffene drückt sich häufig folgendermaßen aus:

„Alles liegt in den Händen der Ärzte/Gottes/des Schicksals."
„Ich hatte ein gutes Leben, – der Rest ist Zugabe."

Hilflosigkeit und Hoffnungslosigkeit

Bei diesem Anpassungsstil wird der Patient vollkommen überwältigt von der ungeheuerlichen Bedrohung durch den Krebs. Er lenkt seine Aufmerksamkeit fast ausschließlich auf den drohenden Verlust des Lebens oder auf die Krankheit, die er als Niederlage betrachtet. Die Diagnose wird als eine große Bedrohung, als großer Verlust oder als Niederlage gesehen, er glaubt, dass er keinen Einfluss auf die Situation ausüben könne, und den Ausgang, der seiner Meinung nach negativ sein wird, empfindet er so, als wäre er schon eingetreten. Er hat keine aktiven Strategien, den Krebs zu bekämpfen, und hat möglicherweise seine normalen Aktivitäten eingeschränkt. Der Patient gibt im Grunde genommen auf.

Ein Patient, der hilflos und hoffnungslos ist, wird sagen:

„Es gibt nichts, was ich tun kann, um mir selbst zu helfen."
„Wozu soll ich weitermachen?"

Ängstliche Beschäftigung

Angst ist der vorherrschende Affekt bei diesem Anpassungsstil. Das Verhalten ist die zwanghafte Suche nach Rückversicherung. Man verbringt viel Zeit damit, sich über eine Rückkehr der Krankheit Sorgen zu machen, und irgendwelche körperlichen Symptome werden sofort als Anzeichen einer erneuten Erkrankung identifiziert. Man sucht Rückversicherung durch Konsultation weiterer Ärzte, durch den Zugriff auf alternative medizinische Methoden und die exzessive Suche nach Informationen über Krebs. Die Diagnose stellt eine große Bedrohung dar, es besteht Unsicherheit darüber, ob man die Situation beherrschen kann, und die Zukunft ist unvorhersehbar. Typische Aussagen des ängstlich beschäftigten Patienten sind:

„Ich mache mir Sorgen darüber, dass der Krebs zurückkehrt oder schlimmer wird."
„Es fällt mir schwer zu glauben, dass das mir passiert."
„Ich komme nicht damit zurecht, dass ich nicht weiß, was die Zukunft mit sich bringt."

Anpassungsstil und psychisches Wohlbefinden

Es gibt zahlreiche Hinweise darauf, dass die Einstellung eines Menschen zu Krebs mit seiner allgemeinen psychischen Anpassung zusammenhängt. Bei Krebs im Frühstadium ist eine optimistische Sicht auf die Zukunft bei Menschen mit Brustkrebs (Carver et al., 1993), Kopf- und Halskrebs (Allison et al., 2000) und Prostatakrebs (Roesch et al., 2005) mit einer besseren Lebensqualität assoziiert, und es wurde durchweg gezeigt, dass Kampfgeist mit einem geringeren Grad an Angst und Depression korreliert (Watson et al., 1988, 1990). Frauen mit Brustkrebs, die eine bessere Wahrnehmung der Kontrolle über die Krankheit haben, zeigen eine bessere Anpassung (Taylor et al., 1984). Schließlich gibt es eine konsistente Feststellung, dass aktive, problemorientierte Bewältigungsmodi mit einer besseren Anpassung, die Anwendung von Vermeidung dagegen aber mit einer schlechteren Anpassung korrelieren (Heim et al., 1997; Roesch et al., 2005). In einer interessanten Studie wurden Studentinnen, die mit einem hohen Maß an Hoffnung punkteten, gebeten, sich vorzustellen, wie sie mit Krebs umgehen würden. Sie wussten mehr über Krebs und beschrieben hoffnungsspezifischere Bewältigungsreaktionen als Studierende, die allgemein weniger hoffnungsvoll waren (Irving et al., 1998). Krebspatienten mit einem hilflos-hoffnungslosen oder ständig ängstlichen Anpassungsstil sind eher depressiv oder ängstlich (Osborne et al., 1999).

2.2 Die Bedrohung des Selbst

Für manche Menschen ist nicht die Gefahr des Sterbens der beängstigendste Aspekt einer Krebsdiagnose, sondern die Auswirkung der Krankheit auf ihr Leben. Die Natur der Krankheit ist manchmal schwerer zu bewältigen als die Angst vor dem Tod. Die Symptome bei Krebs können schmerzhaft und schwächend sein, wie bei vielen anderen Krankheiten auch, und die Therapie kann Leiden verursachen. Abbildung 2.2 zeigt eine schematische Darstellung der sehr realen negativen Folgen einer Krebsdiagnose.

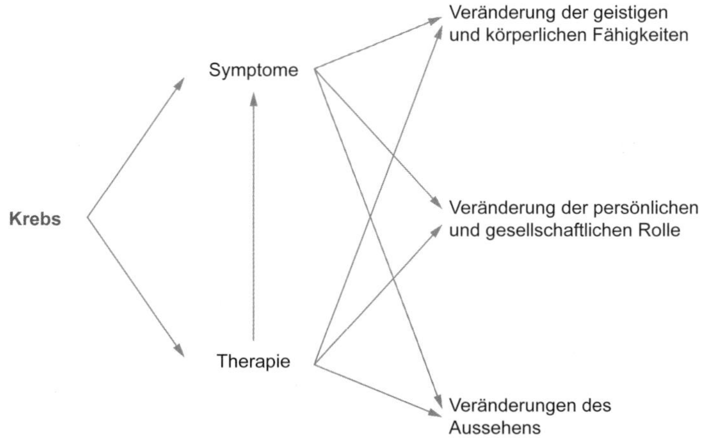

Abb. 2.2 Negative Folgen der Krebsdiagnose

Die Symptome der Erkrankung und ihrer Behandlung können auf unterschiedliche Weise aversiv sein. Sie können sich in Schmerz, Schwäche und Lethargie, Übelkeit und Erbrechen, verminderter Konzentrationsfähigkeit und gestörter körperlicher Beweglichkeit äußern. Sie können wiederum den Lebensstil des Patienten stark beeinträchtigen. Zuvor lohnende Aktivitäten müssen unter Umständen eingeschränkt oder sogar aufgegeben werden, manchmal für immer. Dies gilt nicht nur für bestimmte Aktivitäten, sondern macht manchmal sogar allgemeine Veränderungen in der sozialen Rolle des Patienten notwendig. Sie sind dann vielleicht nicht mehr in der Lage zu arbeiten, und für junge Erwachsene könnten die Anforderungen, die ihre Elternrolle an sie stellt, zu groß sein.

Die Konsequenzen von körperlicher Behinderung und eingeschränktem Verhalten können für Patient und Familienangehörige Änderungen der Rollen in der Familie erforderlich machen. Auch wenn der Patient relativ gesund ist, hat die Behandlung manchmal drastische Auswirkungen auf das körperliche Aussehen, von vorübergehendem Haarausfall nach Radiotherapie und Chemotherapie bis hin zur dauerhaften Veränderung nach chirurgischer Behandlung. Haarausfall ist mit Depression, Vertrauensverlust und Scham verbunden, und bei einigen Frauen mit Brustkrebs kann er belastender sein als der Verlust einer Brust. Es ist für 56 % der Frauen die am meisten gefürchtete Nebenwirkung der Chemotherapie, und bei bis zu 8 % besteht aufgrund dieser Angst das Risiko, dass sie die Chemotherapie ablehnen (Freedman, 1994). Eine Brustkrebsoperation kann dauerhafte negative Auswirkungen haben (Harcourt und Rumsey, 2001). Eine Studie ergab, dass sich 63 % der Frauen 6 Monate nach einer Mastektomie wohl fühlten, wenn sie vollständig bekleidet waren, aber nur 21 % fühlten sich wohl, wenn sie sich ausgezogen hatten (Harcourt et al., 2003). Moorey (2007) hat eine Übersicht über die Auswirkungen von Brustkrebs auf das Körperbild veröffentlicht.

2.3 Emotionale Reaktionen auf die Krebsdiagnose

Ebenso wie der drohende Tod kann auch die Einschätzung dieser Folgen der Krebskrankheit die emotionale Reaktion des Einzelnen mit beeinflussen. Die meisten, aber bei weitem nicht alle Männer akzeptieren eine Glatze als eine Nebenwirkung der Chemotherapie, weil es gesellschaftlich annehmbar für Männer ist, keine Haare auf dem Kopf zu haben. Bei Frauen, für die das Aussehen vom gesellschaftlichen Standpunkt her viel wichtiger ist, stellt Haarverlust eine beträchtliche Bedrohung für ihr Selbstbild dar (Freedman, 1994).

Andere Folgen von Krebs sind vielleicht auf eigenwilligere Glaubenssysteme zurückzuführen, die nicht den kulturellen Normen entsprechen. Für eine Frau, für die das Aussehen von zentraler Bedeutung ist, kann die Entfernung eines kleinen Hauttumors eine sehr große psychische Belastung darstellen, auch wenn die Narben minimal sind. Für einen Mann, für den die Arbeit das Wichtigste im Leben ist, kann eine Krankheit, die drei Monate anhält, katastrophal sein, auch wenn man ihm versichert, dass der Krebs geheilt wird. Die Bedrohungen, die der Krebs für das Aussehen, für körperliche und geistige Fähigkeiten und für die gesellschaftliche Rolle darstellt, werden Menschen auf ganz unterschiedliche Weise beeinflussen, je nach der Bedeutung, die sie ihnen geben.

Was wir als „Bedrohungen für das Selbst" bezeichnet haben, könnte auch „Bedrohungen der persönlichen Domäne" genannt werden. Beck (1976) hat ausführlich über die Art und Weise berichtet, wie „die emotionale Reaktion des Einzelnen … davon abhängt, ob er Ereignisse wahrnimmt als solche, die etwas zu seiner persönlichen Domäne hinzufügen, die etwas wegnehmen, die bedrohlich wirken oder die in seine Domäne eindringen". Mit persönlicher Domäne sind diejenigen Aspekte des Lebens – sowohl konkret als auch nicht genau bestimmbar – gemeint, die der Einzelne als unmittelbar relevant für sich wahrnimmt, z. B. Familie, Freunde, Besitz, Werte, Ziele.

Silberfarb und Greer (1982) identifizierten vier gemeinsame, häufig vorkommende emotionale Reaktionen auf Krebs: Angst, Wut, Schuldgefühle und Depression. Die besonderen Interpretationen, die der Patient bezüglich seiner Krebskrankheit anstellt, rufen diese Emotionen hervor und können als Interpretationen besonderer Bedrohungen für die persönliche Domäne angesehen werden.

Angst

Schlüsselfaktoren: Gefahr und Verwundbarkeit

Diese beiden Themen sind für den Betroffenen notwendig bei seiner Einschätzung einer Situation, in der Angst erlebt wird. Gefahr besteht dann, wenn die Situation als bedrohlich für das körperliche oder gesellschaftliche Wohl des Menschen empfunden wird, während Verwundbarkeit eine Folge der Wahrnehmung ist, dass der Betroffene mit der Bedrohung nicht fertig werden kann. Um das Risiko einschätzen zu können, ziehen wir zuerst die Wahrscheinlichkeit in Betracht, dass ein negatives Ereignis eintritt, und dann, wie schlimm dieses sein wird, wenn es eintrifft. **Sogar die kleine Wahrscheinlichkeit eines Rezidivs kann unerträglich sein, wenn die Folgen eines Rezidivs als schrecklich oder entsetzlich betrachtet werden.** Die vorhandenen psychischen Ressourcen, die mit einer Bedrohung fertig werden können, verringern die

Angst. Wenn wir glauben, dass Onkologen unseren Krebs heilen können, werden wir weniger Angst empfinden, aber wenn wir ihnen nicht vertrauen, wird die Bedrohung zunehmen. Wenn wir uns schwertun, unseren eigenen Coping-Fähigkeiten zu vertrauen, wird unsere Angst ebenfalls zunehmen.

Wie wir gesehen haben, ist der Tod nicht das Einzige, das Menschen mit Krebs fürchten. Die Möglichkeit einer körperlichen Beeinträchtigung, Verunstaltung oder Behinderung kann große Angst hervorrufen. Patienten, die Panikattacken erleben, glauben unter Umständen, dass die körperlichen Symptome, die damit einhergehen, ein Anzeichen bevorstehenden Wahnsinns seien. Überfürsorgliche Mütter können ständig darüber nachdenken, wie denn ihre Kinder zurechtkommen werden, wenn sie sterben, während übermäßig selbstständige Menschen in panische Angst verfallen können, wenn sie an den Kontrollverlust denken, den die Krankheit mit sich bringt.

Wut

Schlüsselfaktor: ungerechtfertigter Angriff

Wut wird erzeugt, wenn ein Mensch glaubt, dass seine persönliche Domäne auf irgendeine Weise angegriffen worden ist. Dies mag ein direkter Angriff auf körperliche Sicherheit oder auf das Selbstwertgefühl sein oder es mag ein eher indirekter Angriff auf gewisse Regeln oder Werte sein, die der Mensch schätzt. **Ein wütender Mensch ist mit der Ungerechtigkeit der Bedrohung, der er gegenübersteht, beschäftigt, während der ängstliche Mensch mit den möglichen Folgen der Bedrohung für seine persönliche Sicherheit beschäftigt ist.** Wenn er sich auf den künftigen Schmerz und seine mangelnde Bewältigungskompetenz konzentriert, wird er ängstlich. Wenn er jedoch über die Unfähigkeit des Arztes, den Schmerz in den Griff zu kriegen, nachdenkt oder über die Ungerechtigkeit des Lebens, die zur Folge hat, dass er leidet, dann wird er eher Wut empfinden. Dieses Gefühl, dass jemand oder etwas ihn missbrauche, scheint eine der Voraussetzungen für die Entstehung einer wütenden Reaktion zu sein. Die Menschen werden manchmal zornig mit Gott, weil er sie nicht rettet, oder mit ihrem Partner, weil er oder sie nicht genügend Unterstützung leistet. Mit ihrer Krankheit können sie sich allerdings nun auch mit dem Leiden anderer identifizieren und zum Beispiel wütend über Streichungen im Gesundheitssystem oder über den Tod eines Kindes sein, so als wären sie persönlich davon betroffen.

Indem er sich auf die äußerlichen Verletzungen seiner Rechte konzentriert, denkt der wütende Mensch weniger an seine persönliche Verwundbarkeit oder Unvollkommenheit. Man kann im Zorn gefangen sein, was eine Form der Abwehr gegen die unangenehmeren Folgen der Krankheit ist.

Eine Frau, die einen hormonabhängigen Brustkrebs hatte, beschwerte sich häufig darüber, dass sie die Behandlungen nicht bekam, auf die sie meinte, ein Recht zu haben. Diese waren unter anderem eine Hormonbehandlung sowie psychologische Beratung. Wahrscheinlich ging sie von folgender Annahme aus: „Ich habe ein Recht auf die beste verfügbare Therapie, und wenn ich sie nicht bekomme, geschieht das, weil man sie mir absichtlich vorenthält."

Ihre feindselige Einstellung führte dazu, dass ihre Energie mobilisiert wurde, die Krankheit zu bekämpfen, und dass sie nicht zu intensiv über die Folgen der Krankheit nachdachte.

Die Entscheidung darüber, ob seine Ansicht den Betroffenen schlecht oder gut mit der Krankheit umgehen lässt, ist nicht leicht und kann nicht allein auf der Basis gefällt werden, dass sie irrational ist. Im Fall dieser Frau hatte die Wut sowohl Vorteile als auch Nachteile in Bezug auf die Anpassung an die Krankheit. Manche Studien geben Hinweise darauf, dass diese „bösen Patienten", die von ihren Ärzten oft als schwierig abgestempelt werden, länger überleben als Patienten mit höherer Compliance (Derogatis et al., 1979). Auf der anderen Seite wies eine Studie von Taylor et al. (1984) nach, dass sich Frauen mit Brustkrebs, die andere dafür verantwortlich machten, psychisch schlechter anpassten. **Traurigkeit und Angst sind für die Angehörigen von Patienten gesellschaftlich annehmbare Emotionen, Wut ist problematischer.**

Schuldgefühle

Schlüsselfaktor: Selbstbeschuldigung

Der Mensch mit Schuldgefühlen beschäftigt sich wie der wütende Mensch mit der Zuweisung von Schuld. Eine wichtige Regel wurde verletzt und jemand ist verantwortlich dafür. Der Unterschied liegt darin, dass der Mensch mit Schuldgefühlen sich selbst beschuldigt. Schuld existiert oft als Teil eines depressiven Bildes, kann jedoch unabhängig davon in Erscheinung treten, und wenn dies geschieht, ist es oft die Folge des Versuchs des Betroffenen, seiner Erfahrung Sinn zu geben. Auf der Suche nach einer Erklärung für ihre Krankheit kommen Menschen mit Krebs zu dem Schluss, dass sie die Krankheit selbst verursacht haben oder dass sie für eine Sünde oder für ein Verbrechen bestraft werden. Wenn sie ein Mittel finden, ihre Sünde zu sühnen oder die Kontrolle über ihre Krankheit zu gewinnen, können sie ihre Schuldgefühle überwinden. Wenn dies jedoch nicht möglich ist, fixieren sie sich auf die Vergangenheit und grübeln darüber nach, wie sie ihr Leben zerstört haben.

„Wenn ich nur dies nicht getan hätte, wäre ich nicht krank geworden."

Gedanken wie „Ich bin eine Belastung“ oder „Ich habe dies meiner Familie angetan“ führen zu Schuldgefühlen und Selbstanschuldigungen bezüglich der Auswirkung der Krebskrankheit auf andere. Wenn der Krebsleidende der Meinung ist, dass er dafür verantwortlich sei, wie es nahestehenden Menschen geht, oder dass es seine Aufgabe sei, zu verhindern, dass seine Familie unglücklich ist, kann er Schuldgefühle haben, dass er Krebs hat. Statt die Krankheit für das Leiden seiner Familie verantwortlich zu machen, gibt sich der Krebsleidende ungerechtfertigterweise selbst die Schuld.

Traurigkeit und Depression

Schlüsselfaktor: Verlust oder Niederlage
Traurigkeit ist Verlust im persönlichen Bereich. Die Verluste bei Krebs sind offensichtlich: Verlust von Körperteilen, Verlust von Kraft und Vitalität, Verlust einer geliebten Rolle. Die wirklichen Verluste, die das Ergebnis der objektiven Folgen der Krankheit sind, führen erst dann zu depressiver Stimmung, wenn der Patient sie als wichtig erachtet. Haarverlust ist nicht wichtig für jemanden, der wenig Wert auf das körperliche Aussehen legt, und die Gelegenheit, den Beruf aufzugeben, mag für manche willkommen sein. **Nur wenn der Verlust in die persönliche Domäne eindringt, erzeugt er Traurigkeit.** Wenn sich diese Reaktionen bei der Selbstbetrachtung durchsetzen, werden sie zu einem Teil des Selbstbildes.

2.4 Informationsverarbeitung bei Krebs

Hat sich eine negative Betrachtung der Krankheit und ihrer Auswirkungen auf den Betroffenen erst einmal etabliert, bleibt sie bestehen. In der Regel neigen wir dazu, positiven Informationen den Vorzug zu geben. Taylor und Armor (Taylor und Armor, 1996) weisen darauf hin, dass positive Selbstwahrnehmungen, persönliche Kontrolle und Optimismus in Hinblick auf die Zukunft in Frage gestellt werden, wenn ein Mensch negativen oder bedrohlichen Ereignissen ausgesetzt ist. Dann wird der Versuch unternommen, diese positiven Wahrnehmungen wiederherzustellen oder zu steigern, was angesichts der Widrigkeiten zu „positiven Illusionen“ führt. Patienten mit Herzerkrankungen und AIDS neigen z. B. dazu, sich mit Patienten zu vergleichen, die sie als weniger vom Glück begünstigt betrachten als sich (Helgeson und Taylor, 1993; Taylor et al., 1993).

Menschen mit Kampfgeist können in Hinblick auf ihre Prognose optimistischer sein, als es die Umstände rechtfertigen würden; man könnte dies deuten als einen Versuch, das Glas lieber halbvoll als halbleer zu sehen, und nicht als eine Fehleinschätzung der Situation. Die Tendenz, die Folgen von Krebs für Selbstwahrnehmung, Selbstkontrolle und Blick in die Zukunft positiv zurechtzubiegen, ist meist mit einer besseren Anpassung und einem aktiveren Coping-Verhalten verbunden (Taylor und Armor, 1996). Menschen mit guter psychischer Anpassung haben eine bejahende, positive Einstellung, Menschen mit schlechtem Coping-Verhalten haben eine negative Einstellung. Ihre negativen Schemata verarbeiten Informationen so, dass ihr negatives Bild von sich selbst und ihren Überlebenschancen aufrechterhalten wird. Menschen mit Krebs, die deprimiert oder ängstlich werden, verzerren Informationen wie andere deprimierte oder ängstliche Patienten auch. Zahlreiche Studien haben diese kognitive Verzerrung nachgewiesen (Überblick über diese Studien siehe Clark und Steer, 1996). Der Vorgang der Verzerrung dieser Information im negativen Sinn beinhaltet systematische logische Fehler oder kognitive Verzerrungen; die häufigsten Fehler hat Beck (Beck et al., 1979) identifiziert; sie werden im Folgenden beschrieben.

Alles-oder-Nichts-Denken

Ereignisse werden als schwarz oder weiß gesehen, ohne grau dazwischen. So könnte zum Beispiel jemand aus der Tatsache, dass sein Krebs nicht geheilt werden kann, den Schluss ziehen, dass er genauso gut aufgeben und sterben könnte. Die Krankheit bedeutet für denjenigen entweder Heilung oder Tod, wohingegen er in Wirklichkeit Monate oder Jahre der Remission vor sich haben könnte. Ein athletischer Mensch könnte demnach den Schluss ziehen:

„Wenn ich nicht gesund genug bin, um Fußball zu spielen, kann ich mich über nichts Anderes mehr freuen."

Selektive Abstraktion

Jemand könnte auch nur einen Teil der verfügbaren Informationen auswählen, um sie seinen vorherrschenden Annahmen anzupassen. Wenn einem ängstlichen Menschen die Behandlung erklärt wird, hört er vielleicht nur das, was schmerzhaft und unangenehm ist und schenkt weniger der Tatsache Aufmerksamkeit, dass eine gute Chance für eine erfolgreiche Behandlung besteht. Die deprimierte Frau mit Brustkrebs konzentriert sich auf den Verlust ihrer Brust und ignoriert, dass ihr Mann sie noch immer sexuell attraktiv findet.

2

Willkürliche Schlussfolgerung

Die Unsicherheit im Rahmen einer Krebsprognose bedeutet, dass es oft ungenügend Aussagekräftiges für die Beurteilung der Zukunft gibt. Patienten könnten den willkürlichen Schluss ziehen, dass die Krankheit sicher wieder auftreten und zum Tod führen wird. In gleicher Weise stellen sie auch willkürliche Mutmaßungen darüber auf, was andere denken und was sie motiviert (Gedankenlesen). Harmlose Blicke werden interpretiert als Hinweise darauf, dass ein Verwandter etwas Schlechtes weiß, es aber nicht verrät.

Übergeneralisierung

Bei dieser kognitiven Verzerrung wird ein einfaches negatives Ereignis als ein nie endendes Muster gesehen. Nach ihrer Rückkehr von der Klinik hat eine Frau mit Ovarialkrebs vielleicht ihren ersten Streit mit ihrem Mann. Sie denkt sich:

„Wir werden immer streiten, unsere Ehe ist vorbei."

Etikettierung

Etikettierung lässt die Tatsache außer Acht, dass Menschen komplexe und unterschiedliche Charaktere haben. Stattdessen werden sie verallgemeinert. Dass Etikettierung stattfindet, zeigen Aussagen wie

„Ich bin einfach ein chronisch Kranker."
„Krankenschwestern sind Engel."

Über- und Untertreibung

Bei dieser kognitiven Verzerrung werden gewisse Teile des Wahrnehmungsfeldes entweder vergrößert oder verkleinert, um sie den individuellen Annahmen anzupassen. Ein depressiver Mensch könnte die Chancen einer Remission von der Krebskrankheit unterbewerten. Eine Frau, die ihre Probleme verneint, wird die Schwere der Symptome möglichst geringfügig erachten:

„Sie haben mir die Brust nur als Vorsichtsmaßnahme entfernt."

Ein ängstlicher Mensch dagegen übertreibt sogar den Schmerz, den eine Injektion verursacht.

Diese Denkfehler führen dazu, dass der Krebsleidende die Krankheit missdeutet oder verzerrt. Bei Menschen, die sich schlecht an die Krankheit anpassen, führen diese verzerrten Denkprozesse zu automatischen negativen Gedanken. Dies sind individuelle, plausible Gedanken, die spontan ins Bewusstsein treten. Sie beinhalten logische Denkfehler, aber für den Menschen, der sie erlebt, scheinen sie zutreffend und realistisch zu sein. Oft kann der Betroffene diese Denkfehler erst dann als irrational betrachten, wenn er sich nicht mehr in der belastenden Situation befindet. Typische automatische Gedanken sind unter anderem:

„Ich kann nie mehr glücklich sein."
„Es hat keinen Sinn, zu kämpfen, man wird immer wieder mit voller Wucht niedergeschlagen."
„Ich komme nicht damit zurecht."
„Ich hasse mich selbst."
„Die Ärzte wollen mich nur als Versuchskaninchen gebrauchen."
„Ich bin kein richtiger Mann/keine richtige Frau mehr."

2.5 Gedanken, Gefühle, Verhalten und Physiologie

Ein automatischer Gedanke ist ein Gedanke oder ein Bild, das nicht zwangsläufig im Mittelpunkt der Aufmerksamkeit des Menschen steht, aber dem Bewusstsein zugänglich ist. Solche Gedanken sind – zusammen mit den Emotionen und Verhaltensweisen, mit denen sie einhergehen – die Schlüsselkomponenten der kognitiven Verhaltenstherapie (KVT). **In psychodynamischen Therapien gibt es Deutungen und Schlussfolgerungen zu unbewussten Prozessen. In kognitiven Therapien wird Gebrauch von bewussten Kognitionen gemacht.** Träume sind vielleicht der Königsweg zum Unterbewusstsein, Gedanken jedoch ermöglichen uns den Zugang zu den Regeln und den Bedeutungssystemen, die unsere Gefühle und Taten beherrschen.

In der bisherigen Diskussion wurde der Kognition eine zentrale Rolle bei der Anpassung an Krebs zugewiesen. Die Ansichten einer Person über die Bedeutung von Krebs beeinflussen direkt ihre Emotionen und Verhaltensreaktionen, insbesondere auch ihre Coping-Versuche, doch dies geschieht nicht nur in eine Richtung. Es gibt ein komplexes Zusammenspiel zwischen Gedanken, Gefühlen, Verhalten und körperlichen Reaktionen, in denen keine einzelne Komponente Vorrang hat (Abb. 2.3). So werden z. B. Gedanken wie „Es hat keinen Sinn", „Ich werde es nie schaffen", „Es ist hoffnungslos", die depressiven Gefühle eines Menschen nicht nur verstärken, son-

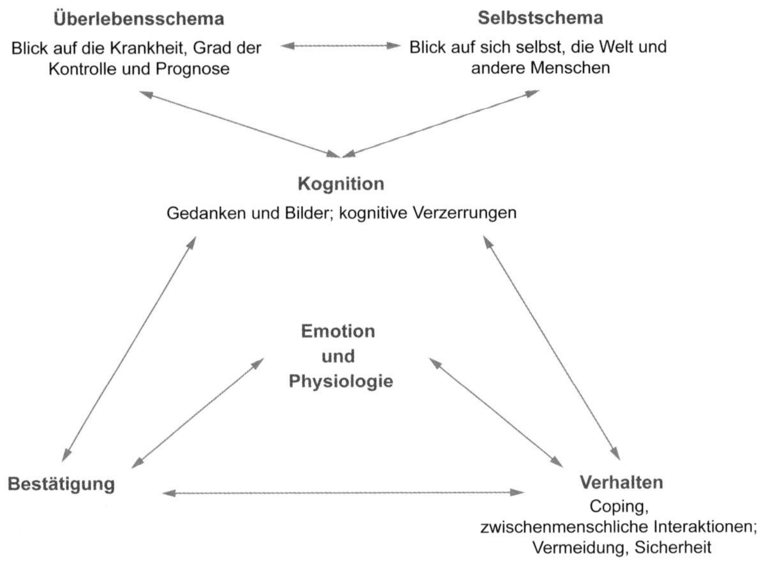

Abb. 2.3 Kognitives Modell der Anpassung an Krebs

dern auch seine Motivation mindern mit der Folge, dass er seine gesellschaftlichen Aktivitäten aufgibt.

Mangelt es an Gelegenheiten, Freunde und Verwandte zu treffen, so steht mehr Zeit für negatives Denken zur Verfügung und weniger für Vergnügen. Auf diese Weise werden Gedanken der Hoffnungslosigkeit bestätigt und die Stimmung wird noch depressiver. Depressive Stimmung geht oft mit Erschöpfung und Lethargie einher. Diese körperlichen Symptome können als Hinweis darauf missdeutet werden, dass die Krankheit sich verschlimmere, was wiederum Hilflosigkeit und Depression verstärkt. In Kapitel 17 wird betrachtet, wie psychische Prozesse eine direkte Auswirkung auf den Verlauf der Krebskrankheit haben können.

2.6 Die Rolle von Familie und Freunden

Die Interaktion zwischen einer Person, die an Krebs erkrankt ist, und anderen Menschen beeinflusst sowohl die Auswirkung der Krankheit als auch das Coping-Verhalten. Familienverhältnisse können sich als Folge der Krankheit dramatisch verändern. Der betroffene Partner muss vielleicht die Rolle des Fürsorgers, des Brotverdieners oder Unterstützers in der Familie aufgeben. Dies kann umfassende Folgen für die Qualität der familiären Beziehungen haben.

Die Auswirkungen der konkreten Veränderungen, die die Krankheit mit sich bringt, werden von den jeweiligen persönlichen Auffassungen über die anderen Akteure des Dramas bestimmt. Also haben Schmerz, körperliche Schwäche und Rollenwechsel eine Bedeutung nicht nur für den Betroffenen, sondern auch für die anderen Familienmitglieder. Es entsteht eine komplexe Wechselwirkung zwischen Krankheit und Angehörigen sowie unter den Angehörigen selbst.

Die Vorstellung, dass soziale Unterstützung den Patienten gegen manche Stressoren der Krebskrankheit schützen kann, hat für Interesse gesorgt. Manche Forscher haben vorausgesagt, dass sich Patienten mit einem größeren sozialen Netz oder einem Netz, das Patienten emotionell intensiver unterstützt, besser an Krebs anpassen werden, und manche Forschungsergebnisse scheinen das zu stützen (Helgeson und Cohen, 1996). Dabei sind oftmals Umfang und Qualität der subjektiv *wahrgenommenen* Unterstützung und weniger das objektive Ausmaß der Unterstützung ausschlaggebend (Bloom, 1986). Bei Brustkrebs ist soziale Unterstützung mit einer positiveren Umdeutung und weniger Schuldgefühlen verbunden (Kim et al., 2010), und Frauen, die mehr emotionale/instrumentelle Unterstützung erfahren, sind hoffnungsvoller.

Psychische Belastung steht in Relation zu abnehmender emotionaler Unterstützung durch den Partner (Brady und Helgeson, 1999), und stark depressive Frauen haben in der Regel mehr Personen aus ihrem sozialen Netzwerk verloren als Frauen, die zwar eine Depression erlebten, diese aber nicht unter die ersten fünf Hauptnebenwirkungen ihrer Krebskrankheit einstuften (Badger et al., 1999).

Die Fähigkeit von Familienmitgliedern, emotionale Unterstützung zu geben, hängt von ihrer eigenen Reaktion auf die Krankheit ab. Einerseits wird ein Mann, der so viel Angst vor dem Gedanken an Krebs hat, dass er glaubt, es könne nichts dagegen unternommen werden, nicht fähig sein, seiner Partnerin zu helfen, den Krebs zu bekämpfen. Andererseits würde ein Mann, der glaubt, dass für seine Frau gesorgt werden muss und man nicht erwarten darf, dass sie selbst handelt, ihre eigene Fähigkeit zu handeln einschränken. Renneker (1982) beschreibt einen Ehemann, der überzeugt davon war, dass Krebs unheilbar sei und deswegen alles unternahm, um zu verhindern, dass seine Frau die Therapie bekam, die sie vielleicht hätte heilen können.

Man könnte wiederum daraus schließen, dass die Gedanken des Partners zu Krebs und die Rolle des Patienten in der Familie die emotionale Reaktion bestimmen. Coursey et al. (1975) entdeckten, dass die Angst bei nahestehenden Familienmitgliedern oft größer ist als beim Patienten selbst. Partner erleben dieselben Reaktionen auf Krebs wie die Betroffenen, aber weil sie Unterstützung geben müssen, können sie ihre eigenen Gefühle nicht frei zum Ausdruck bringen. Während der Therapie kann der Patient seine normale Rolle vielleicht nicht mehr wahrnehmen, und die Belastung für den Partner kann deshalb groß sein. Manchmal führt dies beim Partner zu einer wahrnehmbaren Depression oder zu Ängsten, aber häufiger äußert sich dies in Beziehungsproblemen.

Eine Patientin mit Brustkrebs und Lungenmetastasen war immer der dominante Partner. Die zunehmenden Atembeschwerden und die körperliche Behinderung hatten zur Folge, dass ihr Ehemann in Panik geriet. Er kompensierte seine Panik, indem er der perfekte Pfleger wurde, immer an ihrem Bett war und jedes ihrer Bedürfnisse befriedigte. Doch von Zeit zu Zeit kamen seine eigenen Abhängigkeitsbedürfnisse zum Vorschein und er brach zusammen. Dies führte dazu, dass seine Frau kurzfristig ihre dominante Rolle wiederaufnahm, bis der Kreislauf sich wiederholte. Dieser unbefriedigende Zustand dauerte bis zu ihrem Tod an.

Andererseits versuchen Partner, mit dem Stress fertig zu werden, indem sie an alten Verhaltensmustern vor der Krebsdiagnose festhalten, sich weigern, ihre Angewohnheiten zu ändern und dabei so tun, als hätte sich nichts verändert.

Der Ehemann einer Frau mit Brustkrebs reagierte gewöhnlich auf Stress und Konflikte mit Vermeiden und Ignorieren. Er weigerte sich, seine Frau in der Klinik zu besuchen. Als sie nach Hause kam, nahm er keine Rücksicht auf ihre Krankheit, erwartete, dass sie – wie vorher – den Haushalt machte und für die Kinder sorgte. Obwohl sie körperlich nicht ernsthaft krank war, fühlte sie sich müde und ängstlich. Seine Unfähigkeit, sich mit der Krankheit auseinanderzusetzen, hatte zur Folge, dass sie niemanden hatte, der ihr half, ihre emotionale Last zu tragen. Außerdem erwartete er von ihr, dass sie unverändert, trotz ihrer Erschöpfung, ihre tägliche Routine fortsetzte.

Ein weiteres Problem entsteht, wenn die Krankheit das Machtverhältnis oder die Aufgabenverteilung in der Beziehung stört. Als Folge dieser Störung kann es zu Verstimmungen auf beiden Seiten kommen.

Die Auswirkung von Krebs auf die Sexualität wurde bereits beschrieben. Menschen mit Krebs denken oft von sich, dass sie sexuell weniger attraktiv oder sogar weniger potent beziehungsweise weniger weiblich seien. Diese Probleme verschlimmern sich, wenn Kommunikationsschwierigkeiten hinzukommen. Ein häufiges Beispiel dafür ist der Ehemann, der nach der Mastektomie seiner Frau Geschlechtsverkehr meidet, weil er nicht sicher ist, ob sie dafür gesund genug ist. Wenn er dies nicht begründet, könnte seine Frau sein Verhalten als einen Hinweis darauf missdeuten, dass er sie nicht mehr attraktiv findet. Wenn er dann doch Interesse an Sex zeigt, weist sie ihn zurück, verletzt damit seine Gefühle und verringert damit die Wahrscheinlichkeit, dass er in Zukunft beim Sex die Initiative ergreift.

Veränderungen der Erkrankung können bestehende Schwierigkeiten in der Beziehung sogar noch verschlimmern. Auch das kann man aus kognitiver Sicht verstehen. Paarbeziehungen funktionieren oft auf der Basis unrealistischer Regeln oder Annahmen über den anderen. Zum Beispiel könnte jemand meinen:

„Mein Partner sollte wissen, was für mich wichtig ist, ohne dass ich ihm dies sagen muss."

Dieses System gerät zu Beginn der Krankheit deutlich unter Druck, da es jetzt viele neue Gefühle und Symptome gibt, die der Partner kennen müsste und beim Patienten auch sofort erkennen sollte. Menschen, die dem Patienten nahestehen, insbesondere der Partner und die Familie, aber auch Ärzte, Schwestern und Pfleger, haben eine signifikante Wirkung auf seinen emotionalen Zustand.

Doch Interaktionen mit Fremden und Bekannten können in manchen Fällen fast ebenso wichtig sein. In einer Studie wurden die Gedanken bei einer Begegnung mit einem körperlich behinderten Menschen, den die Probanden nicht gut kannten, untersucht (Fichten, 1986). Es wurde festgestellt, dass – im Vergleich zu einer Interaktion mit einem körperlich gesunden Menschen – das Angstniveau höher war, dass negativere Gedanken über den anderen vorherrschten und dass Annahmen über die eigene Selbstwirksamkeit geringer ausgeprägt waren. Ähnliche Prozesse finden wahrscheinlich statt, wenn gesunde Menschen Krebskranken begegnen, insbesondere dann, wenn diese eine erkennbare körperliche Behinderung haben. Verlegenheit und Unbehagen können zu seltenerem Kontakt mit einem Krebskranken führen. Und dies führt wiederum zu zunehmender sozialer Isolation des Betroffenen.

Es ist aber bemerkenswert, wie gut viele Verwandte von Betroffenen mit der Last zurechtkommen, die die Krebskrankheit ihnen aufbürdet. In manchen Fällen können Partnerbeziehungen besser werden, wenn ein Partner Krebs hat (Hughes, 1987). Trotz der ungeheuren Belastung scheinen die Scheidungsraten bei Langzeit-Überlebenden nicht höher zu sein als in der normalen Bevölkerung (Fobair et al., 1986). Das kognitive Modell muss deshalb auch zwischenmenschliche Faktoren berücksichtigen, die die Reaktion des Betroffenen beeinflussen. Interaktionen mit Familienmitgliedern, Freunden, Klinikpersonal und Fremden können von Bedeutung sein. Zwischen dem Betroffenen und anderen Personen findet eine Reihe von Interaktionen statt, die seine Wahrnehmungen von den tatsächlichen Folgen der Krankheit und auch sein Coping-Verhalten beeinflussen. Dieser Prozess ist in ständigem Fluss. Eine Veränderung in einem Teil des Systems, sei es eine Verschlechterung des körperlichen Zustands oder eine Änderung des Ausmaßes der Unterstützung, wirkt sich unweigerlich auf andere Komponenten aus. Die Art und Weise, wie diese Änderungen aktiv und kognitiv verarbeitet werden, bestimmt letztendlich die psychische Reaktion. In Kapitel 11 werden wir zeigen, wie dieses theoretische Gerüst eingesetzt wird, um die psychologische Behandlung bei Paaren zu gestalten, die der Belastung mit Krebs ausgesetzt sind.

2.7 Anfälligkeit für Anpassungsstörungen

Die kognitive Verhaltenstherapie beschäftigt sich zwar in erster Linie mit der Reaktion einer Person auf gegenwärtige Bedrohungen durch die Krebskrankheit, berücksichtigt jedoch auch den Einfluss vergangener Erfahrungen auf gegenwärtige Einschätzungen und Coping-Prozesse. Unsere Grundannahmen über die Welt werden aus Erfahrungen in der Kindheit gebildet. Bei einer positiven Erziehung werden wir meist ein Gefühl dafür entwickeln, dass andere Menschen uns Hilfe und Unterstützung geben können, dass die Welt ein relativ erfreulicher Ort ist, wo wir in gewissem Maß mitbestimmen können, und dass wir einen gewissen Wert haben. Wie Janoff-Bulman (1999) zeigt, werden diese Annahmen durch traumatische Erfahrungen nachhaltig verändert. Die meisten Menschen können ihre Weltanschauung in Hinblick auf diese neue Erfahrung anpassen, so dass sie die Welt sowohl als gut wie auch als potenziell gefährlich betrachten. Selbst längere Zeit nach traumatischen Ereignissen sind die Annahmen des Betroffenen noch negativer als die der allgemeinen Bevölkerung (Janoff-Bulman, 1992). **Je starrer und bedingungsloser die Annahmen über eine gerechte und kontrollierbare Welt sind, desto schwieriger ist es, traumatische Ereignisse in die Weltsicht oder das Weltschema zu integrieren.** Dies könnte zu einem plötzlichen Wandel im Kanon der Annahmen führen, dahingehend, dass die Welt ungerecht und unbeherrschbar sei, und zu einer Entwicklung nichtadäquater Anpassungsstile, die schon beschrieben worden sind.

Kognitive Verhaltenstherapeuten, die die Arbeit von Bartlett (1932) weiterentwickelt haben, benutzen den Begriff *Schema,* um zu verstehen, wie geistige Prozesse es ermöglichen, einen Sinn in der Welt zu erkennen und entsprechende Handlungspläne zu entwickeln. Man kann ein Schema folgendermaßen definieren als

> *... eine relativ dauerhafte Struktur, die wie eine Schablone funktioniert, die Informationen aktiv prüft, entschlüsselt, klassifiziert und bewertet. Per definitionem repräsentiert es manche relevante frühere Erfahrungen (Kovacs und Beck, 1978).*

Die Bedrohung durch eine Krebskrankheit ist eine Herausforderung für Schemata, die mit der ureigensten Existenz eines Menschen und seinen grundlegenden Annahmen über sich selbst zu tun haben, und der Betroffene wird gezwungen, seine Annahmen zu modifizieren oder neue zu entwickeln.

Nicht alle Grundannahmen sind von Anfang an positiv. Neben der Erfahrung, geliebt und geschätzt zu werden, machen die meisten Menschen auch negative Erfahrungen im Leben, die dazu führen, dass sie ihren Wert, ihre Fähigkeiten und ihr Vertrauen in andere in Frage stellen. Wenn die Erfahrung, Krebs zu haben, diese versteckten Zweifel bestätigt, kann dadurch ein latentes negatives Schema aktiviert werden.

Wenn zum Beispiel ein Mann als Kind ständig Streitigkeiten und Gewalttätigkeit zwischen seinen Eltern beobachtet hat, könnte er die Grundannahme entwickeln, dass die Welt ein chaotischer und unberechenbarer Ort ist, an dem schlechte Dinge passieren. Im Lauf seines Lebens jedoch entwickelt er vielleicht eine Coping-Strategie, um Kontrolle sicherzustellen, und so mag er als eine sekundäre Annahme ausarbeiten, dass er auf der sicheren Seite steht, wenn er sein Leben kontrollieren kann. Die Unvorhersehbarkeit der Krebskrankheit bedroht jedoch diese fragile Coping-Strategie, und seine Grundannahmen über die Welt werden wieder zum Vorschein kommen, was zur Entwicklung von Hilflosigkeit, Hoffnungslosigkeit oder ständiger Sorge führen kann. Andere kognitive Therapeuten haben ähnliche Modelle entwickelt, die vergangene Erfahrungen, Grundannahmen und die Reaktionen von Menschen auf die Krankheit in Verbindung bringen (Liese, 1993; Williams, 1997; White 2001).

Die klinische Relevanz des kognitiven Modells wird im zweiten Teil dieses Buches ausgeführt. Die Kapitel 16 und 17 geben einen Überblick über die Forschung in Hinblick auf Anpassungsstile und die Wirksamkeit der Psychotherapie bei Krebspatienten.

ZUSAMMENFASSUNG

- Krebs ist eine lebensbedrohliche Erkrankung, die eine ernsthafte Bedrohung in vielen Bereichen des Lebens eines Menschen darstellt.
- Es sind nicht die objektiven Folgen der Krankheit an sich, sondern die Art und Weise, wie sie gedeutet werden, die die Reaktionen des Einzelnen bestimmen.
- Emotionale Reaktionen werden bestimmt durch die spezifische Bedrohung, die die Krebskrankheit für die persönliche Domäne des Betroffenen darstellt. Positive Grundannahmen über das Selbst, die Welt und andere werden in Frage gestellt und negative Grundannahmen werden aktiviert.

- Der Inhalt emotionaler Reaktionen kann im Sinne der stattfindenden kognitiven Prozesse verstanden werden.
- Die Anpassung des Einzelnen an die Krankheit ist die Folge einer Interaktion zwischen der Interpretation der vorhandenen Stressoren und der verfügbaren Coping-Strategien.
- Die Anpassung des Einzelnen an die Krankheit wird von der Qualität der verfügbaren emotionalen Unterstützung beeinflusst.

Teil II
Kognitive Verhaltenstherapie für Menschen mit Krebs

3 Überblick über die Therapie

3.1 Der Stellenwert der psychologischen Behandlung in der Onkologie

Seit der Veröffentlichung der letzten Ausgabe dieses Buches ist das Gebiet der psychosozialen Onkologie weitergewachsen, und der Bedarf an psychologischer Unterstützung wurde in offiziellen Leitlinien anerkannt. Im Jahr 2002 haben wir die folgenden drei Ebenen für Fachwissen und Intervention vorgeschlagen:

1. Grundfertigkeiten der Gesundheitsexperten, dazu zählen auch die Mitteilung schlechter Nachrichten, die Identifizierung und Bewältigung von Problemen, die Bereitstellung von Informationen und das Erkennen von Problemen, die die Intervention eines Spezialisten oder eines Sozialarbeiters erfordern
2. Bereitstellung von Interventionen im Rahmen der Onkologie, einschließlich Beratung oder andere psychologische Interventionen in Form einer kurzen informellen Therapie oder einer längerfristigen Unterstützung im Rahmen der Arbeit von spezialisierten Pflegekräften oder Sozialarbeitern
3. spezialisierte psychoonkologische Dienstleistungen, die von Fachpflegern („Liaison Nurses") oder Fachpsychiatern („Liaison Psychiater") erbracht werden.

Das National Institute for Clinical Excellence ([NICE], 2004) hat empfohlen, in jedem Krebsnetzwerk in Großbritannien ein vierstufiges Modell der professionellen psychologischen Bewertung und Intervention gemäß den *Leitlinien zur Verbesserung der Ergebnisse bei der Unterstützung und Palliativversorgung* zu implementieren:

Angehörige der Gesundheits- und Sozialberufe sollten für die Unterstützung auf den Stufen 1 und 2 verantwortlich sein, während schwerwiegendere psychische Belastungen (Stufen 3 und 4) von psychologisch geschulten Spezialisten behandelt werden sollten. Dazu gehören Berater, Krankenschwestern für psychische Gesundheit, klinische und Gesundheitspsychologen, Psychotherapeuten und Fachpsychiater. Es ist allgemein anerkannt, dass Spezialisten möglicherweise im gesamten Onkologienetzwerk, in der Grundversorgung und in der Gemeinde sowie in Krankenhäusern und Hospizen arbeiten sollten.

Alle Fachkräfte, die mit Krebspatienten arbeiten, sollten in der Lage sein, psychologische Bedürfnisse zu erkennen und zuhören zu können, effiziente Informationen zu geben, mitfühlend zu kommunizieren und allgemeine psychologische Unterstützung zu leisten (Stufe 1).

Einige Mitarbeiter werden dahingehend weitergebildet, psychische Belastungen zu erkennen und einfache psychologische Interventionen wie Problemlösung anzuwenden (Stufe 2).

Auf der nächsten Stufe (Stufe 3) bieten Fachkräfte – entsprechend einem expliziten theoretischen Rahmenplan – Beratung und spezifische psychologische Interventionen wie Angstmanagement und lösungsorientierte Therapie an.

Psychiater werden Level 4-Betreuung leisten, die aus spezialisierten psychologischen und psychiatrischen Interventionen, einschließlich KVT, besteht.

Die Verfügbarkeit dieser Dienste ist noch immer sehr unterschiedlich. Es gibt Initiativen zur Ausbildung von Onkologen in grundlegenden Kommunikations- und psychologischen Interventionsfähigkeiten, wobei einige ermutigende Belege für die Nützlichkeit dieser Fähigkeiten vorliegen (Mannix et al., 2006; Moorey et al., 2009). Der Zugang zu psychiatrischen Fachkräften ist oft schwieriger und sie haben möglicherweise nicht immer genügend Selbstvertrauen, um mit Menschen mit lebensbedrohlichen Krankheiten zusammenzuarbeiten zu können.

KVT kann auf allen vier Ebenen der psychologischen Unterstützung angewendet werden. Auf den Ebenen 1 und 2 haben wir Pflegekräften in der Palliativmedizin erfolgreich dabei geholfen, psychische Belastungen innerhalb eines kognitiven Rahmens zu formulieren und grundlegende kognitive und Verhaltenstechniken anzuwenden (Cort et al., 2009). Sage et al. (2008) haben ein Arbeitsbuch und ein Toolkit veröffentlicht, die Onkologen eine hilfreiche KVT-Quelle bieten. Dies richtet sich eher an Fachkräfte mit einer gewissen Erfahrung mit psychiatrischen oder KVT-Schulungen, die lernen möchten, wie diese Fähigkeiten bei krebskranken Menschen angewendet werden können (Stufen 3 und 4), obwohl viele der Konzepte und Interventionen auf die Stufen 1 und 2 anwendbar sind.

Ursprünglich nannten wir diese Variante der kognitiven Verhaltenstherapie „adjuvante Psychotherapie“ (APT). Ebenso wie man adjuvante Chemotherapie erhalten kann, sollte es selbstverständlich sein, eine KVT zu erhalten (Cunningham, 1995). Die psychologische Therapie ist gedacht als Begleittherapie zu physischen Behandlungsformen in einem integrativen Behandlungskonzept. Mit ihrem Fokus auf die Förderung positiver Einstellungen, die den Patienten dabei helfen sollen, aktiv an der Behandlung teilzuhaben und sie zu bewältigen und die emotionale Not zu vermeiden, kann diese Art der Therapieform die traditionelle medizinische Behandlung ergänzen. Einige theoretische und klinische Komponenten der KVT können in allen vier oben genannten Aspekten der psychosozialen Onkologie eingesetzt werden. Wenn zum Beispiel ein Patient sich überlegt, ob er eine Chemotherapie beginnen soll oder nicht, könnte ein Onkologe dem Patienten beratend helfen, die Vor- und Nachteile der Behandlung abzuwägen (s. Kap. 7). Techniken der kognitiven Verhaltenstherapie können dann gezielt von spezialisierten Brustpflegeschwestern (im Fall von Brustkrebs) oder auf die Betreuung krebskranker Patienten spezialisierte Krankenschwestern („MacMillan nurses") in Gruppen- oder Einzeltherapie angewendet werden. Schwerer belastete Patienten werden zur weitergehenden Therapie klinischen Psychologen und Psychiatern zugeführt.

Die KVT soll für ein breites Spektrum von Problemen eingesetzt werden: von Menschen ohne gravierende Symptomatik, die Hilfe bei der Bekämpfung und Bewältigung der Krebskrankheit wünschen, bis zu Menschen mit erkennbarer psychiatrischer Erkrankung. Aber die meisten Patienten werden diese Therapie erhalten, weil sie Stress erleben. Es sind überwiegend Patienten mit Anpassungsstörungen, die in psychologische Behandlung überwiesen werden. Bei diesen Patienten werden vielleicht in erster Linie nichtdirektive Techniken angewendet. So kann man den Patienten helfen, negative Emotionen auszudrücken, und dann erst zu den problemorientierten Komponenten der Therapie übergehen. Bei *leichter bis mäßiger Depression* oder *Angst* ist die KVT eigentlich wie eine normale kognitive Verhaltenstherapie (KVT). Eingehende Erörterungen sind in diesen Fällen weniger wichtig, insbesondere wenn der Anpassungsstil eingefahren und unangepasst ist. Die Richtlinien des *National Institute for Health and Clinical Excellence (NICE)* in England zu Behandlung und Management von chronischen physischen Gesundheitsproblemen empfehlen, dass die KVT bei moderater Depression zur Verfügung stehen sollte (National Institute for Health and Clinical Excellence, 2009).

Beziehungsprobleme und Sexualstörungen in Zusammenhang mit Krebs können ebenfalls mit dieser Therapieform behandelt werden, aber bei lang bestehenden Konflikten oder Störungen spielt der Krebs oft eine nachgeordnete Rolle. Dort ist eine kurzfristige Therapie wie die KVT, die zum Ziel hat, die eigene Anpassung und die des Partners an die körperliche Erkrankung zu verbessern, unter Umständen nicht geeignet, da diese Paare eine spezifische Partner- oder Familientherapie brauchen. Es gibt erprobte kognitive verhaltenstherapeutische Behandlungsmethoden für diese Probleme, die bei Patienten mit Krebs angewendet werden können (Beck, 1988; Dattilio und Padesky, 1990; Dattilio, 1997; Jacobsen et al., 2000; Shadish and Baldwin, 2005).

Antizipatorische Übelkeit tritt bei bis zu 15% der mit Chemotherapie behandelten Patienten auf. Sie leiden unter Übelkeit und Angst, noch bevor die Chemotherapie beginnt, was durch spezifische Auslöser im Umfeld, wie z. B. der Anblick von Kanülen, weißen Kitteln oder des Krankenhauses, verursacht werden kann. Dieser Zustand spricht sehr gut auf eine Kombination aus kognitiver Therapie und Verhaltenstherapie an (Watson und Marvell, 1992; Watson, 1993) und diese therapeutischen Methoden können von allen im Gesundheitswesen Tätigen ohne aufwändige Ausbildung in psychologischer Therapie angewendet werden (Morrow et al., 1992).

Auch *krebsbedingter Schmerz* kann zu einem gewissen Grad durch kognitive Verhaltenstechniken vermindert werden (Turk und Fernandez, 1991, Crichton and Moorey, 2002).

KVT ist nicht geeignet für Patienten mit *akuter Psychose*. Die kognitiven Verhaltenstechniken, die mit Erfolg bei *Schizophrenie* (Kuipers et al., 1997; Kingdon und Turkington, 2005) angewandt wurden, erfordern eine spezielle Ausbildung und Erfahrung. Dies bedeutet nicht, dass Patienten, bei denen eine Schizophrenie diagnostiziert wurde und die in Remission sind oder deren psychotische Symptome relativ gut unter Kontrolle sind, keine Vorteile aus der KVT ziehen könnten. Derselbe Vorbehalt gilt auch für Patienten mit *organischen Psychosen* wie Verwirrtheitsheitszustand oder Demenz. Es ist wichtig, mit dem behandelnden Onkologen eng zusammenzuarbeiten, um sicherzustellen, dass organische Ursachen von psychischen Reaktionen untersucht und behandelt werden, bevor man mit KVT beginnt. Bei Patienten *mit schwerwiegenden Depressionen oder Angstzuständen* wird oft eine Kombination aus Psychotherapie und pharmakologischer Therapie notwendig sein, gemäß NICE-Leitlinien (National Institute for Health and Clinical Excellence, 2009). **Die meisten Patienten mit Anpassungsreaktionen können mit KVT behandelt werden, wie sie in diesem Buch beschrieben wird.**

Tabelle 3.1 fasst die Erscheinungsformen der psychischen Störungen zusammen, die in der Onkologie vorkommen, und gibt für jeden Krankheitszustand Leitlinien für die Anwendung der KVT.

Tabelle 3.1 Psychische Störungen in der Onkologie und Leitlinien für die Anwendung von KVT

Eignung für eine KVT	Störung
Geeignet	Anpassungsstörungen, Depression, Angst, Sexualstörungen, Partnerprobleme, antizipatorische Übelkeit, Schmerz
Möglicherweise geeignet (evtl. modifizierte Behandlung, z. B. Kombination mit medikamentöser Therapie oder längere Behandlungszeit)	Schwere Depression, schwere Angst, vorliegende Persönlichkeitsstörung, Alkoholabusus, größere Beziehungsprobleme in der Vorgeschichte
Nicht geeignet	Aktive Psychosen, Schizophrenie, bipolare affektive Störungen, organische Psychosen, Verwirrtheitszustände, Demenz

3

3.2 Die theoretische Basis der KVT

Das kognitive Modell der Anpassung (s. Kap. 2) geht davon aus, dass die Bewertungen, Deutungen und Einschätzungen, die der Betroffene über den Krebs macht, seine emotionalen Reaktionen und sein Verhalten bestimmen. **Es sind nicht die Symptome der Erkrankung oder die Auswirkungen der Therapie per se, die die emotionale Reaktion hervorrufen, sondern es ist die Bedeutung für den Betroffenen, die zählt.** Wie er über die Krankheit und ihre Folgen für sein Leben nachdenkt, ist für die Anpassung ausschlaggebend:

- Wenn die vorherrschende Deutung der Krebskrankheit ein Verlusterleben ist, wird der Betroffene **depressiv** sein.
- Wenn der Krebs eine potenzielle Bedrohung für Gesundheit, Sicherheit oder Leben darstellt, wird die emotionale Reaktion **Angst** sein.
- Wenn jedoch der Betroffene die Krankheit als ein Eindringen und eine ungerechte Verletzung seiner Lebenssphäre betrachtet, wird die Reaktion **Wut** sein.

Die Anpassung umfasst auch eine Interpretation der Art von Stress, die die Krebskrankheit bedeutet, eine Bewertung des Grades der Stressbewältigung und die Mobilisierung von Coping-Mechanismen. Emotionale Reaktionen variieren in Anhängigkeit davon, wie sich die Krankheit entwickelt oder der Betroffene Alternativen sucht, um seine Situation neu zu interpretieren.

Jeder hat Grundannahmen über sich und die Welt (wie wir in Kapitel 2 gezeigt haben), zu denen normalerweise nicht die Erwartung gehört, Krebs zu bekommen. **Eine der Aufgaben für den Betroffenen mit Krebs ist, einen Sinn aus der Diagnose zu ziehen, indem er entweder diese Erfahrung in sein Weltbild integriert oder seine Annahmen modifiziert.** Manche Experten meinen, dass die Krebskrankheit die Annahmen der Betroffenen dahingehend ändert, dass sie erkennen, dass die Welt nicht nur gut ist (Janoff-Buhlmann, 1999). Andere weisen darauf hin, dass es Betroffenen – auch angesichts einer ernsthaften Erkrankung – gelingt, „positive Illusionen" zu bewahren, indem sie zum Beispiel betonen, dass es Menschen gebe, denen es viel schlechter geht (Taylor et al., 2000).

Nach einer ersten bewegten Phase entwickeln die meisten Patienten einen relativ stabilen *Anpassungsstil* (Box 3.1). Die schlimmste Bedrohung, die der Krebs darstellt, ist die Bedrohung für das Überleben des Patienten. Es gibt fünf häufige Anpassungsstile, wie wir sie im Kapitel 2 beschrieben haben und jeder Anpassungsstil repräsentiert eine geringfügig andere Sichtweise der Lebensbedrohung.

Box 3.1

Häufige Anpassungsstile
Kampfgeist
Verleugnung
Fatalismus
Hilflosigkeit/Hoffnungslosigkeit
Ängstliche Beschäftigung

Jeder Anpassungsstil beinhaltet eine Konstellation von Gedanken, Gefühlen und Verhaltensweisen, die der Betroffene zur Bewältigung anwendet. Man kann den Anpassungsstil des Betroffenen als ein *kognitives Schema* betrachten. Dies ist wie eine Schablone, die aus der Krankheit, ihrer Behandlung und der Reaktion des Betroffenen und dem zukünftigen Verlauf einen Sinn konstruiert. Menschen mit einer schlechten Anpassungsreaktion neigen zu einem starren Schema. Sie zeigen eine Triade aus negativer Meinung bezüglich Diagnose, Kontrolle über die Erkrankung und Prognose.

So betrachtet der Patient mit einer hilflosen/hoffnungslosen Reaktion die Diagnose als ein Todesurteil; er glaubt, dass niemand etwas dagegen tun könne, und ist hoffnungslos in Hinblick auf die Zukunft. Informationen über den Krebs werden verzerrt aufgenommen. *Kognitive Verzerrungen* halten das hilflose/hoffnungslose Schema aufrecht, indem sie hoffnungsvolle Informationen ausfiltern und negative Informationen über die Krankheit aufbauschen. Diese Patienten ziehen unangemessene verallgemeinernde Schlüsse aus einem Ereignis:

„Ich fühlte mich zu krank, um heute viel zu machen; ich werde nie fähig sein, die Dinge zu tun, die ich tun will."

Oder sie denken in Schwarz-Weiß-Malerei:

„Wenn ich nicht mehr alles tun kann, was ich früher tun konnte, ist es zwecklos, irgendwas zu tun."

Je verwurzelter der fehlerhafte Anpassungsstil ist, desto negativer ist die Denkweise. Solche Patienten haben häufig negative automatische Gedanken, die unrealistisch und übertrieben sein können. Diese negativen Gedanken halten die emotionale Bedrängnis des Patienten aufrecht und verhindern die Anwendung wirksamer Coping Strategien.

Andere Anpassungsstile funktionieren auf eine ähnliche Weise (Tab. 3.2). Es gibt offensichtlich ein Spektrum von realistischen zu unrealistischen Gedanken und Einstellungen über die Krankheit, und für viele Menschen mit fortgeschrittener Erkrankung ist die pessimistische Einstellung zur Prognose richtig. Aber fehlerhafte Anpassungsstile verzerren die Wirklichkeit und lassen sie noch trostloser erscheinen, als sie in Wirklichkeit ist. Der hilflose/hoffnungslose Patient mit fortgeschrittener Erkrankung wird sich auf seine Unfähigkeit konzentrieren, irgendetwas in Hinblick auf die Krankheit oder die Lebensqualität tun zu können, anstatt sich Mittel zu überlegen, wie die Krankheit kontrolliert und die verbleibende Lebensqualität verbessert werden kann. **Die Bedeutung von Krebs und die Bedrohung des Lebens sind wahrscheinlich die wichtigsten Faktoren, die die Anpassung von Patienten beeinflussen.**

Tabelle 3.2 Die Wahrnehmung der Diagnose durch den Patienten, der Grad der persönlichen Kontrolle und die Prognose bei verschiedenen Anpassungsstilen

Überlebensschema			
Anpassungsstil	**Diagnose**	**Kontrolle**	**Prognose**
Kampfgeist	Herausforderung	Der Betroffene glaubt, dass er die Krankheit und/oder das Leben unter Kontrolle hat	Gut
Verleugnung	Geringe Bedrohung	Irrelevant	Gut
Fatalismus	Geringe oder große Bedrohung	Der Betroffene glaubt, dass andere die Situation unter Kontrolle haben, aber nicht er selbst	Offen
Hilflosigkeit/ Hoffnungslosigkeit	Große Bedrohung, Verlust oder Niederlage	Der Betroffene glaubt, dass nichts den Verlauf der Krankheit beeinflussen kann	Schlecht
Ängstliche Beschäftigung	Große Bedrohung	Der Betroffene ist unsicher in Hinblick auf seine Fähigkeit, Kontrolle über die Krankheit zu haben	Ungewiss

Doch für manche Patienten können andere Faktoren, die mit der Krankheit zu tun haben, wichtiger sein. Vielleicht gibt es eine realistische Annahme über die Möglichkeit der Genesung, aber die Nebenwirkungen der Behandlung können intolerabel erscheinen.

Manche Patienten geraten aufgrund der Auswirkungen chirurgischer Maßnahmen in psychische Not, und wenn die daraus resultierende emotionale Störung schwer ist oder lange anhält, wird Hilfe erforderlich. Es gibt oft negative automatische Gedanken, die eine unrealistische Selbsteinschätzung widerspiegeln. Die Patienten denken vielleicht:

„Ich bin hässlich, ich kann so nicht ausgehen, mich kann doch niemand mögen."

Bei anderen verursachen die Auswirkungen der Krankheit Probleme in wichtigen Lebensbereichen. Viele Männer empfinden sich als weniger wertvoll, wenn sie wegen der Krebskrankheit ihre Arbeit aufgeben müssen. Solche Faktoren stellen meist eine Art Bedrohung für das Selbstbild des Betroffenen durch Verlust der Attraktivität, der sozialen Rolle, des Selbstwertgefühls usw. dar. Vor der Krebserkrankung hat jeder eine relativ stabile Einstellung zu sich selbst, in Bezug zu anderen Menschen und zur Welt. Dies kann als *Selbstschema* betrachtet werden, wozu Erinnerungen, Annahmen und Ziele in Hinblick auf das Selbstbild zählen. Die Krebskrankheit muss sich auf dieses Selbstschema nicht notwendigerweise auswirken, aber in manchen Fällen können die Folgen der Krankheit oder der Behandlung eine ernsthafte Bedrohung für das Selbst darstellen: Wenn zum Beispiel Menschen die starke Annahme haben, dass sie nur dann glücklich sein können, wenn andere sie attraktiv finden, kann jede körperliche Verunstaltung als Folge der Behandlung ihrem Selbstwertgefühl ernsthaften Schaden zufügen. Patienten mit Coping-Schwierigkeiten können ein negatives Bild von sich als hässlich, krank oder nicht liebenswert entwickeln. Patienten, die eine Bedrohung ihres normalen Selbstbildes verspüren, werden intensive Angst entwickeln; zum Beispiel, wenn eine Frau glaubt, dass sie durch die Chemotherapie eine Glatze bekommt und dadurch unattraktiv wird. Diese zwei Bedrohungen, das Überleben und das Selbstbild betreffend, können unabhängig voneinander oder gemeinsam auftreten und die involvierten kognitiven Strukturen stehen in Wechselwirkung.

Wenn sich das Überlebensschema verallgemeinert, kann es auf Lebensbereiche des Patienten übergreifen, die nichts mit Krebs zu tun haben. Eine hilflose/hoffnungslose Reaktion kann zu einer Depression werden, da das negative Denken generalisiert wird in Hinblick auf das Selbst, die Welt und die Zukunft, ohne dass es etwas mit der Krankheit zu tun hat. Ängstliche Beschäftigung kann sich zu einem Angstzustand ausweiten.

Bis sie zu einem stabilen Anpassungsstil gelangen, interpretieren Patienten ihre Situation oft auf sehr unterschiedliche Weise. Gefühle des Zorns, der Traurigkeit und der Angst sind normal in diesem Anpassungsprozess. Es kann sein, dass ein gewisser Grad an emotionaler Verarbeitung notwendig ist, um einen flexiblen Coping-Stil zu entwickeln. Patienten, die diese Emotionen verdrängen oder kein unterstützendes soziales Netz haben, wo sie ihre Emotionen zum Ausdruck bringen können, werden bei der Anpassung an die Krankheit Probleme haben.

Die letzte Komponente der Theorie hinter der kognitiven Verhaltenstherapie für Patienten mit Krebs bezieht sich auf die interaktive Natur der Krebsbewältigung. Die Krankheit ereignet sich in einem sozialen Kontext, und wichtige Menschen im Leben des Patienten werden seine Gefühle beeinflussen. Freunde, Verwandte und Pflegepersonen werden ihn mit Information und emotional unterstützen. Wie der Patient das Verhalten dieser Menschen deutet, wird zu seiner emotionalen Reaktion beitragen.

Eine Frau mit Brustkrebs glaubte, die Reaktion ihrer Freunde auf die Nachricht ihrer Erkrankung sei eine Mischung aus Mitleid und Geschwätz. Daher beschloss sie, ihre Diagnose für sich zu behalten.

Eine andere Frau mit Ovarialkarzinom erzählte anderen von ihrer Diagnose und verspürte ein Gefühl der Erleichterung und des Selbstvertrauens, dass sie überhaupt darüber sprechen konnte, obwohl die Reaktionen ihrer Freunde ihr weniger Unterstützung brachten, als sie gehofft hatte.

Der Partner spielt eine sehr wichtige Rolle bei der Coping-Fähigkeit des Patienten. Die Interaktionen in der Partnerbeziehung können oft auf dramatische Weise durch die Krebskrankheit beeinträchtigt werden. Die Unterdrückung von Emotionen, besonders von Wut, kann zu Kommunikationsproblemen zwischen Patienten und Partner führen und psychologische Hilfe erforderlich machen.

Von diesem theoretischen Rahmen ausgehend ist es möglich, die Ziele der Therapie zu generieren.

3.3 Ziele der KVT bei Diagnose Krebs

Die Ziele der Therapie lauten:

1. Emotionale Not reduzieren.
2. Psychologische Anpassung an die Krebskrankheit verbessern durch Auslösen eines positiven Kampfgeistes.
3. Beim Patienten das Gefühl der persönlichen Kontrolle über sein Leben erzeugen und die aktive Teilnahme an seiner Krebsbehandlung fördern.
4. Wirksame Coping-Strategien entwickeln, um mit krebsbezogenen Problemen fertig zu werden.
5. Die Kommunikation zwischen dem Patienten und seinem Partner verbessern.
6. Ermutigung zum offenen Ausdruck von Gefühlen, insbesondere von Wut und anderen negativen Gefühlen, in einer sicheren Umgebung fördern.

3.4 Aufbau der Therapie

Die KVT wurde als eine abgewandelte Form von Becks kognitiver Therapie entwickelt. Aus der Erfahrung, die wir bei der Behandlung von Patienten mit Krebs am Kings College Hospital und am Royal Marsden Hospital in London gewonnen haben, ergaben sich eine Reihe von praktischen Strategien für den Umgang mit den Problemen dieser Patientengruppe. Diese klinische Erfahrung war die Basis für die Anpassung der kognitiven verhaltenstherapeutischen Methoden, die ursprünglich zur Behandlung von Patienten mit Angst und Depression angewandt wurden.

Die KVT wird in 6–12 wöchentlichen Sitzungen von je einer Stunde durchgeführt. Die Therapie ist problemorientiert: Die Probleme können emotionaler Art sein (z. B.

Depression), interpersonell (Probleme in der Kommunikation mit dem Partner) oder mit der Krebsart zusammenhängen (z. B. Probleme des Körperbildes bei Patientinnen nach Mastektomie). Der Patient erlernt das kognitive Modell der Anpassung an Krebs und kann erkennen, wie seine Gedanken zur psychischen Bedrängnis beitragen. Diese erzieherische Komponente ist wichtig, weil sie die Begründung für die Coping-Strategien liefert, die der Patient in der Therapie lernt.

Jede Therapiesitzung wird durch eine Tagesordnung strukturiert und beschäftigt sich mit einem oder mehreren Problemen. Es werden regelmäßig Hausaufgaben aufgegeben, um die Erfahrung des Patienten zu fördern, alternative, konstruktivere Gedanken zu finden und neue Coping-Strategien zu entwickeln.

Die therapeutische Beziehung basiert auf „kollaborativem Empirismus". Der Patient lernt, seine Annahmen über Krebs zu untersuchen und sie als Hypothesen zu betrachten, die geprüft werden können. Bei einem Patienten im Frühstadium mit guter Prognose wird eine Behauptung geprüft wie z. B. „Ich weiß, dass ich nächstes Jahr tot sein werde", indem man Beweise dafür und dagegen abwägt.

Oft beruhen Annahmen auf Missverständnissen oder es gibt gar keine Beweise dafür. Selbst im fortgeschrittenen Stadium von Krebs kann ein solcher Gedanke zu pessimistisch sein, weil er eine unvermeidbare Gewissheit über den Verlauf der Erkrankung unterstellt. Der Therapeut arbeitet mit dem Patienten zusammen, um Coping-Strategien für den Krebs zu finden und anzuwenden. Die Therapie wird als eine gemeinsame Übung zur Problemlösung verstanden, in der die Einsichten und Vorschläge des Patienten und des Partners genauso nützlich sein können wie die des Therapeuten.

3.5 Komponenten der KVT

Emotionaler Ausdruck

Obwohl emotionaler Ausdruck wahrscheinlich nicht therapeutisch wirksam ist, wenn er die einzige therapeutische Maßnahme ist, kann er eine wichtige Rolle spielen bei der Behandlung von Patienten, die unter Anpassungsreaktionen leiden. Die Besprechung von Gefühlen ist notwendig, bevor die Problemlösung angegangen werden kann. Wut scheint ein Gefühl zu sein, das Menschen mit Krebs nur schwer ausdrücken können (Watson et al., 1984), und aus diesem Grund ist eines der Ziele der KVT, den konstruktiven Ausdruck von Wut zu fördern (s. Kap. 9).

3

Verhaltenspsychologische Techniken

Verhaltenspsychologische Techniken werden meist in den frühen Stadien der Therapie angewendet. Die Techniken sind dieselben, die in der kognitiven Verhaltenstherapie bei Angst und Depression angewendet werden, wie z. B. graduierte Aufgabenstellungen, Aktivitätsplanung, Verhaltensexperimente, Entspannung und Ablenkung. Krebs beraubt Patienten der Kontrolle über ihren Körper, und seine Behandlung bedingt mehr Passivität als die Behandlung anderer Krankheiten. Dieser Kontrollverlust kann sich auch auf andere Lebensbereiche der Patienten ausdehnen. Verhaltenstechniken helfen, ein Gefühl größerer Beherrschung oder Kontrolle über Leben und Umfeld des Patienten zu vermitteln. Verhaltensaufgaben können dem Patienten dabei helfen, das Gefühl zu bekommen, dass er die Krankheit besser unter Kontrolle hat, indem er zur Mitarbeit bei der Therapie oder zu Selbsthilfetechniken, wie z. B. Visualisierung, ermutigt wird. Sie können auch helfen, mehr Kontrolle in anderen Bereichen gewinnen, die nichts mit Krebs zu tun haben und indirekt den Kampfgeist fördern.

Kognitive Techniken

In der Sitzung erfragt der Therapeut die automatischen Gedanken im Zusammenhang mit den Problemen des Patienten und zeigt dem Patienten, wie er seine eigenen negativen Gedanken identifizieren kann. Von der ersten oder zweiten Sitzung an erhält der Patient die Aufgabe, seine Gedanken zwischen den Sitzungen zu beobachten. Sind diese Kognitionen einmal erkannt, ist der nächste Schritt zu lernen, sie zu prüfen. Für diesen Prozess können verschiedene Techniken der kognitiven Restrukturierung angewendet werden.

Die *Realitätsprüfung* ist die Untersuchung von Beweisen für einen bestimmten Gedanken oder eine Annahme. Dies macht es möglich, realistische, traurige oder ängstliche Gedanken von verzerrten, negativen Gedanken zu unterscheiden.

Eine Technik, die man sowohl bei belastenden realistischen Gedanken als auch bei unrealistischen Gedanken anwenden kann, ist die *Suche nach Alternativen*. Der Patient wird dazu ermutigt, alle möglichen Erklärungen, Vorhersagen oder Betrachtungsweisen zu untersuchen, um feststellen zu können, ob realistischere oder positivere Alternativen verfügbar sind.

Die *Entkatastrophisierung* ermutigt den Patienten dazu, über seine Ängste nachzudenken, um feststellen zu können, ob es wirklich so schlecht um ihn steht. So kann sich zum Beispiel ein Patient, der große Angst vor einem Rezidiv hat, überlegen, welche Therapie zur Verfügung steht und welche Methoden er entwickeln könnte, um die Erkrankung zu bekämpfen, sollte es zu einem Rezidiv kommen.

Die *Prüfung der Auswirkung von negativem Denken* ist hilfreich, weil sie zeigt, dass ein Gedanke – obwohl realistisch – nicht unbedingt nützlich ist, weil er die Fähigkeit des Betroffenen, Probleme zu lösen oder sein Leben weiterzuführen, beeinträchtigen kann. Wenn der Patient diese negativen automatischen Gedanken erkennen kann, werden realistischere oder konstruktivere Gedanken dagegengestellt. Oft führen die kognitiven Veränderungen zu einem *Verhaltensplan,* der helfen kann, die neue Denkweise zu konsolidieren. Wenn der Betroffene weniger davon überzeugt ist, dass die alternative Denkweise geeignet ist, kann er *Verhaltensexperimente* ausprobieren, um die alten und neuen Annahmen zu überprüfen.

Arbeit mit Paaren

Der Partner ist auf zweierlei Weise in die KVT involviert. Er kann als starker Co-Therapeut agieren, der den Patienten an seine Stärken erinnert und an Zeiten, in denen der Patient seine Probleme gut bewältigt hat, und er kann erfolgreiche Coping-Versuche verstärken. Paarprobleme werden mit einer Kombination von kognitiven und verhaltenspsychologischen Techniken behandelt, wobei die Betonung auf Förderung der Kommunikation liegt (s. Kap. 11).

3.6 Merkmale der kognitiven Verhaltenstherapie

In den nachfolgenden Kapiteln werden die Techniken detaillierter beschrieben. Da die KVT verhaltensorientierte, kognitive, emotionsorientierte und interpersonelle Techniken verwendet, kann sie als eine multimodale Therapie beschrieben werden (Box 3.2).

Box 3.2

Merkmale der kognitiven Verhaltenstherapie
- Basiert auf einem kognitiven Modell der Anpassung an Krebs
- Strukturiert
- Kurzfristig (6–12 Sitzungen)
- Fokussiert und problemorientiert
- Edukativ (dem Patienten werden Bewältigungsstrategien beigebracht)
- Kooperativ
- Verwendet Hausaufgaben
- Verwendet verschiedene Behandlungstechniken:
  - nichtdirektive Methoden
  - Verhaltenstechniken
  - kognitive Techniken
  - interpersonelle Techniken

Die Techniken werden auf die besonderen Bedürfnisse des Betroffenen zugeschnitten. Manche Menschen haben keinen Partner, und die Einzeltherapie ist daher die einzig verfügbare Methode. Manche brauchen viel Zeit, um über ihre Gefühle zu sprechen, andere können sofort mit der Problemlösung beginnen. Viele Patienten machen ausschließlich mit Verhaltenstechniken schnell Fortschritte, nehmen aber vielleicht kognitive Techniken schwer an. Andere dagegen zeigen keine Verhaltensdefizite, weshalb kognitive Interventionen die therapeutische Hauptmethode darstellen.

3.7 Phasen der kognitiven Verhaltenstherapie

Dieses flexible Konzept bedeutet, dass die Ziele und Techniken im Verlauf der Therapie und als Reaktion auf die Bedürfnisse des Patienten geändert und weiterentwickelt werden. Es ist nicht möglich, strenge und feste Regeln über den Verlauf der Therapie aufzustellen. Es ist jedoch manchmal nützlich, die Therapie in drei großen Abschnitten zu betrachten. Diese Abschnitte haben meist leicht unterschiedliche Ziele, wobei sich unterschiedliche Techniken herauskristallisieren.

Beginn der Therapie

Die Dauer dieser Anfangsphase wird von der Reaktion des Patienten abhängen. Sie beträgt normalerweise **2–4 Sitzungen.**
Ziele in dieser Anfangsphase der Therapie sind:
Symptomerleichterung Der Therapeut arbeitet mit dem Patienten und entwickelt Coping-Strategien für unmittelbare Probleme. Meist handelt es sich dabei um eine emotionale Stressreaktion, wie zum Beispiel Depression und Angst, oder um Lebenskrisen. Problemlösende und verhaltenstherapeutische Techniken wie Ablenkung, Entspannung, stufenweise Intensivierung von Aufgaben und Aktivitätsplanung werden in diesem Abschnitt angewendet.
Ein normales Leben führen Der Therapeut erklärt das Prinzip der Optimierung der derzeitigen Lebensqualität. Der Patient und sein Partner werden darin unterstützt, eine möglichst aktive und befriedigende gemeinsame Zeit zu planen, soweit dies die Krankheit zulässt. Als Basis wird hierfür der tägliche Aktivitätsplan benutzt. Die Aktivitätsplanung hilft:

- auf Stärken aufzubauen

- Erfahrungen aus früheren Leistungen und erlebten Freuden dafür zu nutzen, um die Kontrolle zu fördern
- den Patienten und seinen Partner zu ermutigen, neue Ziele zu planen.

Erklären des kognitiven Modells Die beiden erstgenannten Ziele sollten in einem kognitiven Rahmen bearbeitet werden. Indem Probleme definiert und angesprochen werden, werden sie in kognitiven Begriffen formuliert. Der Therapeut verwendet immer wieder als Beispiele die Gedanken und Gefühle des Patienten. Mit manchen Betroffenen ist es möglich, in diesem Stadium mit dem Monitoring von Gedanken zu beginnen.

Aufforderung, Gefühle offen zum Ausdruck zu bringen Der Betroffene wird dazu ermutigt, negative Emotionen wie Wut und Verzweiflung auszudrücken und anzunehmen, bevor sie der Realitätsprüfung unterworfen werden.

Die Kunst der KVT liegt darin, mit Hilfe von Aktivitäten (s. Aktivitätsplanung oben) das richtige Gleichgewicht zwischen der Konfrontation mit der Angst vor Krebs und deren positiver Vermeidung zu finden.

Mittlerer Abschnitt der Therapie

Am Ende des ersten Abschnitts sollte die emotionale Bedrängnis des Betroffenen zum Teil erleichtert sein und er sollte mit dem kognitiven Modell vertraut sein. Der mittlere Abschnitt der Therapie setzt diese Arbeit in einem explizit kognitiven Rahmen fort. Dieser Abschnitt dauert **3–6 Sitzungen.**

Ziele dieses Abschnitts sind:

Erklärung der Anwendung des Gedankenmonitorings und der Prinzipien des Umgangs mit dysfunktionalen Gedanken Das Protokoll der dysfunktionalen Gedanken (Dysfunctional Thoughts Record, DTR) wird regelmäßig als eine Selbsthilfeaufgabe angewendet.

Fortsetzung des Prozesses der Problemlösung Der Fokus verschiebt sich allmählich von den Prioritäten des ersten Abschnitts – der Reduzierung von emotionaler Bedrängnis und Bewältigung von Lebenskrisen – auf weniger dringliche, aber ebenso wichtige Probleme, wie z. B. soziale Isolation, Kommunikationsschwierigkeiten mit dem Partner und die Schwierigkeit, mit der Unvorhersehbarkeit der Krebskrankheit fertig zu werden. Der Patient und sein Partner spielen mit fortschreitender Therapie eine zunehmend aktive Rolle bei der Problemlösung.

Fortsetzung der Krebsbekämpfung Die Verbesserung der Lebensqualität ist immer noch ein Ziel, aber jetzt werden zu den Verhaltenstechniken zusätzlich kognitive Techniken angewendet. Manche Patienten wollen vielleicht herausfinden, was sie selbst tun können, um ihre Prognose zu verbessern.

Beenden der Therapie

Bis zum Ende des mittleren Abschnitts haben der Patient und sein Partner neue Wege gelernt, um am Leben teilzunehmen und negativen Gedanken entgegenzuwirken. Es ist möglich, dass nicht alle Probleme völlig gelöst worden sind, aber das Paar wird die Mittel haben, den Prozess nach der Therapie fortzusetzen.

Dieser Abschnitt kann **1–3 Sitzungen** dauern. Wie detailliert die folgenden Themen behandelt werden, hängt von der Reaktion des Betroffenen auf die früheren Abschnitte der KVT ab.

Der letzte Abschnitt konzentriert sich folgendermaßen auf die Zukunft:

Rezidivprävention (Relapse Prevention) Coping-Strategien werden diskutiert, die in der Zukunft verwendet werden können, wenn es zu einem Krebsrezidiv kommt oder wenn andere Stressoren im Leben des Patienten emotionale Störungen hervorzurufen drohen. Für ausgewählte Patienten können auch Diskussionen über ein Rezidiv oder über den Tod angebracht sein.

Zukunftsplanung Mit Fortschreiten der Therapie und unter der Voraussetzung, dass die Prognose relativ günstig ist, werden längerfristige Ziele diskutiert. Paare werden dazu ermutigt, sich realistische Ziele für die nächsten 3, 6 oder 12 Monate zu setzen und praktische Pläne zu entwickeln, um diese Ziele zu erreichen.

Identifizierung von Annahmen und Grundüberzeugungen Für manche Betroffene ist es vielleicht sinnvoll, die Annahmen zu untersuchen, die zu ihren emotionalen Problemen führen, und ihnen dabei zu helfen, manche der Regeln, die sie normalerweise auf sich und auf die Welt anwenden, zu ändern.

Viele Menschen wollen ihren Lebensstil aufgrund ihrer Erfahrung mit der Krebskrankheit verändern (zum Beispiel weniger Wert auf Leistung legen, gesünder leben usw.). Diese positiven Veränderungen können gegebenenfalls in diesem Therapieabschnitt diskutiert werden.

3.8 Prinzipien der kognitiven Verhaltenstherapie dargestellt an einem Beispiel

Der folgende Fall zeigt einige der Grundprinzipien der KVT, die in diesem Kapitel skizziert wurden. Um die Techniken klarer zu machen, wird ein Fall gewählt, bei dem hauptsächlich Einzeltherapie angewendet wurde. Die Fallbeschreibungen an anderen Stellen in diesem Buch zeigen, wie die KVT bei Paaren angewendet wird.

Susan war eine 34-jährige Frau mit Brustkrebs, die mit einer Resektion und nachfolgender Radiotherapie behandelt wurde. Nach zwei Jahren wurde ein Rezidiv in derselben Brust mit metastatischen Knoten in der anderen Brust entdeckt. Sie wollte sich keiner Mastektomie oder Chemotherapie mehr unterziehen und begann eine Therapie mit Tamoxifen. Weil der Tumor trotz Hormonbehandlung weiterwuchs, war sie schließlich mit einer Chemotherapie einverstanden und erhielt drei Serien mit verschiedenen Kombinationen ohne Besserung. Sie bekam Angst vor den Auswirkungen einer weiteren Behandlung auf ihr Aussehen und fürchtete sich insbesondere vor Haarausfall. Susan wurde zunehmend reizbar, deprimiert und lethargisch und bat darum, an einen Psychologen überwiesen zu werden. Im Gespräch war ihre Stimmung leicht deprimiert, und sie zeigte Symptome nachlassender Motivation und Lebensfreude, Unentschlossenheit und Grübeln über die Krebskrankheit. Sie war insbesondere mit den Auswirkungen der Krebskrankheit auf ihr Aussehen beschäftigt. Es wurde die Diagnose einer leichten reaktiven Depression mit Angst gestellt. Die Therapie bestand aus 12 wöchentlichen KVT-Sitzungen. An der ersten Sitzung nahm ihr Mann mit teil, der trotz der Versuche, ihn mit einzubeziehen, nur noch ein zweites Mal anwesend sein konnte.

Beginn der Therapie

Probleme, die in der ersten Sitzung identifiziert wurden, waren:

- Depressive Verstimmung
- Beschäftigung mit Verlust der Attraktivität; Misstrauen gegenüber ihrem Mann
- Ehekonflikt.

Eines der ersten Ziele war die Verbesserung ihrer depressiven Stimmung. Sie bemerkte: „Es ist, als hätte ich nichts von dem machen können, was ich geplant hatte … warum soll ich überhaupt etwas planen?" Der Therapeut ermutigte sie dazu, ihre Gefühle der Wut und Hoffnungslosigkeit auszudrücken. Er zeigte Mitgefühl für ihre Traurigkeit aufgrund der realen Verluste, die durch die Krebskrankheit verursacht wurden, stellte aber die Absolutheit dieser Aussagen in Frage. Die Therapie fokussierte sich auf diese negativen Gedanken und Susans Motivationsverlust, um ihr zu helfen, sich auf ein normales Leben zu konzentrieren. Der Therapeut stellte ihre Annahme in Frage, dass es zwecklos sei, irgendetwas zu tun, indem er sie dazu veranlasste, Dinge zu identifizieren, die sie noch planen könnte. Aktivitäten wurden gefunden, die ihr Vergnügen bereiteten, und realistische Ziele wurden als Hausaufgaben für die nächste Woche gestellt, zum Beispiel das Einkaufen von Weihnachtsgeschenken und das Ausgehen mit einer Freundin. Sie war somit wieder in der Lage, Kontrolle über manche normalen Lebensbereiche zu gewinnen, die von der Krebskrankheit nicht betroffen waren. Negative automatische Gedanken, wie oben beschrieben, wurden frühzeitig in der Therapie erfragt und zur Erklärung des kognitiven Modells verwendet. Die Aktivitätsplanung wurde in den ersten vier Sitzungen fortgesetzt und dies trug zur Aufhellung der Stimmung und Verbesserung der Motivation von Susan bei.

Mittlerer Abschnitt der Therapie

In den nachfolgenden Sitzungen lernte Susan, wie sie selbst automatische Gedanken identifizieren konnte. Sie begann, automatische Gedanken zu überwachen, wenn sie sich deprimiert oder ängstlich fühlte. Als sie eines Tages in einem Supermarkt waren, machte ihr Mann Witze mit einer Ladenangestellten. Sie dachte sofort: „Er flirtet mit ihr. Was für eine Frechheit ... was wird er machen, wenn ich nicht dabei bin?" Dieser Gedanke gab ihr ein Gefühl der Unsicherheit und der Verlassenheit. Ihre negativen Gedanken setzten sich fort: „Er wird mich schließlich verlassen. Ich kann ihn genauso gut zuerst verlassen." Bei der Untersuchung stellte sich heraus, dass sie auf Abweisung sensibilisiert war, nachdem ihr Mann vor der Hochzeit kalte Füße bekommen hatte, aber er hatte sie in der Folgezeit doch sehr unterstützt und nie erkennen lassen, dass er sie würde verlassen wollen. Sie konnte sich an keinen Zeitpunkt seit ihrer Hochzeit erinnern, dass er je mit jemandem geflirtet hatte. Sie wurde dazu ermutigt, diesen Prozess der Realitätsprüfung fortzusetzen und realistischeren Gedanken den Vorrang zu lassen, als sie sich Sorgen darüber machte, dass er gehen würde. In diesem Abschnitt der Therapie setzte sie den Prozess, ein normales Leben zu führen, fort und fand es nützlich, wöchentlich konkrete Pläne zu machen.

Beenden der Therapie

Gegen Ende der Therapie wurde die Annahme, die ihren negativen Gedanken zugrunde lag, entdeckt. Susan glaubte, dass sie nur dann ein wertvoller Mensch sei, wenn sie sexuell attraktiv war. Sie wurde dazu ermutigt, zu untersuchen, ob Attraktivität sich wirklich nur auf das körperliche Aussehen bezog oder auch auf andere Merkmale. Sie fand die Idee hilfreich, dass sich nur ein Teil ihres Körpers veränderte und dass sie im täglichen Leben nicht anders als sonst aussah, weil sie keine größeren Nebenwirkungen der Chemotherapie erlitten hatte. Sie entdeckte, dass sich ihre Stimmung nach KVT verbesserte, während das Bedürfnis geringer wurde, ihr Selbstwertgefühl ausschließlich auf ihr körperliches Aussehen zurückzuführen.

ZUSAMMENFASSUNG

In den nachfolgenden Kapiteln werden Methoden und Aufbau der kognitiven Verhaltenstherapie für Patienten mit Krebs detaillierter betrachtet. Bevor wir uns die Techniken ansehen, kann es hilfreich sein, manche der praktischen Aspekte zu besprechen, die vor Beginn einer Therapie in Betracht gezogen werden müssen.

In Tabelle 3.1 wurden die Probleme zusammengefasst, die für die Therapie in Frage kommen, sowie die Störungen, für die die KVT nicht indiziert ist. Es ist darüber hinaus schwierig zu bestimmen, wer die größte Chance hat, von der Therapie zu profitieren. Patienten im Frühstadium der Erkrankung und mit einer relativ guten Prognose mögen die besten Ergebnisse zeitigen, weil diese Patienten ihre negativen Gedanken über den Krebs gegen den Prüfstein einer realistisch guten Zukunft testen können. Dies bedeutet jedoch nicht, dass Patienten mit fortgeschrittenem Krebs keine guten Resultate erzielen können.

Nach unserer Erfahrung sind viele Menschen effiziente „Bewältiger“ und versagen aber dann bei fortgeschrittener und terminaler Krankheit. Eine kurze Intervention mit kognitiver Verhaltenstherapie kann in vielen Fällen und mit dramatischen Ergebnissen helfen, Selbstvertrauen und Coping-Fähigkeiten zurückzugewinnen. Studien zur kognitiven Verhaltenstherapie bei fortgeschrittener Krebserkrankung konnten vielversprechende Ergebnisse zeigen (Savard et al., 2006; Moorey et al., 2009). Kampfgeist bedeutet in diesen Fällen, eher die Lebensqualität zu verbessern, wie im Fall von Susan, als die Hoffnung auf Heilung.

Die KVT wird üblicherweise über 6–12 Sitzungen gegeben. Viele Patienten zeigen bereits nach wenigen Sitzungen Verbesserungen, manche aber benötigen alle 12 Sitzungen. Bei der Überlegung, ob man die Therapie nach 6 Sitzungen fortsetzt, sollten der Grad der Symptomerleichterung sowie das Ausmaß, in dem der Patient und sein Partner die Grundlagen und Techniken der KVT gelernt haben, in Betracht gezogen werden. Frühe Symptomverbesserung ohne Hinweise auf gelernte Coping-Strategien kann zu einer Wiederholung der psychischen Bedrängnis führen. Wenn der Krebs negative Grundannahmen über das Selbst und die Welt aktiviert, die auf frühere Lebenserfahrungen zurückzuführen sind, ist es nicht immer möglich, größere Veränderungen in wenigen Sitzungen herbeizuführen. Die Therapie muss dann über einen längeren Zeitraum ausgedehnt werden und ein Großteil der Arbeit besteht dann darin zu verstehen, wie Annahmen, dass die Welt ein gefährlicher, schädlicher Ort ist, entstehen konnten und wie die Krebskrankheit diese Annahmen verstärkte, um dann weniger destruktive Annahmen ausfindig zu machen und entsprechend danach handeln zu können.

4 Die Therapiesitzung

Obwohl das Therapeut-Patienten-Verhältnis und die Struktur der Therapie oft als unspezifische Therapievariablen bezeichnet werden, sind sie doch wesentlich für die erfolgreiche Anwendung spezifischer Interventionen. Dieses Kapitel zeigt, dass beide Aspekte für eine wirksame kognitive Verhaltenstherapie (KVT) notwendig sind. Wichtige Aspekte der therapeutischen Beziehung, die hier beschrieben werden, sind:

- Wärme, Authentizität und Empathie des Therapeuten
- Aufbau einer Partnerschaft, um Gedanken und Annahmen gemeinsam zu prüfen (kollaborativer Empirismus) und
- Gelenkte Aufdeckung, um Gedanken und Annahmen in Frage zu stellen.

Die KVT legt – mehr als andere Therapieformen – Wert auf eine Strukturierung der Sitzungen. In diesem Kapitel beschreiben wir:

- Strukturierung der ersten Sitzung, sowie Herstellung eines guten Kontakts, Definition von Problemen und Zielen, Erklärung der theoretischen Grundlagen und Verfassen der ersten Hausaufgabe
- Strukturierung nachfolgender Sitzungen
- Grundlagen für die Erstellung einer Tagesordnung
- Bedeutung häufiger Zusammenfassungen
- Bedeutung der Einforderung von Feedback.

4.1 Die therapeutische Beziehung

In der KVT sind dieselben interpersonellen Grundfähigkeiten erforderlich wie in allen anderen Formen der Psychotherapie. Der Patient muss das Gefühl haben, dass er verstanden wird. Ein interessierter und engagierter Therapeut wird mehr geschätzt als ein distanzierter. Wenn die therapeutische Beziehung nicht gut ist, werden Techniken wie die Infragestellung von negativen Gedanken zu konfrontativ und kalt erscheinen. Es ist deshalb wesentlich, dass die angewandten Techniken der Beziehung zwischen dem Patienten und dem Therapeuten nicht im Weg stehen.

Die Bedeutung von Wärme, Authentizität und Empathie in der Psychotherapie ist intensiv untersucht worden. Es macht 7–10 % der Varianz im Therapieergebnis aus (Bohart et al., 2002). KVT-Therapeuten erachten diese Faktoren als wichtig, aber nicht als allein ausschlaggebend für Veränderungen. Menschen mit Krebs müssen das Gefühl haben, dass ihr Therapeut nachvollziehen kann, was sie durchgemacht haben, und dass er ein echtes Interesse an ihnen als Menschen und an ihrem Wohlergehen hat. Burns und Auerbach (1996) fassten die Ergebnisse von mehreren Studien über die Bedeutung der therapeutischen Empathie im Rahmen der kognitiven Verhaltenstherapie zusammen und kamen zu dem Schluss, dass der Effekt auf die Erholungsphase nach einer Depression groß ist, „sogar bei äußerst technischen Formen der Therapie wie der kognitiven Therapie“. Ein Arbeitsbündnis, in dem der Patient dem Therapeuten vertraut und bereit ist, schmerzhafte Gedanken und Gefühle zu diskutieren und zu untersuchen, ist sehr wichtig für die Therapie.

Obwohl es leicht zu erkennen ist, wenn ein Therapeut diese gute Beziehung hergestellt hat, ist es schwieriger, genau zu beschreiben, durch welche Verhaltensweisen dies erreicht wird. Thwaites und Bennett-Levy (2007) haben **therapeutische Empathie** in vier Komponenten unterteilt, nämlich empathische Abstimmung, empathische Haltung/Einstellung, empathische Kommunikation und Einfühlungsvermögen.

Viele Techniken, die in Kapitel 5 beschrieben werden, können bei der Entwicklung einer guten Beziehung helfen. Die KVT fördert, wie Becks kognitive Therapie, eine therapeutische Beziehung, in der Patient und Therapeut Partner bei der Problemlösung sind. Zwei wesentliche Komponenten dieser Partnerschaft sind „kollaborativer Empirismus“ und „gelenkte Aufdeckung“.

Kollaborativer Empirismus

Beck hat diesen Ausdruck geprägt, um die besondere Beziehung zu beschreiben, die sich in der kognitiven Therapie entwickelt. Die Therapie ist **empirisch,** weil sie ständig Hypothesen aufstellt und überprüft. Sie ist **kollaborativ,** weil der Patient aktiv an diesem Prozess teilnimmt, indem er dazu beiträgt, Probleme zu definieren und Lösungen sowohl innerhalb als auch außerhalb der Sitzungen zu entwickeln. Dies sind klare Vorteile dieser Therapieform. Indem man das empirische Modell anwendet, werden die negativen Annahmen des Patienten in Hypothesen umgewandelt, die dann geprüft werden können.

Die Annahme, dass ein Patient das Gefühl, sein Leben zu beherrschen, nicht wiederfinden kann, wird zu einer Vorhersage, dass er nicht fähig sein wird, sein Gefühl der Hilflosigkeit zu überwinden:

Ich kann verstehen, dass Sie derzeit scheinbar nicht in der Lage sind, Ihr altes Selbst zurückzugewinnen, nach allem, was Sie durchgemacht haben. Ich kenne viele Menschen, die unter diesen Umständen etwas aus ihrem Leben machen konnten, aber es kann sein, dass es bei Ihnen anders ist. Da weder Sie noch ich die Zukunft vorhersagen können, könnten wir vielleicht Ihre Annahmen mit einem Experiment prüfen. Wären Sie bereit, einige Dinge auszuprobieren, die andere hilfreich gefunden haben bei der Überwindung ihrer Gefühle der Hilflosigkeit?

Eine Annahme, dass es zu jedem Zeitpunkt zu einem Rezidiv kommen kann und dass man sich daher um jeden Preis gegen den Krebs schützen muss, kann als Vorhersage umformuliert werden, dass die beste Coping-Strategie die tägliche Untersuchung des Körpers nach Anzeichen eines Rezidivs ist:

Im Moment untersuchen Sie jeden Tag, ob der Krebs wiedergekommen ist. Sie sagen, dass Sie das beruhigt und Sie so jedes Rezidiv so rasch wie möglich entdecken. Vielleicht könnten wir überprüfen, ob diese ganzen Untersuchungen wirklich so hilfreich sind.

Kollaborativer Empirismus erlaubt es dem Therapeuten anzuerkennen, dass die Ansichten des Patienten sinnvoll sind. Alles aufzugeben, wenn es hoffnungslos erscheint, oder den eigenen Körper zu untersuchen, wenn man eine sekundäre Ausbreitung des Krebses befürchtet, sind im System der Annahmen eines Patienten vernünftige Verhaltensweisen. Anstatt die Annahme unkritisch hinzunehmen, hilft der Therapeut dem Patienten, nach Beweisen für die Genauigkeit und Nützlichkeit der Annahme zu suchen. Manche Menschen kommen mit diesem Modell gut zurecht. Die Therapie wird dann zu einer echten Zusammenarbeit, in der der Patient ebenso kreativ sein kann wie der Therapeut bei der Entwicklung von Bewältigungsmethoden.

Gelenkte Aufdeckung (sokratischer Dialog)

Eine der besten Methoden zur Überprüfung von Gedanken und Meinungen ist die gelenkte Aufdeckung. Das Stellen von Fragen zur Klärung, was der Betroffene glaubt und welche Beweise es für diesen Glauben gibt, ist eine viel akzeptablere und wirksamere Methode als das einfache Überreden zur Änderung von Einstellungen. Viele negative Gedanken zu Krebs sind wahr, wohingegen andere verzerrt oder wenig hilfreich sein können. Indem Fragen gestellt werden, kann der Patient die realistischen von den unrealistischen Gedanken unterscheiden, ohne dass der Eindruck erweckt wird, dass alle negativen Gedanken irgendwie „falsch“ sind.

Bei der Arbeit mit einer lebensbedrohlichen Krankheit ist es immer besser, eine eher untersuchende als eine disputierende Haltung einzunehmen. Die gelenkte Aufdeckung sollte den Betroffenen dazu bringen, nach einer alternativen, konstruktiveren Sicht auf die Situation zu suchen, die ihm bei der Bekämpfung der Krebserkrankung besser helfen könnte. Fragen wechseln sich ab mit empathischen Aussagen, die

die Gedanken und Gefühle des Betroffenen zusammenfassen und die ihm helfen sollen, sich aus den verschiedenen Informationen zum Problem ein hilfreiches Bild zu machen.

Im Folgenden wird beschrieben, wie gelenkte Aufdeckung bei einem Patienten, der sich hilflos fühlt, angewendet werden kann.

Therapeut: *Warum meinen Sie, dass es keinen Sinn hat?*

Patient: *Es kommt mir endlos vor, ich habe alle diese anderen Patienten zurückkommen sehen.*

Therapeut: *Kommt Ihnen etwas Bestimmtes in den Sinn, wenn Sie das sehen?*

Patient: *Ja, ich meine immer, dass es mir auch so gehen wird.*

Therapeut: *Das muss ein schreckliches Gefühl sein, diese Unvermeidbarkeit.*

Patient: *Genau, es kommt mir unvermeidbar vor.*

Therapeut: *Hatten die Menschen, an die Sie gedacht haben, dieselbe Art von Krebs wie Sie?*

Patient: *Ja, einer.*

Therapeut: *Kennen Sie irgendjemand, der denselben Krebs hatte wie Sie, aber nicht oft in die Klinik gehen musste?*

Patient: *Also, vielleicht einen oder zwei.*

Therapeut: *Denken Sie mehr an Menschen, denen es gut gegangen ist, oder an den, der oft in der Klinik war?*

Patient: *Ich denke viel öfter an die Person, die immer wieder in die Klinik musste. Ich weiß, ich sollte das nicht tun, aber ich kann es nicht ändern.*

Therapeut: *Welche Auswirkung hat das auf Sie?*

Patient: *Es geht mir noch schlechter.*

Therapeut: *Noch hoffnungsloser, als wäre es unvermeidbar?*

Patient: *Genau.*

Therapeut: *Sie denken also mehr an den Mensch, der Schweres hinter sich hat. Deshalb geht es Ihnen schlechter und Sie nehmen irgendwie an, dass es Ihnen auch so ergehen wird. Ist diese Annahme auf etwas zurückzuführen, das Sie über Ihre eigene Krankheit wissen, oder beruht sie eher auf dem Gefühl, das Sie bekommen, wenn Sie an Ihre Freundin denken?*

Patient: *Ich nehme an, es ist nur ein Gefühl. Ich habe keinen Grund, zu glauben, dass meine Krankheit so verlaufen wird wie bei ihr.*

Therapeut: *Welchen Schluss ziehen Sie daraus?*

Patient: Es sieht so aus, als würde ich annehmen, dass es so sein wird, weil ich so fühle. Es kann sein, dass es nicht so unvermeidbar ist, wie es aussieht.

Die Anwendung von Fragen ist eine wichtige Komponente aller kognitiven Techniken, die später beschrieben werden.

4.2 Die Struktur der kognitiven Verhaltenstherapie

4

Becks kognitive Therapie hat eine Reihe von strukturellen Elementen, die sich als hilfreich erwiesen haben bei kurzfristiger Psychotherapie für Patienten mit emotionalen Problemen (Beck 1995). Die KVT integriert diese strukturellen Elemente in die Behandlungsprogramme für Krebspatienten. Bevor wir uns ansehen, wie eine typische Therapiesitzung aufgebaut ist, betrachten wir die erste Sitzung. In dieser Sitzung gibt es einige besondere Anforderungen: Der Patient (und sein Partner) müssen eingebunden sein, das Problem muss erforscht und das Grundprinzip der KVT muss erklärt werden. Dann kann die Therapie beginnen.

Die erste Sitzung

Weil die KVT im Konsiliardienst oft zeitlich begrenzt ist, ist die erste Sitzung mit dem Patienten besonders wichtig, um die Therapie auf den richtigen Weg zu bringen. Wir beschreiben einen Zugang zur Behandlung, bei dem Untersuchung und Therapie zugleich in der ersten Sitzung stattfinden. Dies hat gewisse Vorteile, da mit dem Erlernen von Techniken zur Problembewältigung sofort begonnen werden kann. Die erste Sitzung dauert ca. eine bis eineinhalb Stunden. Diese Methode entspricht nicht allen Klinikern und manche ziehen es vor, eine vollständige und detaillierte Untersuchung vor Beginn der Therapie durchzuführen. Beide Methoden sind jedoch mit KVT vereinbar. Wir beschreiben hier, wie man die erste Sitzung zu einer therapeutischen Sitzung macht. In dieser ersten Sitzung müssen mehrere Ziele erreicht werden.

Eine Beziehung aufbauen

Die meisten Menschen, die in der Onkologie zur psychologischen Unterstützung überwiesen werden, haben zuvor keinerlei Berührungspunkte mit Psychiatrie oder Psychologie gehabt. Es ist deshalb sehr wichtig, dass sie schon bei der ersten Sitzung aktiv mitmachen, sonst werden sie vielleicht nicht wiederkommen. Die beste Methode, eine gute Beziehung aufzubauen, erfolgt mittels nichtdirektiver Beratungstechniken und der Demonstration von Empathie. Zuhören, Wiederholen von Aussagen des Patienten und kurze Zusammenfassungen dieser Aussagen tragen alle dazu bei, dass der Patient das Gefühl hat, verstanden zu werden. Wie wir schon gesagt haben, verringert die Tatsache, dass KVT eine direktive, problemorientierte Therapie ist, die Bedeutung dieser unspezifischen Faktoren nicht. Diese sind wahrscheinlich wichtiger als bei anderen kognitiven Verhaltenstherapien, weil Patienten unter Stress nach dem Aussprechen ihrer Gefühle eine Erleichterung verspüren. Normalerweise ist es hilfreich, den Patienten am Anfang zu bitten zu erzählen, wie der Krebs entdeckt wurde, und den Verlauf der Behandlung und relevante Aspekte der Lebensgeschichte des Betroffenen zu erfragen. Mit dieser Methode kann man Informationen sammeln und eine gute Beziehung aufbauen, da man Interesse am Patienten als Mensch zeigt.

Eine gute Beziehung kann auch mit den anderen Zielen der ersten Sitzung erreicht werden. Das Definieren von Problemen gibt dem Patienten das Gefühl, sich weniger überwältigt zu fühlen, und macht den Therapeuten glaubwürdig. Das Erklären des Grundprinzips von KVT gleich am Anfang gibt dem Patienten und dem Partner einen Rahmen, innerhalb dessen sie die Probleme verstehen können.

Probleme und Ziele definieren

Wenn der Patient über seine Gefühle angesichts der Krebserfahrung spricht, kann der Therapeut diese als Fokus für die Therapie neu formulieren. Der Ausgangspunkt muss immer die eigene Wahrnehmung des aktuellen Problems durch den Patienten und seinen Partner sein. Dies sind vielleicht Symptome wie Depression, Angst und Reizbarkeit oder existenzielle Probleme wie finanzielle Schwierigkeiten, das Stadium der Krankheit usw.

Bewertungsinstrumente

Im ersten Interview sollten die Gedanken und Gefühle des Patienten und seines Partners in Hinblick auf die Krankheit wie auch die Folgen der Krankheit für das Selbstbild des Patienten untersucht werden. Informationen mit Hilfe folgender Bewertungsinstrumente können für diesen Prozess der Problemformulierung hilfreich sein.

1. *Hospital Anxiety and Depression Scale* HADS (Zigmond und Snaith, 1983) ist ein Messverfahren mit 14 Fragen zur Gemütsverfassung. Es wurde für Patienten mit körperlichen Erkrankungen entworfen. Sieben Fragen messen Angst, die anderen sieben Depression. Ihre psychometrischen Eigenschaften wurden bei Krebspatienten untersucht (Moorey et al., 1991). Dieses Messsystem gibt Informationen über den

Schweregrad von emotionalen Symptomen (Punktzahl von 8 für Depression und 10 für Angst kennzeichnen klinische Fälle), und Reaktionen auf einzelne Fragen können Hinweise auf anzusprechende Probleme sein.

2. *Mental Adjustment to Cancer Scale* MACS (Watson et al., 1988) misst Stile der Anpassung an Krebs. Die MACS enthält fünf untergeordnete Skalen: Kampfgeist, Hilflosigkeit/Hoffnungslosigkeit, ängstliche Beschäftigung, Fatalismus und positive Vermeidung. Dies ergibt Aufschluss über den Anpassungsstil des Patienten.
3. *Cancer Coping Questionnaire.* Dieser Fragebogen enthält 21 Fragen und wurde im Royal Marsden Hospital entworfen zur Bewertung kognitiver, verhaltensrelevanter und interpersoneller Coping-Strategien, die in der KVT vermittelt werden. Reliabilität und Validität sind untersucht worden (Moorey et al., nicht veröffentlichtes Manuskript). Die Antworten der Patienten auf einzelne Fragen können Auskunft über ihre Coping-Stärken und -Schwächen geben.
4. *The Concerns Checklist* (Harrison et al., 1994). Diese bewertet 14 Sorgen in Zusammenhang mit Krebs. Patienten mit vier oder mehr Sorgen oder solche mit Sorgen in Hinblick auf Sexualität oder Patienten, die sich beunruhigt oder verändert fühlen, haben ein höheres Risiko, unter Angst oder Depression zu leiden (Harrison et al. 1994). Reaktionen auf diese Checkliste können Ausgangspunkt für eine Diskussion von Zielproblemen sein.

Diese Bewertungsinstrumente sind in den Anhängen A5–A7 ausführlich dargestellt.

Typische Probleme, die auftreten können

- Allgemeine Probleme, die mit der Art der Krebskrankheit nichts zu tun haben, z. B. das Gefühl der Hilflosigkeit, die mangelnde Vorhersehbarkeit des Ausgangs, Todesangst, Angst vor Rezidiv, Therapie.
- Spezifische Probleme, die mit der Art der Krebskrankheit zu tun haben, z. B. ein Gefühl der Unreinheit (Zervix-, Kolonkarzinom), Verlust der Weiblichkeit (z. B. bei Brustkrebs), Sorgen in Hinblick auf die Sexualität (häufiger bei Brustkrebs und bei Krebs der weiblichen und männlichen Sexualorgane) usw.
- Emotionale Störungen, z. B. Depression, Angst, Schuldgefühle, Wut …
- Zwischenmenschliche Probleme, z. B. Streitigkeiten mit dem Partner, soziale Isolation, Gefühl des Andersseins …
- Physische Probleme, z. B. Antriebslosigkeit, Übelkeit, Schmerz, Unfähigkeit zu handeln …
- Sozioökonomische Probleme, z. B. Arbeitsplatz, finanzielle Schwierigkeiten.

Jedes einzelne Problem kann nicht ausführlich untersucht werden, aber am Ende der Sitzung kann eine Liste der wichtigsten Probleme aufgestellt werden. Diese Übung der

Definition von Problemen ist der erste Schritt, um dem Patienten zu zeigen, dass er einige Aspekte seines Lebens wieder in den Griff bekommen könnte. Ist die Liste einmal erstellt, kann der Therapeut mit dem Patienten und dem Partner zusammen die Probleme auswählen, die am wichtigsten sind. Dabei sollten die Themen berücksichtigt werden, die das Paar für vorrangig hält. Der Therapeut sollte auch nach den Problemen suchen, die schnell und wirksam angegangen werden können. Eine Patientin kann z. B. sagen, dass ihr größtes Problem darin liege, welche Entscheidungen sie über die Zukunft ihres Kindes treffen soll. Wenn diese Patientin deprimiert ist, kann es zu schwierig sein, dieses Thema zu Beginn der Therapie anzugehen. Es ist vielleicht besser, die Wichtigkeit dieses Problems zu akzeptieren, es aber vorerst zurückzustellen und zunächst auf andere Symptome einzugehen, wie z. B. auf depressive Verstimmung, oder Interesse- bzw. Hoffnungslosigkeit. Sobald die Stimmung der Frau besser ist, wird sie sich eher in der Lage fühlen, sich größere Entscheidungen zu überlegen.

Eine 40-jährige Frau mit Ovarialkarzinom, deren Tumor abgekapselt war und früh entdeckt wurde, wurde überwiesen, weil sie es trotzdem sehr schwierig fand zu akzeptieren, dass sie eine gute Prognose hatte. Während des Interviews sagte sie, dass sie sich sehr hoffnungslos fühle, viel weine und angespannt sei. Sie war sicher, dass der Krebs noch da war, und dachte ständig daran, wie er sich überall in ihrem Körper ausgebreitet haben könnte. Nicht hilfreich war, dass sie kurz zuvor eine Ultraschalluntersuchung der Leber gehabt hatte, bei der sich eine vermeintliche Lebermetastase dann aber als gutartige Zyste erwiesen hatte, was in ihrem Falle nicht hilfreich war.
Zusätzlich zur Krebserkrankung beschrieb sie weitere Stressoren in ihrem Leben. Ihr Freund konnte sich nicht für eine feste Beziehung entscheiden, ihre 15-jährige Tochter lehnte sich auf und sie stand unter außerordentlichem Druck an ihrem Arbeitsplatz als Dozentin. Sie wirkte während des Interviews sehr ängstlich, war unruhig und sprach sehr schnell. Der Therapeut nahm die Anamnese auf, konzentrierte sich aber auf die aktuellen Probleme. Eine Problemliste wurde erstellt (Tab. 4.1).
Der Therapeut hatte Verständnis für das Gefühl der Patientin, unter großem Druck zu stehen, und half ihr dabei, ihre Angstsymptome als Reaktion auf Stress durch die Krebskrankheit und ihre Lebenssituation zu verstehen. Die erste Maßnahme bestand darin, ihr Angstbewältigungstechniken einschließlich Entspannung zu vermitteln und ihre angstverursachenden Gedanken zu identifizieren. Dieser Fokus erlaubte es dem Therapeuten, der Patientin Coping-Strategien zu vermitteln, die auf die verschiedenen Problemgebiete angewendet werden konnten. Diese Problemgebiete wurden zu einem späteren Zeitpunkt der Therapie gesondert bearbeitet.

Tabelle 4.1 Die Problemliste der Patientin

Problem	Ziel
1. Angst und Stress	Strategien lernen, um mit Angst und Stress umzugehen
2. Einstellung zu Krebs – Hoffnungslosigkeit und ängstliche Beschäftigung	Hoffnungsvoller werden und eine Woche verbringen, ohne sich zu sehr mit dem Krebs zu beschäftigen
3. Beziehung zum Freund	Kurzfristig: Die Zeit mit dem Freund genießen, ohne Druck auf ihn auszuüben Langfristig: Entscheidungen über die Beziehung treffen
4. Beziehung zur Tochter	2 Stunden pro Woche mit ihr verbringen, dabei eine gute Zeit haben ohne Streit
5. Stressoren in der Arbeit	Meine Arbeitsbelastung so organisieren, dass ich das Gefühl habe, dass ich den Anforderungen, die an mich gestellt werden, voll gerecht werden kann

Oft ist es schon in der ersten Sitzung möglich, von der Problemliste zu den Zielen überzugehen. Durch folgende Fragen können Ziele für den Patienten eruiert werden, die realistisch, erreichbar und, wo möglich, durch entsprechendes Verhalten definiert sind:

„Woran würden Sie erkennen, dass dieses Problem gelöst/vermindert ist?"
„Was müsste geschehen, damit dieses Problem weniger angsterregend ist?"
„Was könnten Sie sich vorstellen zu tun, wenn dieses Problem leichter wird?"

Das kognitive Modell und die Grundprinzipien der Therapie erklären

Bei einer kurzfristigen Therapie wird das Hauptaugenmerk auf die Entwicklung von Fähigkeiten gelegt, die der Patient auch nach Beendigung der Therapie weiterhin anwenden kann. Um diese Selbsthilfefähigkeiten richtig anwenden zu können, muss der Patient die Grundprinzipien der Therapie verstehen. Die Grundmerkmale der KVT werden in der ersten Sitzung erklärt. Automatische Gedanken werden eruiert und der Therapeut zeigt dem Patienten, wie diese zu seiner emotionalen Not beitragen. Patienten werden die Begriffe nicht gleich in der ersten Sitzung verstehen, aber in der Regel begreifen sie schnell , dass ihre Gedanken irgendwie zu ihrer Not beitragen. Es ist sehr wichtig, dass der Therapeut die Schlüsselbegriffe der kognitiven Therapie einführt: **Die Art und Weise, wie wir Situationen betrachten, bestimmt unsere Reaktion darauf.** Drei Hauptpunkte werden erklärt:

- Die KVT ist aktiv, direktiv und zielt darauf ab, dem Patienten zu helfen, eine konstruktive und positive Einstellung zur Bewältigung seiner Krebskrankheit zu entwickeln.

- Die KVT beruht auf kognitiven Fähigkeiten. Beispiele von Erfahrungen des Patienten werden herangezogen, um die Zusammenhänge zwischen Gedanken und Gefühlen aufzuzeigen.
- Das praktische Vorgehen, d.h. 6–12 Sitzungen, Sitzungen mit dem Partner, die Anwendung von Selbsthilfeaufgaben, wird erklärt.

Der edukative Prozess setzt sich über den gesamten Zeitraum der Therapie fort. Der Patient muss den Zweck jeder neuen Maßnahme verstehen, ob sie mit dem Verhalten zu tun hat oder eher kognitiv ist, und wie sie in anderen Situationen angewandt werden könnte. Wir werden sehen, wie die Grundprinzipien verschiedener Techniken dem Patienten erklärt werden können, wenn wir diese Maßnahmen in den nachfolgenden Kapiteln besprechen.

Die Bedeutung einer Art Fahrplan für die Therapie sollte nicht unterschätzt werden. Fennell und Teasdale (1987) behandelten depressive Patienten mit Becks kognitiver Therapie und fanden heraus, dass die Akzeptanz des kognitiven Modells den Therapieerfolg begünstigt. Sie konnten die Patienten, die mit kognitiver Therapie behandelt wurden, in schnelle und langsame Responder einteilen. Die schnellen Responder hatten eine größere Chance, positiv auf die Erklärung des kognitiven Modells der Depression in der ersten Sitzung zu reagieren; sie reagierten mit größerer Wahrscheinlichkeit auch positiv auf die erste Hausaufgabe. Das Grundprinzip stellt ein Gerüst dar, nach dem der Patient und sein Partner ihre Reaktionen auf die Krebskrankheit verstehen können, und es bietet Hoffnung. Die Patienten profitieren von der Lektüre der Broschüre „Bewältigung von Krebs“ (s. Anhang A1). Dies ist meist ein Teil der ersten Hausaufgabe und wird eingesetzt, um die edukative Komponente der ersten Sitzung zu verstärken.

Das kognitive Modell deckt in diesem Stadium meist die Interaktion zwischen Gedanken, Gefühlen und Verhalten des Patienten ab und zeigt, in welchem Zusammenhang die aktuellen Probleme mit diesen Systemen stehen. Das Aufzeichnen dieser Interaktion in Form eines Diagramms kann sowohl für den Therapeuten als auch für den Patienten sehr hilfreich sein. In manchen Fällen ist schon in der ersten Sitzung ein tieferes Verständnis möglich. Die Grundannahmen des Betroffenen können sich deutlich als Themen der Problemliste und Anamnese herausstellen.

Hausaufgaben stellen

Der Therapeut wird den Patienten meist nicht nur bitten, die Broschüre über Krebsbewältigung zu lesen; er wird auch eine Hausaufgabe stellen, die eines der aktuellen Probleme des Patienten in Angriff nimmt. Es wird sich meist um eine Aufgabe in Hinblick auf das Verhalten handeln, kann manchmal aber auch eine kognitive Aufgabe sein, wie z. B. das Monitoring negativer Gedanken. Man kann ängstlichen Patienten zeigen, wie sie sich entspannen können, und sie dann darum bitten, dies im Lauf der Woche zu üben. Für depressive Patienten sind strukturierte Aufgaben geeignet, wie z. B. die Planung von angenehmen Aktivitäten oder von solchen, die ein Gefühl der persönlichen Kontrolle vermitteln.

In den Beispielen, die oben angeführt wurden, erhielt die Frau, die ängstlich beschäftigt war mit ihrem Ovarialkarzinom, zwei Hausaufgaben. Man bat sie, in der nachfolgenden Woche in verschiedenen Situationen und Zeiten aufzuschreiben, wann und wie Stress auftrat. Der Therapeut hatte für sie eine Tabelle vorbereitet, mit Spalten für den Stressgrad, die Situation, in der der Stress entstand, und die automatischen Gedanken, die damit verbunden waren (Tab. 4.2). Die zweite Aufgabe bestand darin, einem Entspannungstonband zuzuhören und nach Möglichkeit jeden Tag Entspannungsübungen durchzuführen. Sie las auch die Broschüre über Krebsbewältigung.

Nicht alle Patienten werden mit einem so anspruchsvollen Programm klarkommen. Diese Patientin war intelligent, gebildet und begriff sehr schnell die Erfordernisse der Therapie. Bei anderen Patienten, insbesondere solchen mit stärker beeinträchtigenden Symptomen, müssen die Erwartungen bescheidener sein. Eine einfache Aufgabe, wie z. B. einen Verwandten zu besuchen, ist unter Umständen die Einzige, die man von manchen Patienten nach der ersten Sitzung erwarten kann.

Tabelle 4.2 Monitoring von Stresssituationen: Erste Hausaufgabe

Situation	Stressbewertung (0–10)	Automatische Gedanken	Coping-Reaktion
Freund kommt nicht pünktlich	7	Er will, dass ich glaube, dass er mit mir Schluss macht. Er sollte mich nicht so unter Druck setzen.	Habe mich beschäftigt; ferngesehen.
Tochter aß die Chips, die ich für eine Party aufgehoben hatte	9	Mein Gott, ich kann nichts zu Hause haben. Sie sollte mir mehr helfen. Sie denkt nicht an mich.	Habe zwei Gläser Sherry getrunken. Habe sie angeschrien, um es loszuwerden.

Die Struktur der nachfolgenden Sitzungen

Nach der ersten oder zweiten Sitzung wird der Ablauf zur Regelmäßigkeit. Das Feedback aus der vorangegangenen Sitzung, die Ereignisse der vergangenen Woche und Erfolg oder Misserfolg der Hausaufgaben müssen bearbeitet werden sowie das Hauptproblem, das der Patient diskutieren möchte. Der übliche Plan für eine Therapiesitzung kann folgendermaßen zusammengefasst werden.

- Tagesordnung aufstellen, mit höchstens 1–2 Tagesordnungspunkten
- Rückblick auf die Woche des Patienten und Feedback des Patienten auf die vorangegangene Sitzung
- Hausaufgabe überprüfen. Hauptpunkte herausarbeiten, z. B. Lehren, die der Patient gezogen hat, oder Schwierigkeiten, auf die er gestoßen ist
- Haupttagesordnungspunkt der Sitzung angehen
  - Problem klar definieren
  - Damit verbundene negative Gedanken identifizieren
  - Antworten darauf finden
  - Herausfinden, wie man in Zukunft mit diesem Problem besser umgehen könnte
- Hausaufgabe stellen. Die Hausaufgabe sollte für den Betroffenen und für den Inhalt der Sitzung relevant sein
- Feedback des Patienten erfragen

Die Struktur der Sitzungen verändert sich nicht, wohl aber der Inhalt – abhängig von der Therapiephase und von der Art der Probleme des Patienten und seines Partners.

Aufstellen der Tagesordnung

Da die KVT eine kurzfristige Therapie ist, ist Zeit sehr wertvoll. Die Struktur der Sitzungen macht es möglich, die Zeit effektiv zu nutzen, indem man sich über die Tagesordnung einigt und besondere Probleme und Maßnahmen während der Sitzung zusammenfasst. Die Struktur der Therapie lässt Flexibilität zu und wird nicht starr angewandt, sondern dient eher als ein Rahmen. Manchmal mag es notwendig sein, aus diesem Rahmen herauszutreten, zum Beispiel, wenn der Patient kurz zuvor über ein Rezidiv seiner Krankheit informiert wurde und die Notwendigkeit verspürt, seine Gefühle sofort zum Ausdruck zu bringen. Unter diesen Umständen wäre eine rigide Tagesordnung nicht angebracht. Am Ende der Sitzung jedoch, sobald der Patient all seinen Gefühlen Luft gemacht hat, ist es meist möglich, die Struktur wiederherzustellen, indem man den Inhalt der Sitzung zusammenfasst und nach Coping-Strategien sucht, die der Patient ausprobieren könnte.

Am Anfang jeder Sitzung bestimmen Patient und Therapeut die Hauptthemen der Sitzung. Ein Teil der Tagesordnung wird aus dem Feedback des Patienten zur vorangegangenen Sitzung, einer Rückmeldung über die Hausaufgabe und einem kurzen Rückblick auf die vorangegangene Woche bestehen. Die restliche Zeit der Sitzung wird dann den Hauptpunkten auf der Tagesordnung gewidmet. Es ist normalerweise am besten, bei nur einem oder zwei Punkten zu bleiben. Hat man an einem Problem zu arbeiten angefangen, so ist es hilfreich, an diesem Problem in der nächsten Sitzung weiterzuarbeiten, damit signifikante Fortschritte erreicht werden können, statt von einem Problem zum anderen zu gehen. Wenn man die Tagesordnung aufgestellt hat, ist es empfehlenswert, dabei zu bleiben, es sei denn, es gibt ein sehr wichtiges neues Thema, wie z. B. suizidale Gedanken, was dann die Tagesordnung ersetzt.

Die Vorteile einer Tagesordnung sind:

- Sie macht einen vernünftigen Gebrauch der kurzen Zeit, die für die KVT vorhanden ist, möglich.
- Sie macht es einfacher, den Prozess der Problemdefinierung und Problemlösung zu modellieren.
- Die Struktur hilft, den Patienten beim Thema zu halten. Dies ist besonders wichtig bei Patienten, die aufgrund von Depression oder Angst Aufmerksamkeits- und Konzentrationsschwierigkeiten haben.
- Bei gutem Ablauf trägt der Patient selbst zur Aufstellung der Tagesordnung bei als einer der Partner in der kollaborativen Beziehung.

Zusammenfassung der Ergebnisse einer Sitzung

Der Therapeut macht mehrmals während einer KVT-Sitzung Zusammenfassungen, meist nach einer wichtigen Maßnahme oder am Ende eines Tagesordnungspunktes. Dies hilft sowohl dem Therapeuten als auch dem Patienten zu klären, wie die kognitive Konzeptualisierung des Problems aussieht und welche Methoden entwickelt wurden, um damit umzugehen. Am Ende der Sitzung ist eine abschließende Zusammenfassung von Nutzen. Zusammenfassungen helfen allen Beteiligten, auf der richtigen Spur zu bleiben, und machen es leichter, Einsichten und therapeutische Strategien im Gedächtnis zu behalten. Mit Fortschreiten der Therapie übernimmt der Patient immer mehr selbst die Verantwortung für diese Zusammenfassungen: dies ist eine weitere Möglichkeit, mehr Verantwortung an den Patienten abzugeben und herauszufinden, wie viel der Patient während der Sitzung gelernt hat. Eine typische Zusammenfassung könnte sein:

Aus dem, was wir heute diskutiert haben, geht hervor, dass Attraktivität ein wichtiges Thema für Sie zu sein scheint. Am Anfang untersuchten wir Situationen, in denen Sie sich schlecht fühlten, und wir fanden heraus, dass dabei Ihre Begegnung mit anderen Frauen eine Rolle spielte. Als wir die Gedanken untersuchten, die Sie in diesen Situationen hatten, stand dabei immer das Thema Vergleichen im Vordergrund. Sie sagten: „Sie ist hübscher als ich" oder „Ich hasse sie, weil sie keine Mastektomie hatte". Der nächste Schritt ist, zu prüfen, ob diese Gedanken und Vergleiche realistisch und hilfreich sind. Bevor wir dies tun, könnten Sie mir sagen, ob ich das Problem richtig zusammengefasst habe?

Feedback des Patienten

Ein therapeutisches Bündnis kann nur dann aufgebaut werden, wenn der Therapeut eine klare Vorstellung davon hat, wie der Patient das Problem, die Therapie und ihn, den Therapeuten, wahrnimmt. Überraschenderweise hat die traditionelle Psychotherapie der systematischen Sammlung von Informationen über die Reaktionen des Patienten auf besondere Maßnahmen in der Therapie nicht viel Aufmerksamkeit geschenkt. Die KVT macht regelmäßig Gebrauch vom Feedback des Patienten am Ende jeder Sitzung sowie an strategischen Stellen während der Sitzung. Durch Einforderung eines Feedbacks können auch Schwierigkeiten in der therapeutischen Beziehung verhindert werden. Im Großen und Ganzen ist Übertragung kein wesentliches Element in dieser Form der Therapie. Deshalb wird, wo immer möglich, eine kollaborative therapeutische Beziehung gefördert, damit die Problemlösung im Vordergrund steht. Verzerrte Gedanken über den Therapeuten oder die Therapie können diesem Ansatz im Weg stehen.

Eine Frau, die wegen eines malignen Melanoms 12 Monate zuvor behandelt wurde, entwickelte eine ängstliche Beschäftigung mit der Erkrankung. Obwohl es keine Anzeichen eines Rezidivs gab, konnte sie an nichts anderes denken. Während der ersten Sitzung war sie zunächst sehr erleichtert, weil sie mit einem verständnisvollen Zuhörer über ihre Ängste sprechen konnte. Der Therapeut führte sie allmählich zu dem Punkt, an dem er sie über ihre Todesängste befragte, über die sie nur widerwillig sprach. Später in der Sitzung veränderte sie ihre Einstellung dramatisch und versicherte, dass es ihr jetzt gut gehe und dass es besser werde. Als der Therapeut versuchte, über Coping-Strategien für ihre Angst zu sprechen, wurde sie sehr wütend. Als der Therapeut sie nun fragte, wie er auf sie wirke, stellte sich heraus, dass sie seine Fragen als zu negativ empfunden hatte. Sie wollte nur positive Dinge über Krebs hören und glaubte, dass der Therapeut sich falsch verhielte, wenn er sie dazu zwingen wolle, über ihre Ängste nachzudenken.

Man hätte dieses Problem vermeiden können, wenn der Therapeut sensibler auf ihre emotionale Veränderung während der Sitzung reagiert und sie früher um Feedback gebeten hätte.

Das Feedback des Patienten zeigt oft, dass sich seine Vorstellung von dem, was in der Sitzung nützlich war, sehr von der Vorstellung des Therapeuten unterscheidet, was eine heilsame Erkenntnis ist. Das Feedback deckt auch Stolpersteine bezüglich der Hausaufgaben auf. Automatische Gedanken wie „Ich werde es nie schaffen“, „Was hat das für einen Sinn?“, „Es wird nicht klappen“, sind häufige Antworten auf die Hausaufgaben, aber der Patient drückt diese Gedanken oft erst dann aus, wenn man ihn danach fragt. Sind diese Gedanken erst einmal identifiziert, können sie im Rahmen einer kollaborativen Beziehung in Frage gestellt werden.

ZUSAMMENFASSUNG

In der kognitiven Verhaltenstherapie sind, wie in allen Formen der Psychotherapie, die persönlichen Fähigkeiten des Therapeuten die Grundlage, auf der die therapeutische Beziehung aufgebaut wird. Fähigkeiten wie Zuhören, Nachdenken und Empathie werden im Alltagsleben eingesetzt: Manchen fällt es leichter, sie anzuwenden, als anderen. Zusätzlich zu diesen Grundfähigkeiten fördert die KVT eine besondere Art der Beziehung, die Zusammenarbeit bei der Lösung von Problemen. Dabei unterstützt der Therapeut den Patienten mit Hilfe der gelenkten Aufdeckung darin, Annahmen zu überprüfen. Dieser kollaborative Empirismus macht es dem Patienten und seinem Partner möglich, ihre Fähigkeiten als „Forscher in eigener Sache“ zu entwickeln. Die kollaborative Beziehung ist eingebettet in eine strukturierte Therapiesitzung, die mit der Aufstellung einer Tagesordnung, mit Zusammenfassungen und regelmäßigem Feedback des Patienten arbeitet, um das therapeutische Bündnis maximal auszuschöpfen und neue Coping-Fähigkeiten bei Krebskrankheit zu erlernen. **Unabhängig davon, welche Techniken angewendet werden – kognitive, verhaltensorientierte oder emotionsorientierte –, ist die strukturierte, kollaborative Therapiesitzung das Markenzeichen der kognitiven Verhaltenstherapie.**

5 Emotionen in der kognitiven Verhaltenstherapie

Wie wir im ersten Teil dieses Buchs gesehen haben, kann die Nachricht, dass Sie eine potenziell tödliche Krankheit haben, Ihre Grundannahmen über die Welt und über Sie selbst erschüttern. Um Ihre Sicht der Dinge neu zu strukturieren, ist sowohl eine kognitive als auch eine emotionale Verarbeitung vonnöten, manchmal können das schiere Ausmaß der Bedrohung und die aufwühlenden Emotionen jedoch überwältigend sein. Horowitz (1986) postuliert zwei wechselnde Phasen im Prozess der Anpassung:

- eine Phase der übermodulierten Emotionen mit Vermeidung und Verleugnung und
- eine Phase der untermodulierten Emotionen mit überwältigenden Gefühlen.

Der Mensch, der an einem Trauma leidet, bewegt sich zwischen diesen emotionalen Zuständen, während das System versucht, den Affekt so zu steuern, dass die neuen Informationen in die alten Schemata eingebaut oder neue Schemata konstruiert werden können. Das Hauptziel der in den Kapiteln 6–8 beschriebenen verhaltensorientierten und kognitiven Techniken besteht darin, Menschen zu helfen, ihre negativen untermodulierten Emotionen zu regulieren. In diesem Kapitel wird diskutiert, wie Emotionen ausgeschaltet oder übermoduliert werden können, wenn die Auswirkung der Krebserkrankung zu bedrohlich wird. Es werden die Mechanismen der Vermeidung von Emotionen beschrieben und auch die Art und Weise, wie Menschen häufig versuchen, starke Gefühle zu unterdrücken. Und es wird die Wichtigkeit des Zulassens und des Ausdrückens von Emotionen im Anpassungsprozess in Betracht gezogen.

Wir beschreiben folgende klinische Fertigkeiten:

- Wann man den Ausdruck von Emotionen fördern soll und wann man dem Betroffenen helfen soll, sie zu regulieren
- Wie man das Erfahren und das Ausdrücken von Emotionen fördern soll
- Wie man mit Verleugnung umgeht
- Wie man dem Betroffenen helfen kann, seine Wut auszudrücken und zu regulieren.

5.1 Vermeidung negativer Emotionen

Aus kognitiver Sicht betrachtet können drei verschiedene Prozesse uns daran hindern, starke Emotionen angesichts objektiv psychisch belastender Ereignisse zu erfahren. Diese sind kognitive Verzerrung, kognitive Vermeidung und affektive Vermeidung.

Wir haben bereits den Begriff der **kognitiven Verzerrung** in seiner negativen Form eingeführt (Kap. 3) und wir haben erwähnt, dass wir zu positiven Einstellungen neigen. Weinstein und Lachendro zeigten zum Beispiel, dass Menschen die Wahrscheinlichkeit der Erfahrung positiver Ereignisse im Leben überschätzen und die Wahrscheinlichkeit der Erfahrung negativer Ereignisse unterschätzen (Weinstein und Lachendro, 1982). Diese positive Verzerrung kann sich unbemerkt von einer optimistischen Sicht (die wir Kampfgeist nennen) zu einem objektiv unrealistischen Optimismus (den wir Verleugnung nennen) verschieben. Viele Menschen mit Krebs verharren hartnäckig in dem Glauben, dass sie allen Widrigkeiten zum Trotz geheilt werden. Sie können leugnen, dass ihre Krankheit lebensbedrohlich ist. In extremen Fällen leugnen sie sogar, dass sie überhaupt an Krebs leiden. Wie in Kapitel 2 beschrieben, kann diese Verleugnung als negatives Schema betrachtet werden, das der Krebskrankheit und der Lebensbedrohung einen Sinn gibt.

Kognitive Verzerrung hält die Auswirkung der Erkrankung möglichst klein. Bei Verleugnung funktioniert die kognitive Verzerrung auf unrealistisch positive Weise, wohingegen bei anderen Anpassungsstilen Verzerrungen meist negativ sind. Wenn man nur die guten Nachrichten hört und die schlechten ausschließt, reduziert man die wahrgenommene Bedrohung und vermeidet auf diese Weise schmerzhafte Emotionen.

Wir erlebten ein Beispiel dieser positiven Verzerrung, als wir vor einigen Jahren bei unserer Forschungsarbeit eine Coping-Maßnahme überprüften. Eine 60-jährige Frau mit Zervixkarzinom hatte sich einer radikalen Vulvektomie unterzogen. Sie hatte eine Kolostomie und Urostomie, wirkte aber trotz allem sehr fröhlich. Sie erzielte eine niedrige Punktzahl im Coping-Fragebogen, weil sie sich nicht im Geringsten unter Stress fühlte, und sie glaubte nicht, dass es irgendwelche Probleme gab, mit denen sie fertig werden müsste. Sie meinte, dass ihre Operationen überhaupt keine Schwierigkeiten in ihrem Leben verursacht hätten, und berichtete amüsiert, was ihr Enkel gesagt hatte: „Du hast großes Glück, Oma, weil du gleichzeitig aufs Klo gehen und einkaufen kannst." Diese Frau filterte selektiv alle negativen Aspekte ihrer Krankheit heraus. Sie betrachtete sie nicht als eine Herausforderung oder Bedrohung, sondern als ein geringfügiges Ärgernis.

Eine andere Methode, schmerzhafte Gefühle zu vermeiden, ist Ablenkung. **Kognitive Vermeidung** findet statt, wenn der Betroffene freiwillig oder automatisch Gedanken und Bilder vermeidet, die psychische Not hervorrufen könnten. Dies ist ein Prozess, den wir alle mitunter anwenden – wir konzentrieren uns auf andere Themen, lenken uns selbst ab und sagen: „Am besten, wir denken nicht daran" – und dies kann eine Anpassungsstrategie sein. Zu anderen Zeiten ist dies nur zum Teil wirksam und die negativen Emotionen brechen durch, aber der Patient hat keinen direkten Zugang zu den Gedanken, die die Gefühle hervorgerufen haben.

So könnte zum Beispiel ein Mann mit Kehlkopfkrebs ohne erkennbaren Grund weinen, wenn er fernsieht. Er hat vielleicht keine Ahnung, warum er so bestürzt ist. Nach weiterem Befragen stellt sich heraus, dass er eine Sendung anschaut, in der ein Mann mit seiner Frau streitet und sie anschreit. Dies erinnert ihn daran, wie schwierig es für ihn war, nach der Entfernung des Kehlkopfes starke Emotionen mitzuteilen. Gedanken wie „Ich kann nicht mehr richtig streiten" oder „Ich kann nicht mehr vermitteln, wie es mir geht", kamen ihm vielleicht in den Sinn, aber er vermied sie schnell .

Die letzte Form der Vermeidung, die **affektive Vermeidung,** ist ein dissoziativer Mechanismus, mit dem der Betroffene schmerzhafte Emotionen ausblendet. Der Patient kann über bedrückende Ereignisse sprechen, ohne eine emotionale Reaktion zu zeigen. Dies mag ihn manchmal vor schmerzhaften Gefühlen schützen, aber diese Dissoziation kann oft mit somatischen Symptomen wie Kopfschmerzen, Schwindel usw. einhergehen.

Die Frau, die sich einer Vulvektomie unterzogen hatte, praktizierte affektive Vermeidung, indem sie auf realistische Weise die Auswirkungen der Operation diskutierte, aber keine der normalerweise damit verbundenen Gefühle zeigte.

Wahrnehmung und Interpretation positiv zu beeinflussen, sich von schmerzhaften Gedanken abzulenken und sich von schmerzhaften Emotionen zu distanzieren, sind alles Formen der Erfahrungsvermeidung, die definiert wurden als

> *Widerwillen, mit Erfahrungen wie Gefühlen, Gedanken und körperlichen Empfindungen in Kontakt zu bleiben, und Versuchen die Form, die Häufigkeit oder die Kontexte, in denen diese Erfahrungen entstehen, zu verändern, zu kontrollieren, vorherzusagen oder zu vermeiden. (Fledderus et al., 2010, S. 504)*

In der Anpassungsphase kann es hilfreich sein, sich zu verschließen, wenn Gefühle zu überwältigend werden, und langsam zu dosieren, in welchem Ausmaß man sich schlechten Erfahrungen aussetzt. Diese Gefühle sind Teil der Übermodulation von Affekten, die für die emotionale Verarbeitung traumatischer Ereignisse erforderlich sind. **Langfristig kann die Vermeidung von Erfahrungen nicht hilfreich sein, da Versuche zu kontrollieren, was man denkt oder fühlt, tatsächlich die Eindringlichkeit der Erfahrungen erhöhen können, denen man zu entkommen versucht (Gold und Wegner, 1995).**

5.2 Unterdrückung und Ausdruck von negativen Emotionen

Viele Menschen verspüren angemessene negative Emotionen, sprechen sie aber nicht offen aus. Es gibt verschiedene Faktoren, die es für einen Patienten mit Krebs schwierig machen, seine Gefühle zu akzeptieren und auszudrücken. Der Patient befindet sich in einer Situation der relativen Hilflosigkeit, die es ihm schwierig macht, in seiner Rolle als Kranker Wut oder Kampfgeist zu zeigen. Aus Angst davor, vom Klinikpersonal, von Verwandten oder Freunden im Stich gelassen zu werden, wenn sie als schwierig oder aufrührerisch wahrgenommen werden, können diese Betroffenen nicht zeigen, wie ängstlich oder wütend sie wirklich sind. Auch altruistische Motive können in dieser Situation zur Unterdrückung der Emotionen beitragen: Selbstlosigkeit, die auf der Sorge beruht, dass Pflegende selbst so viel zu bewältigen haben, dass sie nicht auch noch mit negativen Emotionen belastet werden sollten.

Über lange Zeit bestand der klinische Eindruck, dass Krebspatienten ihre Emotionen scheinbar unterdrücken und dass sie lieber ihre eigenen Bedürfnisse denen anderer unterordnen. Für diesen Eindruck gibt es einige Belege. Fernandez-Ballesteros et al. (1998) verglichen 311 Frauen mit Brustkrebs mit 103 gesunden Frauen. Die Frauen mit Brustkrebs hatten höhere Punktzahlen für „Anti-Emotionalität" nach der Rational/Emotional Defensiveness Scale, und waren bereit, ihre eigenen Bedürfnisse zu opfern, um harmonische Beziehungen (gemessen nach der Harmoniebedürfnis-Skala) zu erreichen und aufrechtzuerhalten. Servaes et al. (1999) verglichen 48 Frauen mit Brustkrebs mit 49 gesunden Frauen in Bezug auf Alexithymie (Unfähigkeit, Emotionen auszudrücken), emotionalen Ausdruck, Durchsetzungskraft, Verdrängung und psychische Not. Es bestand kein Unterschied zwischen den Gruppen in Bezug auf Alexithymie, emotionalen Ausdruck oder die Bereitschaft, mit anderen über ihre Emotionen zu sprechen. Die Patientengruppe war jedoch ambivalenter in Hinblick auf den emotionalen Ausdruck und zeigte mehr Zurückhaltung. Diese Autoren berichten, dass „das Bild der Brustkrebspatientin, das in dieser Studie zu erkennen war, das eines Menschen war, der widersprüchliche Gefühle bezüglich des emotionalen Ausdrucks hat, reserviert, ängstlich und bescheiden ist sowie Aggression und Impulsivität unterdrückt". Sie schließen daraus, dass emotionale Hemmungen eher eine Reaktion auf die Krankheit als ein Persönlichkeitsmerkmal sind. Dies widerspricht den Ergebnissen anderer Studien, denen zufolge diese Hemmung eher ein Zustand als ein Persönlichkeitsmerkmal ist, dass die Unterdrückung von Emotionen eine ätiologische Bedeutung bei Krebs haben könnte und auch ein Bezug zum Ausgang der Krankheit bestehen könnte (Temoshok, 1985).

Welche Ursache auch immer der Unterdrückung von Emotionen zugrunde liegen mag, sie scheint mit schlechterer Anpassung an Krebs einherzugehen. Stanton et al. (2000a) untersuchten 92 Frauen mit Brustkrebs unmittelbar nach der medizinischen Behandlung und dann 3 Monate später. Patientinnen, die mit dem Krebs zurechtkamen, indem sie ihren Emotionen Ausdruck gaben, litten in den drei Folgemonaten weniger unter psychischer Not, waren bei besserer körperlicher Gesundheit und hatten mehr Energie. **Möglicherweise ist emotionale Offenheit bei der Bewältigung ein Mittel zur Intensivierung von aktivem Coping und Kampfgeist.**

5.3 Der Bedeutung des emotionalen Ausdrucks

Es wäre zu einfach zu behaupten, dass der Ausdruck von Emotionen an sich schon therapeutisch wirke. Obwohl Katharsis oft als ein grundlegender Bestandteil der Psychotherapie beschrieben wird (Frank, 1971), sind die Forschungsergebnisse auf diesem Gebiet nicht eindeutig. Der Ausdruck von Gefühlen oder Katharsis scheint nur im Rahmen einer kognitiven Verarbeitung wirksam zu sein (Lewis und Bucher, 1992).

Greenberg und Safran (1987) nehmen an, dass eine neue Bedeutung entsteht, wenn Gefühle authentisch erfahren, zugegeben und ausgedrückt werden, was ein wesentlicher Bestandteil einer therapeutischen Veränderung ist. Sie betrachten Emotionen auch als Mittel, die das Lösen von Problemen erleichtern, indem sie den Einzelnen zu konstruktivem Handeln führen. Diese Verbindung zwischen emotionalem Engagement und adaptivem Bewältigungsverhalten ist Bestandteil des Konzepts der emotionalen Bewältigung (Stanton et al., 2000b). Letzteres impliziert die aktive Konfrontation von Gedanken und Gefühlen mit Krebs. Es überrascht nicht, dass dies positiv mit Hoffnung korreliert (Stanton et al., 2000a), einem Konstrukt, das von Stanton als „Sinn für zielgerichtete Entschlossenheit und Fähigkeit, Pläne zur Erreichung von Zielen zu generieren" beschrieben wird. Es besteht aus zwei Komponenten, nämlich aus emotionaler Verarbeitung und emotionalem Ausdruck. In einer Studie stellten Low et al. (2010) fest, dass emotionale Verarbeitung zu einem späteren Zeitpunkt mit einer Zunahme depressiver Symptome und krebsspezifischer, sich aufdrängender und vermeidender Gedanken einherging, insbesondere bei Frauen mit geringer emotionaler Unterstützung oder Selbstwirksamkeit. Der emotionale Ausdruck milderte die Wirkung krebsspezifischer, sich aufdrängender Gedanken auf depressive Symptome bei der Nachsorge und schützte Frauen mit geringer sozialer Unterstützung oder emotionaler Selbstwirksamkeit vor erhöhter Belastung. Das Annehmen und Ausdrücken von

Gefühlen ist eng verknüpft mit der Neugestaltung der Situation und der Entwicklung geeigneter Pläne zur Bewältigung von Stress. **Kognitive Veränderungen sind am effektivsten, wenn sie bei affektiver Erregung stattfinden.**

Unser klinischer Eindruck ist, dass einer der wichtigsten Aspekte der Therapie darin besteht, dem Patienten die Möglichkeit zu geben, seine Geschichte zu erzählen. Patienten, die sich im Prozess der Anpassung an die Diagnose befinden oder im Begriff sind, sich mit einer neuen Entwicklung, wie zum Beispiel einem Rezidiv, abzufinden, profitieren von der Zeit, die sie für das Ausdrücken ihrer Gefühle haben. Soziale Faktoren mögen sie bisher daran gehindert haben, über ihre Gedanken und Gefühle über den Krebs zu sprechen. Patienten, die sozial isoliert sind, haben niemanden, mit dem sie sprechen können. Patienten, die in unglücklichen Beziehungen leben, fühlen sich nicht ausreichend unterstützt, um ihre Gefühle zum Ausdruck zu bringen, und wie bereits erwähnt, wollen viele Patienten in guten Beziehungen ihre Familie nicht belasten. Studien haben gezeigt, dass ein hoher Anteil von Menschen mit Krebs, 86 % in einer Studie (Mitchell und Glicksman, 1977), ihre Lage ausführlicher mit einem Gesprächspartner diskutieren möchten.

5.4 Verarbeitung oder Problemlösung?

Obwohl viele Patienten von der Äußerung ihrer Gefühle profitieren, gibt es andere, die viel Zeit gerade damit verbringen und dabei wenig oder gar nicht profitieren. Denn das kognitive Modell impliziert geradezu, dass das Sprechen über negative Gefühle dazu führt, dass es dem Betroffenen noch schlechter geht, es sei denn, es findet eine Umdeutung der Situation statt. Patienten mit Krebs, die depressiv oder ängstlich sind, bleiben oft in sich wiederholenden negativen Gedanken verhaftet, die sie nicht neu bewerten können. Die Herausforderung bei der Arbeit mit dieser Patientengruppe besteht darin, das richtige Gleichgewicht zu finden zwischen „etwas für den Patienten tun" oder „beim Patienten sein", zwischen dem Fokus auf Akzeptanz oder auf Veränderung und zwischen der Förderung der emotionalen Verarbeitung oder der aktiven Problemlösung. Als allgemeine Regel gilt: **Wenn der Affekt übermoduliert ist, sind emotionales Engagement und emotionaler Ausdruck notwendig; wenn der Affekt untermoduliert ist, werden kognitive und verhaltensorientierte Techniken erforderlich.**

Wiser und Arnow (2001) haben einige Leitlinien vorgeschlagen, die bei der Entscheidung helfen sollen, wann der emotionale Ausdruck in der Psychotherapie gefördert werden sollte und wann nicht. Moorey (1996) schlug einige Faktoren vor, die bei

5

der Entscheidung beachtet werden sollten, ob das Ausdrücken von Gefühlen bei Menschen, die sich widrigen Lebensumständen gegenübersehen, gefördert werden sollte oder nicht. Die wichtigste Überlegung ist, ob der Mensch einen Anpassungsprozess durchläuft oder in einem negativen Gemütszustand gefangen ist. Wenn es Hinweise auf eine im Gang befindliche oder gestockte Anpassungsreaktion gibt, können emotionale Techniken angebracht sein (Tab. 5.1). Wenn der Patient jedoch deutlich ängstlich oder deprimiert ist oder wenn er ein Problem damit hat, starke Emotionen zu ertragen, sind eher problemorientierte Techniken indiziert (Tab. 5.2).

Tabelle 5.1 Indikationen für die Förderung von emotionalem Ausdruck

- Erst kurz zurückliegender Beginn der emotionalen Not im Zusammenhang mit einer spezifischen Veränderung der Krankheitssituation (z. B. Diagnose, Rezidiv, Nachuntersuchung etc.)
- Deutlich schwankende emotionale Reaktionen
- Vorliegen von primären Emotionen – mehr Traurigkeit als Depression; mehr Furcht als Angst
- Fehlen kognitiver Störungen – Gedankeninhalt negativ, aber angemessen
- Merkliche Annahmen über die negative Auswirkung von Gefühlsausdruck

Tabelle 5.2 Indikationen für problemorientierte Maßnahmen

- Langanhaltender negativer Gemütszustand – Angst, Depression, Wut
- Alles überwältigender Affekt für den Patienten
- Einschneidende Verhaltensdefizite (langes Liegenbleiben im Bett wegen depressiver Stimmung) oder Vermeidungsverhalten (z. B. Phobie vor Chemotherapie)
- Auftreten fehlangepasster Emotionen und kognitiver Verzerrungen – Schuldgefühle, Selbstvorwürfe, tiefgehende Hoffnungslosigkeit

5.5 Förderung des emotionalen Ausdrucks

In der Praxis ist der Unterschied zwischen Gefühlsausdruck und Problemlösung nicht immer eindeutig. Es ist deshalb immer notwendig, den Betroffenen dazu zu bringen, sich mit seinen Gefühlen auseinanderzusetzen und sie auszudrücken, bevor kognitive oder verhaltensorientierte Interventionen angewendet werden. Sonst ist es nicht möglich zu verstehen, was die Situation für den Patienten bedeutet. Der Therapeut erkennt an, dass negative Gefühle für den Patienten real sind, egal, wie unrealistisch sie auch sein mögen. Diese Validierung der negativen Gefühle ist wichtig, um das therapeutische Bündnis herzustellen und aufrechtzuerhalten. **Zuerst müssen die Gefühle als gültig anerkannt werden, bevor man zum kognitiven Inhalt des Problems übergeht.**

Es gibt empirische Beweise dafür, dass ein gutes therapeutisches Bündnis, kombiniert mit emotionaler Beteiligung (Erleben) von Seiten des Patienten mit einem besseren Ergebnis bei einer kognitiven Verhaltenstherapie für Depression einhergeht (Castonguay et al., 1996). Es gibt auch einige Beweise dafür, dass manche therapeutische Interventionen besser dazu geeignet sind, dem Patienten zu helfen, ein hohes Niveau emotionalen Erlebens im Rahmen der kognitiven Verhaltenstherapie beizubehalten (Wiser und Goldfried, 1998).

Das Erleben adäquater Affekte kann durch eine Reihe von Faktoren gefördert werden (siehe Greenberger und Safran [1987] für eine detailliertere Diskussion).

- Den Patienten über emotionale Reaktionen auf Krebs informieren (Normalisierung).
- Weniger aktiv sein, schon durch Schweigen können Gefühle zum Vorschein kommen.
- Eher offene als geschlossene Fragen stellen.
- Nachdenkliche Bemerkungen machen, wie „Ich kann verstehen, wie Ihnen zumute ist".
- Aufmerksam sein und dem Patienten helfen, auf relevantes emotionales Erleben zu achten – „Wie ist das für Sie jetzt?", „Wie geht es Ihnen?".
- Darauf achten, wie der Patient sich ausdrückt – Gesichtsausdruck und Körperhaltung, Seufzen usw.
- Konzentrieren auf das Erleben im Hier und Jetzt.
- Das Kriterium „heftiges Ergriffensein" beachten – wenn der Gesprächsstoff den Therapeuten selbst rührt, ist er wahrscheinlich für emotionalen Ausdruck geeignet.
- Wenn der Patient über sich in der dritten Person spricht, ihn zur ersten Person zurückbringen (z. B. „Sie fühlen sich …").
- Negative Gedanken und Annahmen über emotionalen Ausdruck in Frage stellen (Moorey, 1996).

Emotionen akzeptieren

Kann der Patient dazu gebracht werden, negative Emotionen zu akzeptieren, löst das oft den Teufelskreis der psychischen Not, in dem er steckt. Teasdale (1983) beschreibt, wie Menschen „über Depression deprimiert" werden können, wenn sie sich auf Symptome wie Müdigkeit, Konzentrationsmangel oder Mangel an erfreulichen Aktivitäten fokussieren. Nach klinischer Erfahrung trifft dieses Phänomen auf Menschen mit Krebs ebenso zu und ist nicht nur auf Depressive beschränkt. Patienten berichten oft, dass sie wegen ihrer gesteigerten Reizbarkeit und ihrer Wutausbrüche Schuldgefühle haben. Wenn sie ihre Wut akzeptieren können, kann dies die Situation beträchtlich entschärfen. Das Akzeptieren von Emotionen erlaubt dem Patienten auch, Abstand zu gewinnen und sich objektiver zu sehen. Der Patient kann dabei verschiedene Methoden anwenden:

- Bis 10 zählen oder tief einatmen, bevor man aus dem Gefühl heraus handelt, oder versuchen, es zu vermeiden.
- Sich selbst sagen: „Das ist ein normales Gefühl, ich kann ruhig wütend/ängstlich/traurig sein."
- Sich vorstellen, dass die Emotion wie eine Welle ist. Der Patient ist ein Surfer, der auf der Welle reitet, bis sie verebbt.

Achtsamkeit

Achtsamkeit ist eine besondere Art, mit Emotionen umzugehen, indem man sie akzeptiert, ohne vollständig in sie einzutauchen. Sie wird definiert als „das Bewusstsein, das entsteht, wenn man im jeweiligen Moment absichtlich und nicht wertend auf die Entfaltung der Erfahrung von Moment zu Moment achtet" (Kabat-Zinn, 2003, S. 145). Pflegen wir Achtsamkeit, werden wir uns voll und ganz dessen bewusst, was vor sich geht, ohne in dem Maße ganz in die Erfahrung verwickelt zu sein, sodass wir uns selbst verlieren könnten. Die überwältigenden Gefühle, die durch schlechte Nachrichten über Krebs entstehen, können so aussehen, als würden sie für immer anhalten, und wir können uns in Gedanken verlieren wie:

„Das wird niemals aufhören. Was soll ich tun? Ich komme damit nicht klar."

Dann erzählen wir uns schnell Geschichten darüber, wie alles wird, was es für uns bedeutet und was es für unsere Familie bedeuten wird, und diese Geschichten reißen uns aus der aktuellen Gegenwart hin zu Ängsten um die Zukunft, die nicht ist und möglicherweise nie eintreffen wird. Die Fähigkeit der Achtsamkeit hilft uns, bei allem, was gerade passiert, präsent zu sein und uns der „Katastrophe voll und ganz zu öffnen" (Kabat-Zinn, 1990), ohne in Sorgenschleifen abzutauchen. Letztendlich bedeutet dies, offen für emotionale Erfahrungen zu sein, ohne unsere üblichen Fluchtwege durch mehr oder weniger subtile Vermeidung aufzusuchen.

Da es der Intuition widerspricht, sich der Not hinzugeben anstatt sich von ihr zu entfernen, wird Achtsamkeit meist als Teil eines Programms statt als eine Technik gelehrt (Kabat-Zinn, 1990). Achtsamkeitsbasierte Stressreduktion erfolgt normalerweise in einem 6- bis 8-wöchigen Gruppenkurs und wurde bei Patienten mit Krebs angewendet (Speca, 1999; Lengacher et al., 2009; Handbuch zur achtsamkeitsbasierten kognitiven Therapie bei Krebspatienten siehe Bartley, 2011). Achtsamkeit ist jedoch eine natürliche Fähigkeit, die wir alle besitzen, und es gibt Möglichkeiten, wie sie in einem KVT-

Kurs integriert werden kann, um die Akzeptanz von Emotionen zu unterstützen und mit Sorgen und Grübeln umzugehen. Wir werden zwei Achtsamkeitspraktiken vorschlagen, die Patienten hilfreich finden könnten.

Der „Atemraum" (Segal et al., 2002)

Wann immer wir unsere Gedanken sammeln oder bemerken, dass wir Tagträume haben, üben wir Achtsamkeit. Sich einen Raum schaffen, in dem man präsent ist, kann sehr hilfreich sein, wenn wir in den Strudel emotionaler Reaktionen auf lebensbedrohliche Krankheiten verwickelt sind. Die Anweisungen zum Erstellen des Atemraums lauten wie folgt:

- Nutzen Sie die Gelegenheit, aus dem, was Sie gerade tun, auszusteigen und sich auf das zu konzentrieren, was Sie gerade erleben. Beachten Sie, was Sie hören können, was Sie denken, welche Emotionen Sie fühlen und was in Ihrem Körper geschieht. Erlauben Sie sich selbst, nur bei dem zu sein, was gerade in diesem Augenblick passiert.
- Lenken Sie jetzt Ihre Aufmerksamkeit auf die Atmung. Folgen Sie dem Ein- und Ausatmen und konzentrieren Sie sich dabei auf Nasenlöcher, Brust oder Bauch, wo immer es sich am besten anfühlt. Lassen Sie den Atem auf natürliche Weise strömen, ohne ihn kontrollieren zu wollen.
- Erweitern Sie nun Ihre Atmung und achten Sie auf den ganzen Körper. Nehmen Sie dabei Anspannung oder Leichtigkeit wahr und folgen Sie den jeweils anderen Empfindungen, die dabei auftreten. Seien Sie freundlich zu sich selbst und akzeptieren Sie, was immer Sie fühlen oder spüren.
- Kehren Sie mit diesem offenen Bewusstsein zu Ihrer Ausgangssituation zurück und treffen Sie nun Entscheidungen darüber, wie Sie klug und nicht blind reagieren können.

Achtsamkeit im Alltag

Das Üben von Achtsamkeit bei alltäglichen Aktivitäten kann Raum schaffen, um wacher zu sein für das, was Sie erleben, und kann Ihnen auch dabei helfen, sich weg von Sorgen und Grübeln in ein „Hier und Jetzt" zu versetzen. Die Patienten werden ermutigt, sich Zeit zu nehmen, um wirklich darauf zu achten, was sie gerade tun – eine Mahlzeit zu sich zu nehmen und dabei die Gerüche und Aromen wahrzunehmen, die Wärme und Nässe einer Dusche voll und ganz zu erleben, den Wind im Gesicht und die eigenen Muskeln beim Spazierengehen zu spüren. Dies kann ihnen helfen, den Autopiloten abzustellen, und mit etwas Übung können sie „sorgenfreie Zonen" (Colette Hirsch, persönliche Mitteilung) schaffen, in denen sie achtsam sein können.

Der Therapeut kann das Konzept erklären und den Atemraum oder die achtsame Aufmerksamkeit in der Sitzung üben und dann vorschlagen, dass der Patient sie als Hausaufgabe versucht. Nützliche Informationen und Anleitungen zum Üben von Achtsamkeit wurden von Segal et al. (2002) und Bartley (2011) bereitgestellt. Vorsicht ist geboten, wenn der Patient zu Dissoziation neigt, da diese Techniken dies gelegentlich auslösen können.

Emotionale Stichworte identifizieren und damit arbeiten

Das folgende Beispiel aus einer ersten KVT-Sitzung zeigt, wie der Therapeut potenzielle Bereiche mit emotionaler Bedeutung aus den Stichworten seines Patienten identifizieren kann.

Die Patientin war eine 55-jährige Frau, die an Zervixkarzinom erkrankt war. Im Rahmen der Erstuntersuchung hatte der Therapeut nach ihrer Familie gefragt.

Patientin: *Ich habe keine eigene Familie.*

Therapeut: *Wieso? Sind Ihre Eltern gestorben?*

Patientin: *Ja. Mein Bruder ist …; ich sehe ihn überhaupt nicht und das ist alles. (Der Therapeut hatte das Gefühl, dass sie ihrem Bruder übelnahm, dass er sie nicht besuchte. Diese Aussage, zusammen mit der ersten „Ich habe keine eigene Familie", wies darauf hin, dass sich die Patientin einsam und verlassen fühlte.)*

Therapeut: *Wann sind Ihre Eltern gestorben?*

Patientin: *Mein Papa ist vor fünf Jahren gestorben und meine Mama ist seit 13 Jahren tot.*

Therapeut: *(Spürte aus den nichtverbalen Reaktionen der Patientin – sie sah angespannt und traurig aus –, dass dies noch immer ein großer Verlust für sie war.) Standen Sie ihnen sehr nahe?*

Patientin: *Ja (sie ist den Tränen nahe).*

Therapeut: *Und Sie vermissen sie noch immer (bestätigt mit Nachdruck das Gefühl der Patientin über den Verlust).*

Patientin: *(nickt, schluchzt)*

Therapeut: *Schon wenn Sie darüber sprechen sind Sie bedrückt.*

Patientin: *Das ist ein Problem, mit dem ich nie fertig geworden bin. Das ist das Problem, Sie haben den Nagel auf den Kopf getroffen.*

Therapeut: *Wen vermissen Sie mehr?*

Patientin: Meine Mutter (schluchzt).

Therapeut: Ihre Mutter (wiederholt die Worte der Patientin).

Patientin: Ich habe sie gepflegt, bis sie starb ... Ich habe alles für sie getan und ich vermisse sie schrecklich. Ich habe ihren Tod nie überwunden.

Nachdem er diese starke emotionale Reaktion hervorgerufen hatte, konnte der Therapeut die Bedeutung dieses Verlusts untersuchen und eine Hypothese darüber aufstellen, warum der Verlust noch so frisch war. Zwei wichtige Faktoren standen dabei im Vordergrund: Erstens stellte sich heraus, dass sie ihrer Mutter sehr nahestand. Trotz ihrer langen Erkrankung an Leberzirrhose war die Mutter eine große emotionale Unterstützung für sie gewesen. In der zweiten Sitzung fragte der Therapeut, wie ihre Mutter ihr vielleicht geholfen hätte, mit dem Krebs fertig zu werden. Die Patientin antwortete: „Sie hätte mir gesagt, dass alles gut gehen würde." Ihre Mutter hatte alle ihre Lasten auf sich genommen und sie beruhigt.

Der Therapeut musste einen Aktionsplan aufstellen, der sowohl der Frau half, einige Coping-Strategien für sich zu erlernen, als auch ihr soziales Unterstützungsnetz zum Einsatz brachte. Der zweite Faktor war, dass die Patientin ihre eigene Krankheit mit der Erinnerung an den Tod ihrer Mutter in Verbindung brachte. Indem sie ihre Gefühle darüber zum Ausdruck gebracht hatte, vor allem ihre Ängste vor einem langsamen Sterben, verspürte sie nun ein Gefühl der Erleichterung.

Manchmal findet Katharsis zu einem späteren Zeitpunkt in der Therapie in Verbindung mit einem Schlüsselthema statt. Für Jenny, deren Fall in Kapitel 6 beschrieben ist, war es eine Hilfe, dass man sie ihre Ängste über die Zukunft ihres Kindes ausdrücken ließ. Nach der Hälfte der Therapie besuchte sie eine Kollegin in der Klinik. Diese Frau hatte auch Krebs und lag im Sterben. Jenny ging damals mit der Situation außerordentlich gut um, hatte spater aber eine verzögerte Reaktion darauf und war ziemlich bestürzt. Als wir dies in der Therapiesitzung untersuchten, sprach sie über ihre Todesängste und darüber, dass sie sich gefühlsmäßig mit ihrer Freundin identifizierte. Der Therapeut ermutigte sie dazu, ihre negativen Gefühle offen auszusprechen, und sie weinte zum ersten Mal in der Therapie. Ihre Hauptängste betrafen zweifellos ihren Sohn und seine Zukunft. Sie sagte, dass sie sich schuldig fühle, weil sie „ihm so etwas Schreckliches antue". Sie machte sich auch Sorgen über seine weitere Entwicklung nach ihrem Tod. Und der Therapeut benützte Empathie und Reflexion, um sie sowohl darüber sprechen zu lassen als auch sie die damit verbundenen Emotionen durchleben zu lassen. Dies allein war schon hilfreich: Wahrscheinlich hatte sie darüber schon nachgedacht, zögerte aber, sich damit auseinanderzusetzen.

Später in der Sitzung half ihr der Therapeut, sich über ihre wirkliche Traurigkeit bei dem Gedanken, ihren Sohn zu verlassen, klarzuwerden und diese von dem verzerrten Denken in Verbindung mit ihren Schuldgefühlen abzugrenzen. Sie sah schnell ein, dass sie sich nicht verantwortlich für die Krebskrankheit oder die Auswirkung ihres Todes auf ihr Kind machen konnte, aber dass sie alles in ihrer Macht Stehende tun könnte, um sicherzustellen, dass für ihn gesorgt war. Die Sitzung ging zu Ende mit einem Rückblick auf die objektiven Faktoren ihrer Krankheit – sie hatte Brustkrebs im Frühstadium, der erfolgreich behandelt wurde –, was ihr half, weiter gegen die Krankheit zu kämpfen.

5.6 Arbeiten mit Verleugnung

In einer Analyse der Literatur zur Verleugnung berichteten Vos und de Haes (2007), dass die Prävalenz der Verleugnung der Diagnose bei Krebspatienten im Bereich von 4–47 % lag, während die Verleugnung der Krankheitsauswirkungen bei 8–70 % der Patienten auftrat und Verleugnung des Affekts bei 18–42 % der Patienten. Kultureller Hintergrund und Alter waren mit Verleugnung assoziiert, Geschlecht und Art des Krebses jedoch nicht. Verleugnung scheint mit der Zeit abzunehmen. Die Beziehung zwischen Verleugnung, anderen Bewältigungsstrategien und Anpassung ist aus Forschungsergebnissen noch nicht klar ersichtlich, aber klinisch würden wir die Verleugnung nicht automatisch in Frage stellen, da dies möglicherweise die beste Anpassungsmöglichkeit für den Patienten ist, mit der aktuellen Situation umzugehen. Wenn es objektive Anzeichen dafür gibt, dass das verzerrte positive Denken dem Patienten schadet, sollte es mit den oben beschriebenen Techniken zur Förderung des emotionalen Ausdrucks und den in Kapitel 7 beschriebenen Techniken der Realitätsprüfung angegangen werden.

Situationen, in denen es notwendig sein könnte, Verneinung in Frage zu stellen, sind u. a. folgende:

- Wenn die Verleugnung des Bestehens oder der Schwere der Krebskrankheit den Patienten davon abhält, eine Behandlung anzugehen.
- Wenn die Verleugnung durch den Patienten oder seinen Partner ein solches Missverhältnis in der Wahrnehmung der Krankheit verursacht, dass Kommunikationsprobleme und emotionale Not entstehen.
- Wenn die Verleugnung keine wirksame Bewältigungsstrategie ist und es zum Ausbruch von Angst oder Depression kommt.
- Wenn die Verleugnung die aktive Problemlösung verhindert, z. B. wenn ein sterbender Mann es unterlässt, Pläne für die Zukunft seiner Familie zu machen.

5.7 Den Ausdruck von Wut fördern und leiten

Wie bei der Verleugnung kann auch Wut mit Hilfe von emotionsorientierten und Techniken der kognitiven Verhaltenstherapie behandelt werden. Manche Techniken, die Wutgedanken in Frage stellen, werden in Kapitel 9 beschrieben. Im Folgenden zeigen wir Techniken, mit deren Hilfe Wut entsprechend zum Ausdruck gebracht und konstruktiv kanalisiert werden kann.

Ausdruck

Wenn ein Patient eine Situation als ungerecht wahrnimmt, wird die emotionale Reaktion wahrscheinlich Wut sein. Die meisten Menschen finden einen Weg, dies offen auszudrücken, oder akzeptieren die Emotion zumindest. Ein Mensch, der Wut unterdrückt, hat das Gefühl, dass es fragwürdig oder sogar moralisch schlecht ist, wütend zu werden. Kognitive Vermeidung kann auch dazu beitragen, einen Menschen daran zu hindern, sich der Gedanken bewusst zu werden, die mit diesem negativen Affekt verbunden sind, so dass er seine Wut verleugnet. Die kognitiven Vorgänge, die mit der vermeintlichen Ungerechtigkeit einhergehen, werden jedoch weiterhin wirksam sein. Es entsteht dann ein selbstzerstörerischer unterschwelliger Groll.

In vielen Situationen kann allein das Ausdrücken von Wut schon therapeutisch wirken. Das Ausdrücken fällt dann leichter als der Versuch, den irrationalen Grund für die Wut in Frage zu stellen, da dies stillschweigend das Verbot von wütenden Gefühlen bestätigt. Indem man einem Menschen einfach sagt, dass man auf ihn wütend ist, kann verhindern, dass der Groll noch zunimmt. Für diejenigen, die ihre Gefühle unterdrücken, kann es hilfreich sein, bestimmte Zeiten festzulegen, in denen sie ihre Emotionen ausdrücken können. Sobald der Ausdruck von Emotionen Erleichterung gebracht hat, ist es möglich, den der Emotion zugrunde liegenden Gedanken zu untersuchen und alternative Methoden für den Umgang damit in der Zukunft zu finden.

Positive Aktion

Es ist nicht immer möglich, Wut offen auszudrücken. Wenn sich Wut gegen Gott oder den Vorgesetzten richtet, ist es nicht möglich, dies von Angesicht zu Angesicht zum Ausdruck zu bringen. Aktionen, die es dem Betroffenen ermöglichen, Dampf abzulassen, können geplant werden, z. B. Joggen, auf ein Kopfkissen einschlagen usw. Eine Alternative zum Dampfablassen ist der Ansatz, das Problem lösen zu wollen. Die Energie der Wut kann so in eine Aktion umgelenkt oder sublimiert werden, die das vermeintliche Problem besiegt, z. B. wenn der Patient sagt: „Der Arzt gab mir nicht genug Gelegenheit, Fragen zu stellen", gibt es mehrere Dinge, die der Patient tun kann, um gewisse Informationen zu bekommen, die er wissen möchte. Man kann sich direkt an den Arzt wenden oder andere Informationsquellen nutzen. Es kann notwendig sein, den Patienten einiges an Durchsetzungsfähigkeit beizubringen, damit sie das Ziel der positiven Aktion erreichen können. Menschen, die sich nicht durchsetzen können, wechseln schnell von Wut zu Hilflosigkeit, indem sie eine Situation konstruieren. **Indem man die Patienten zum eigenen Handeln anspornt, erhöht man ihre eigene Leistungsfähigkeit.** Weitere verhaltensorientierte und kognitive Techniken, mit Wut umzugehen, werden in Kapitel 9 beschrieben.

ZUSAMMENFASSUNG

Auch wenn in der KVT Kognition und Verhalten im Vordergrund stehen, wird doch großer Wert auf Emotionen gelegt. Emotionen, Kognitionen und Verhalten sind im Anpassungsprozess eng miteinander verbunden. Negative Emotionen müssen erfahren und ausgedrückt werden, um das Trauma einer lebensbedrohlichen Krankheit kognitiv und emotional zu verarbeiten. Wir haben einige Leitlinien dargestellt, um zu veranschaulichen, wann zu emotionaler Verarbeitung ermutigt werden sollte und wann es besser ist, problemorientiert vorzugehen. Es wurden Techniken beschrieben, die den emotionalen Ausdruck fördern, und solche, die aufzeigen, wie mit Verleugnung und Wut umgegangen werden kann. In den nächsten zwei Kapiteln werden wir auf die verhaltensorientierten und kognitiven Komponenten des kognitiven, verhaltensorientierten und affektiven Systems eingehen.

6 Verhaltenstherapeutische Techniken

Die verhaltenstherapeutischen Interventionen im Rahmen der KVT haben in erster Linie das Ziel, den Patienten in die Lage zu versetzen, die noch verfügbaren Kapazitäten innerhalb der Grenzen, die die Krankheit setzt, maximal auszuschöpfen. Dadurch werden Kampfgeist und das Gefühl der Selbstkontrolle gefördert. Verhaltenstechniken können auch angewendet werden, um mit Stress fertig zu werden (Entspannungstraining), und als ein Mittel, um Einstellungen zu verändern (Verhaltensexperimente). Da es hier um kognitive Verhaltenstherapie geht, hat die Verhaltensänderung den Zweck, bestimmte Gedanken oder Annahmen zu prüfen. Im Idealfall kommen diese Interventionen aus der Konzeptualisierung der Probleme des Patienten.

Krebs zu haben bedeutete für eine Frau, dass sie jetzt allein und isoliert war. Der Therapeut half ihr, die Annahme zu prüfen, indem er sie bat, ihre Freunde zu kontaktieren und ihre Reaktionen auf ihre Einladung zu einem Treffen zu bewerten. Sie fand heraus, dass manche zwar sagten, dass sie keine Zeit hätten oder dass sie wegen ihrer Krankheit ungern mit ihr sprächen, die meisten aber waren sehr erfreut, von ihr zu hören, und wollten ihr unbedingt irgendwie helfen.

In anderen Fällen können Verhaltenstechniken eingesetzt werden, um Angst oder Depression zu reduzieren. Der Grund für eine Intervention sollte dem Patienten immer erklärt werden und Teil des gemeinsamen Konzepts sein. Verhaltensaufgaben werden gemeinsam als Hausaufgaben entwickelt. Sie können als eine Methode vorgeschlagen werden, den Patienten von negativen Gedanken abzulenken, wenig hilfreiche Annahmen zu prüfen oder um Gefühle eigener Leistungsfähigkeit aufzubauen. Der Patient muss den Grund jeder Aufgabe verstehen, um die Wahrscheinlichkeit zu erhöhen, dass die Aufgabe auch tatsächlich durchgeführt wird.

In diesem Kapitel zeigen wir folgende Verhaltenstechniken auf:

- Entspannungstraining
- Aktivitätsplanung
- Schrittweise Aufgabenstellung
- Planung für die Zukunft
- Verhaltensexperimente

Es werden Beispiele gezeigt, wie man mit ängstlich beschäftigten und verzweifelten Patienten mit Verhaltenstechniken bei Bedrohung des Lebens arbeitet und wie man mit Angst und Depression aufgrund von Bedrohungen für das Selbstbild und das Selbstwertgefühl umgeht.

6.1 Entspannungstraining

Angst ist eines der häufigsten Symptome bei Menschen mit Krebs. Nach dem kognitiven Modell resultiert diese Emotion aus der Erkenntnis einer signifikanten Bedrohung des Lebens oder der Sicht des Selbst und der Welt sowie einem verminderten Vertrauen in die eigenen Fähigkeiten, mit dieser Bedrohung zurechtzukommen. Da die Krankheit wirklich lebensbedrohlich ist und da niemand sicher sein kann, dass die eigenen Ressourcen oder die erhaltene Behandlung eine Heilung gewährleisten werden, ist Angst eine realistische und natürliche Reaktion. Was man „normale Angst" nennen könnte, geht unmerklich in pathologische Angst über. Inwieweit Angstsymptome zum Fokus der Therapie werden, wird bestimmt durch die Schwere der Symptomatik in Relation zur objektiven Bedrohung durch die Krebskrankheit, ihre Dauer und Auswirkung auf das Alltagsleben und die Frage, ob der Patient selbst sie als ein Problem betrachtet oder nicht.

Entspannung muss sich nicht auf regelmäßige Sitzungen zu Hause beschränken. Sie kann als Mittel eingesetzt werden, um mit belastenden Situationen fertig zu werden. Patienten können lernen, sich zu entspannen, wann immer sie sich angespannt oder ängstlich fühlen. Atemübungen können hilfreicher sein als Muskelentspannung, weil sie sowohl im Sitzen als auch im Gehen ausgeführt werden können. Der Therapeut muss die Angst verursachende Situation analysieren und ein Stichwort finden, das den Patienten daran erinnert, wann er sich entspannen soll. Der Patient übt in der Sitzung Entspannung auf Stichwort. Diese Übungen können dann mit Ablenkung, Selbstanleitung und kognitiver Umstrukturierung kombiniert werden, um ein Angstbewältigungsprogramm zusammenzustellen, das für jeden Patienten maßgeschneidert ist. Situationen, in denen dieses Programm angewendet werden kann, sind unter anderem im Vorfeld und während der Radio- oder Chemotherapie und das Erleben neuer sozialer Situationen.

Entspannungstraining ist für die Betroffenen eine einfache und effiziente Methode, um Kontrolle über ihre Angstsymptome zu erlangen. Zwei Arten der Entspannung werden vermittelt: progressive Muskelrelaxation und Atemübungen. Die Forschungsergebnisse deuten darauf hin, dass beide gleich wirksam sind, aber es mag individuelle Vorlieben geben. Personen mit Lungenproblemen oder Atembeschwerden werden Atemübungen vielleicht nicht als das beste Mittel zur Entspannung betrachten. Vorstellungstechniken können sich bei diesen Patienten als nützlich erweisen.

Die folgenden Übungen sind Anweisungen für Patienten aus dem Handbuch, das am Beth Israel Hospital entwickelt wurde (Borysenko et al., 1986). Sie können als Anleitung von Patienten für beide Arten der Entspannung dienen.

Progressive Muskelrelaxation

Jede der folgenden Anspannungs-/Entspannungsübungen wird in Verbindung mit Atemübungen durchgeführt. Spannen Sie beim Einatmen die beschriebenen Körperbereiche maximal an. Halten Sie den Atem so lange an, wie es für Sie angenehm ist. Lösen Sie dann die Spannung allmählich beim Ausatmen.

- Machen Sie mit den Zehen eine Faust. Entspannen.
- Füße hochziehen, sodass die Zehen in Richtung Knie zeigen. Entspannen.
- Oberschenkelmuskeln anspannen, als ob Sie versuchen würden, Ihre Beine gegen ein Gewicht anzuheben. Entspannen.
- Das Gesäß nach innen und oben anspannen, bis es hart wird. Als würden Sie auf einem Felsen sitzen. Entspannen.
- Tief in die Brust einatmen und den Bauch einziehen, bis er hart wird. Entspannen.
- Tief in die Brust einatmen und den ganzen Oberkörper anspannen. Entspannen.
- Machen Sie mit den Händen eine Faust. Entspannen.
- Die Hände in den Handgelenken anziehen, als ob Sie die Hände nach oben zu den Ellenbogen ziehen wollten. Entspannen.
- Schultern zu den Ohren hochziehen. Entspannen.
- Augenbrauen hochziehen und Stirn runzeln. Entspannen.
- Die Augen fest zukneifen. Entspannen.
- Lächeln, die Mundwinkel dabei zurückziehen und die Zähne zeigen. Entspannen.

Atemübungen

- *Bewusstes Atmen:* Fahren Sie mit Ihren Aktivitäten fort und nehmen Sie dabei bewusst Ihre Atmung wahr. Tief einatmen, ganz ausatmen, auf die Bauchatmung fokussieren. Diese Übung kann so kurz wie ein Atemzug oder auch mehrere Minuten lang sein.
- *Count-down von 10 bis 1:* Schließen Sie die Augen. Tief einatmen und ganz ausatmen. Jetzt über das Zwerchfell atmen. Beim nächsten Ausatmen die Zahl 10 wiederholen. Beim Ausatmen spüren Sie, wie die Anspannung in einer Welle vom Kopf durch den ganzen Körper bis in die Fußsohlen abläuft und verebbt. Bei jedem weiteren Ausatmen eine weitere Zahl abwärts zählen, bis Sie bei 1 sind. Immer beim Ausatmen die Muskelspannung lösen.
- *Beim Ausatmen die Spannung lösen:* Die Muskelspannung lässt beim Ausatmen automatisch nach, weil der Körper der Schwerkraft nachgibt. Wie beim Count-down von 10 bis 1 kann bei jedem Atemzug die Spannung gelöst werden (Borysenko et al., 1986).

Normalerweise vermittelt man dem Patienten diese Entspannungstechniken in der Sitzung und bittet ihn, sie als Hausaufgabe regelmäßig fortzusetzen. Die genauen Anweisungen werden variieren, aber der Therapeut wird meist vorschlagen, täglich ein- oder zweimal je 20 Minuten lang zu üben. Patienten mit Schlafstörungen können diese Entspannungsübungen im Bett ausprobieren.

Bei der Unterrichtung in dieser Technik sollte vom Patienten Feedback darüber eingeholt werden, wie es ihm geht und was er genau tut. Es ist nützlich, die einzelnen Schritte der Entspannungsübung vor und nach der Vermittlung der Technik zusammenzufassen. Die Anweisungen können durch ein Handout und/oder eine CD unterstützt werden. Wenn die Sitzung auf Band aufgenommen worden ist, kann der Patient die Aufnahme mit nach Hause nehmen und abspielen. Alternativ kann auch eine im Handel erhältliche CD zur Entspannung verwendet werden. Neil Fiore (1984) hat eine Entspannungs-CD speziell für Patienten mit Krebs entwickelt. Wenn der Partner des Patienten bei der Sitzung dabei ist, kann auch er bei den Entspannungsübungen mitmachen.

Hat der Patient gelernt, sich mit Hilfe dieser Übungen zu entspannen, kann er diese auch in stressigeren Situationen anwenden. Er kann zum Beispiel Stichworte an verschiedenen Stellen im Haus anbringen (z. B. Post-it-Zettel auf Spiegeln, auf dem Fernsehmonitor usw.), um sich an die Entspannungsübungen zu erinnern, und immer wieder von 5 oder 10 herunterzuzählen und sich bei jedem Schritt mehr zu entspannen. Wenn man in Übung ist, kann man durch Rückwärtszählen und Konzentration auf die Entspannung eine „Senkung der emotionalen Temperatur" herbeiführen.

6.2 Aktivitätsplanung

Krebs kann eine demoralisierende Erfahrung sein und zu fortschreitender Reduktion von Aktivitäten führen. Manchmal beginnt dies mit Erschöpfung, Übelkeit oder anderen Symptomen, die auf die Therapie zurückzuführen sind. Die meisten Menschen können wieder zu einem normalen Leben zurückfinden, sobald die Behandlung mit Strahlen- oder Chemotherapie abgeschlossen ist, doch manche verharren in einem Zustand der Inaktivität. Angstsymptome können dazu führen, dass Geselligkeiten gemieden werden. Depression führt zu sozialem Rückzug, Verlust der Motivation und des Interesses an angenehmen Aktivitäten.

Eine junge, verheiratete Frau mit einem lokalen Brustkrebsrezidiv wollte ihre Arbeitsstelle aufgeben und ein neues Haus kaufen. Sie und ihr Mann sagten sich ständig, dass sie abwarten wollten, bis sie geheilt war, bevor sie irgendwelche Zukunftspläne machten. Demzufolge reagierten sie auf alle möglichen Veränderungen in ihrem Leben mit der Antwort „Abwarten …" Nicht nur größere Pläne, sondern auch kurzfristige Pläne, wie z. B. das Haus streichen und tapezieren, wurden verschoben, und die Patientin fühlte sich niedergeschlagen und frustriert.

Eine Möglichkeit, diese Lethargie zu überwinden, ist, lohnende Aktivitäten zu fördern. Dass sie gemeinsam die Renovierung eines Zimmers planten, zeigte dem Paar, dass sie ein normales Leben führen konnten, auch wenn die Bedrohung durch die Krebskrankheit nicht gebannt war. Verhaltenstherapeutische Maßnahmen können den Kampfgeist fördern und dem Betroffenen auch Strategien für positive Vermeidung an die Hand geben. Positive Vermeidung heißt, aktive, bewusste, verhaltensorientierte und kognitive Vermeidung, die es dem Patienten erlaubt, sich auf den Alltag zu konzentrieren, ohne ständig über die Krebskrankheit nachzugrübeln. Die Fähigkeit, die Krankheit wenigstens eine gewisse Zeit lang aus den Gedanken zu verbannen, scheint ein Merkmal vieler Betroffener zu sein, die gut mit ihrer Krankheit zurechtkommen. Positive Vermeidung kann zu einer flexiblen, bewussten Strategie werden, die dem Patienten Kontrolle darüber gibt, wieviel Zeit er mit Gedanken an den Krebs statt an andere Lebensbereiche verbringt.

6.3 Zweck der Aktivitätsplanung

Information gewinnen

Der Therapeut versucht herauszufinden, wann die Stimmung des Patienten gedrückt ist und wie sich dies in seinem Verhalten äußert. Beispielsweise fühlt sich ein depressiver Mann meistens abends beim Fernsehen depressiv. Die negativen Gedanken, die damit verbunden sind, können identifiziert und Aktivitäten geplant werden, die weniger passiv sind, wie z. B. Freunde besuchen. Die Patienten bewerten Aktivitäten für Vergnügen (V: 0–10) oder Leistungsfähigkeit (L: 0–10), wodurch der Therapeut erkennen kann, welche Aktivitäten am meisten antidepressiv wirken (siehe unten).

Ablenkung

Indem man für den Patienten in Zeiten der größten Angst oder Depressivität Aktivitäten einplant, kann dieser von seinen Gedanken abgelenkt werden. Wenn die negativen Gedanken manchmal allerdings sehr intensiv sind, kann es schwierig sein, etwas dagegen zu tun. Ablenkung kann dabei die beste Coping-Strategie sein, bis sich die Stimmung der Person wieder bessert. Der Patient, der Therapeut und der Partner arbeiten zusammen, um die wirksamsten Ablenkungsaktivitäten zu finden, die dann während des Tages angewendet werden sollten, wenn der Patient am verletzlichsten ist.

Selbstwirksamkeit steigern

Verhaltensweisen, die dem Patienten ein Gefühl der Kontrolle oder Beherrschung geben, sind besonders hilfreich bei der Überwindung von Gefühlen der Hoffnungs- und Hilflosigkeit. Je mehr Erfolgserlebnisse, desto besser für die Symptome. Byma et al (2009) beobachteten bei einer 8-wöchigen Pflegemaßnahme für das Symptommanagement, dass das Gefühl, etwas zu schaffen (die vom Patienten wahrgenommene persönliche Kontrolle über wesentliche Vorkommnisse in seinem Leben) zu einer Schmerzminderung führte, interessanterweise aber nicht zu weniger Erschöpfung. Der Partner ist dabei ein potenziell nützlicher Informationslieferant, weil er am besten weiß, was dem Betroffenen ein Gefühl von Erfolg oder Kontrolle gibt.

Motivation steigern

Viele Menschen glauben, dass sich Motivation von Inspiration ableitet. Im kognitiven Modell resultiert Motivation jedoch aus dem Erkennen positiver Auswirkungen des Verhaltens. Je lohnender eine Aktivität ist, desto wahrscheinlicher ist es, dass wir sie wiederholen. Der entmutigte Patient sieht keinen Sinn darin, irgendetwas zu tun, und gerät in einen selbstschädigenden Teufelskreis von Inaktivität und Motivationsverlust.

Negative Einstellungen in Frage stellen

Patienten, denen es schwerfällt, ihre Situation zu bewältigen, nehmen an, dass der Krebs jetzt ihr Leben beherrsche und dass sie keine Kontrolle mehr hätten. Indem der Patient wieder Aktivitäten ausübt, die für ihn einmal wichtig waren, zeigt sich für ihn, dass sein Leben wieder normal werden kann. Veränderungen des Verhaltens auch in diesem Bereich sind ein starkes Mittel, um kognitive Veränderungen durch Widerlegung negativer Einstellungen herbeizuführen.

Umsetzung der Aktivitätsplanung

Verhaltensaufgaben sind eine wirkungsvolle Komponente im Rahmen der kognitiven Verhaltenstherapie. Es können einzelne Aktivitäten angesetzt werden, wie z. B. die Aufgabe, einem alten Freund zu schreiben, zu dem man keinen Kontakt mehr hat, oder man kann sie in einen größeren Rahmen der Aktivitätsplanung stellen. Dadurch kann man dem Tag oder der Woche Struktur verleihen. Wenn ein Patient zu krank ist, um zu arbeiten, kann die Woche plötzlich sehr leer erscheinen ohne den vertrauten Rahmen der Arbeitsstelle. Jeden Tag eine auch noch so unerhebliche Aktivität zu planen, kann Struktur in den Wochenablauf bringen und dem Betroffenen etwas geben, worauf er sich freuen kann. Meist erhält der Patient am Ende der ersten Sitzung einen Aktivitätsplan für die ganze Woche. Das Formular eines solchen Plans findet sich im Anhang A3 und steht auch als Download (https://t1p.de/3hwm) zur Verfügung. Der Wochenplan ist maßgeschneidert für die besonderen Probleme des Patienten. Hier sind zwei Beispiele:

Ängstliche Beschäftigung: Krebs kann so angsterregend sein, dass er vom Betroffenen sehr viel Zeit für das Nachdenken über die Behandlung und die Zukunft abverlangt. Manchmal führt dies dazu, dass alles andere einfach zur Seite geschoben wird. Gibt es Dinge, die Sie wegen Ihrer Sorgen vermeiden oder nicht mehr tun?

Hilflosigkeit/Hoffnungslosigkeit: Sie haben mir gesagt, wie düster Ihnen die Zukunft vorkommt, und Sie sagen, Sie sähen keinen Sinn darin, irgendetwas zu tun. Wir finden, dass viele Menschen in einem Teufelskreis steckenbleiben. Sie geben Dinge auf, weil sie keinen Sinn mehr darin erkennen, bekommen dadurch wenig Belohnung vom Leben; werden also noch deprimierter und demotivierter. Wenn Sie es versuchen würden, meine ich, dass wir den Teufelskreis durchbrechen können.

Bei der Aktivitätsplanung sollte erfragt werden, unter welchen Umständen der Betroffene ein Gefühl von Kontrolle oder Leistungsvermögen und Vergnügen erhält. Dies fällt ihm zunächst schwer, besonders wenn er deprimiert ist und keinen Spaß mehr am Leben hat. Manchmal kann mit Fragen nach Gewohnheiten in der Vergangenheit, die der Patient vielleicht aufgegeben hat, oder nach Dingen, die er schon immer tun wollte, eine Liste zusammengestellt werden. Der Partner kann hier als Co-Therapeut tätig werden, indem er den Patienten an Aktivitäten erinnert, die früher lohnend für ihn waren. Die Stärken des Patienten sollten als Leitlinien für die Planung neuer Aktivitäten eingesetzt werden, und auch an dieser Übung kann der Partner beteiligt sein.

Erfahrung von Leistungsvermögen:

- Zum ersten Mal nach der Operation wieder Auto fahren
- Ein neues Hobby beginnen
- Als Besucher in die Klinik kommen
- Am Nachmittag auf die Enkelkinder aufpassen
- Dankesbriefe an Freunde schreiben, die Genesungswünsche geschickt haben

Erfahrung von Vergnügen:
- Ins Kino gehen
- Ein Buch lesen
- In Urlaub fahren
- Neue Kleidung kaufen
- Zum Abendessen ausgehen

Die Aufgaben müssen auf die Persönlichkeit des Einzelnen zugeschnitten sein. Manche Menschen empfinden es als lohnend, Dinge für andere zu tun, andere empfinden persönlichen Erfolg befriedigender. Bei der Zusammenstellung des Aktivitätsplans bewerten die Patienten ihre Erfahrungen Leistungsvermögen (L) oder Vergnügen (V) auf einer Skala von 0 bis 10. Aktivitäten, die eine hohe Punktzahl für Leistungsvermögen oder Vergnügen erzielen, können mehrmals in der Woche eingeplant werden. Bei der Zusammenstellung eines Zeitplans für die Woche verbleiben oft Lücken, in denen der Betroffene anfällig ist für negative Gedanken und Gefühle.

Zum Beispiel bemerkte eine ängstliche Frau aufgrund ihrer Notizen über ihre Aktivitäten, dass sie abends, wenn ihr Mann Nachtschicht hatte, die meiste Zeit mit Grübeln über ihre Krebskrankheit verbrachte. Der Therapeut schlug ihr vor, dass sie sich für solche Momente eine Strategie zurechtlegen sollte, wie z. B. ein Buch oder Schreibpapier am Bett bereithalten, oder beschließen aufzustehen und eine Tasse Tee zu machen, sobald sie aufwachte.

Kognitive Verzerrungen können zu Verhaltensdefiziten beitragen. Alles-oder-Nichts-Denken kommt besonders häufig vor. Müdigkeit und Depression hindern Menschen daran, so effizient zu handeln wie früher, und viele Patienten meinen dann, dass sie die Dinge entweder so gut wie früher oder gar nicht machen sollten. Die Bewertung von Aktivitäten nach Leistungsvermögen und Vergnügen kann Patienten helfen, diese Erfahrungen entsprechend einzustufen, statt sie durch ihre schwarz-weiße Brille zu sehen. Eine andere häufige Verzerrung ist die Minimalisierung:

„Das zählt nicht, ich konnte das früher jeden Tag tun."

Nach einer Chemotherapie-Serie kann schon die Zubereitung einer Mahlzeit ein großer Erfolg sein. Die Beobachtung solcher Aktivitäten beim Patienten ist ein Mittel zur Identifizierung und Infragestellung von negativen Gedanken.

Für manche Patienten können Verhaltenstechniken die hilfreichste Komponente der Behandlung sein. Es gibt Hinweise darauf, dass Verhaltensaktivierung allein eine hochwirksame Behandlung von Depressionen bei Patienten mit Krebs sein kann (Hopko et al., 2005).

6.4 Graduierte Aufgabenstellung

Die Fähigkeit, Dinge so schnell und effizient wie vor Beginn der Krebserkrankung zu erledigen, kann aus verschiedenen Gründen beeinträchtigt sein. Im Frühstadium der Krankheit können körperliche Ursachen, wie die Nebenwirkungen der Behandlung, oder psychische Faktoren, wie Depression, die Durchführung von Aufgaben, die früher leichtgefallen sind, beeinträchtigen. Im Spätstadium können Schmerzen und Erschöpfung den Patienten beeinträchtigen. Die Umstellung auf diesen Zustand kann schwierig sein. Das Ergebnis ist oft, dass der Betroffene danach strebt, alles in demselben Tempo wie vor der Erkrankung zu erledigen oder er gibt ganz und gar auf. Wir werden im nächsten Kapitel 7 kognitive Techniken beschreiben, die diesem Alles-oder-Nichts-Denken entgegenwirken.

Die begleitende verhaltenstechnische Maßnahme ist in diesem Fall die graduierte Aufgabenstellung. Man darf nicht erwarten, dass deprimierte oder körperlich kranke Menschen sofort wieder zu ihrem früheren Leistungsniveau zurückkehren können. Aufgaben können in Komponenten aufgeteilt und Schritt für Schritt erledigt werden.

So entwickelte zum Beispiel der Mann einer deprimierten Patientin nach ihrem Verlassen der Klinik einen Plan, gemeinsame gesellige Aktivitäten allmählich zu steigern. Sie begannen damit, Einkäufe gemeinsam zu erledigen, und gingen dann zu immer schwierigeren Aufgaben über.

Jemand, der sich von einer Operation erholt, könnte sich die Aufgabe stellen, seine körperliche Betätigung jeden Tag allmählich zu steigern, vom Umhergehen in der Wohnung zum Spazierengehen im Garten und schließlich um den Häuserblock usw. Indem man große Aufgaben in kleine Schritte aufteilt, wird jeder Schritt vorwärts zu einer vollbrachten Leistung, die gefeiert werden kann – was den Patienten dazu motiviert, zur nächsten Aufgabe überzugehen.

6.5 Zukunftsplanung

Den aktuellen Schwerpunkt auf das Alltagsleben des Patienten zu legen, kann in der Therapie wichtig sein, da der hilflose/hoffnungslose Patient dazu neigt, die Zukunft übermäßig pessimistisch zu sehen. Manche Patienten setzen sich sehr hohe Maßstäbe und erwarten von sich, dass sie jeden Tag gleich leistungsfähig sind. Dies ist nicht mehr möglich, wenn sie sich unangenehmen Behandlungen unterziehen müssen, die Müdigkeit oder Übelkeit verursachen.

Doch dieses Problem kann gelöst werden, indem der Patienten dazu ermutigt wird, sein Aktivitätsniveau seiner körperlichen Kraft anzupassen. Der Fokus der Aufmerksamkeit kann sich auf „Alles der Reihe nach" verschieben und die Abstufung von Aufgaben macht es möglich, die Aktivitäten schrittweise zu erhöhen.

Viele Patienten haben eine gegenteilige Einstellung zur Zukunft. Sie sagen: „Ich lebe nur von einem Tag auf den anderen", und schränken ihr Leben auf diese Weise ein. Für diese Menschen ist Zukunftsplanung die beste Strategie. Für Patienten, die der Überzeugung sind, dass sie in einem Monat sterben werden, aber eigentlich eine Lebenserwartung von Jahren haben, kann eine „Lebenszielübung" ihre Hoffnungslosigkeit auf überwältigende Weise herausfordern (Lakein, 1973). In diesem Fall bittet der Therapeut den Patienten zu überlegen, was seine Ziele wären, wenn er wüsste, dass er eine normale Lebenserwartung hätte. Das Ziel dieser Übung ist es, den Zeithorizont des Patienten zu erweitern und ihn für Ideen für die Zukunft zu öffnen. Dies kann dann wieder mit der Anweisung verbunden werden, dass der Patient nun weiß, dass er noch ein aktives Jahr vor sich hat – was wären dann seine Ziele? Der letzte Schritt besteht darin, den Patienten zu bitten selbst zu entscheiden, was er in der nächsten Woche tun könnte, um den Prozess in Richtung dieser Ziele in Gang zu bringen. Wie auch immer die wirkliche Prognose lauten mag, der Patient kann jetzt sagen, dass wichtige Schritte unternommen werden, um wichtige Ziele zu erreichen.

Welche Zeitspanne man sich bei der Planung lohnender Aktivitäten vornimmt, wird am besten gemeinsam mit dem Partner entschieden. Objektives Wissen über die Krankheit muss dabei berücksichtigt werden. Manche Patienten können über Jahre im voraus planen, andere dagegen würden vielleicht besser fahren, wenn sie in Wochen oder Monaten denken würden. Die erklärte Absicht, in einem Jahr Urlaub zu machen zu wollen, ist ein starkes Signal gegen die Krankheit.

6.6 Verhaltenstechniken

Verhaltenstechniken für Patienten mit negativen Einstellungen

Viele der Interventionen der kognitiven Verhaltenstherapie sind als Experimente angelegt, um die Annahmen des Betroffenen über sich selbst, die Welt oder die Zukunft zu prüfen. Ein Verhaltenstest kann viel effektiver eine Änderung negativer Einstellungen herbeiführen als mehrere Sitzungen mit Diskussionen. Die oben beschriebenen Aktivitätspläne und Aufgabenzuweisungen können dem Patienten als Experimente präsentiert werden, deren Ergebnis weder der Therapeut noch der Patient vorab kennen. Indem man den Gedanken des Patienten und seine Bedeutung untersucht, ist es möglich, eine spezifische Vorhersage darüber zu formulieren, was geschehen würde, wenn der Betroffene seine negativen Annahmen überprüfte. Verhaltensexperimente werden in fünf Schritten organisiert:

- Gedanken oder Annahmen erfragen
- Vorhersagen darüber machen, was passieren würde, wenn diese Annahme richtig/falsch wäre (dies soll so spezifisch und praxisorientiert wie möglich sein)
- Ein Experiment entwickeln, um diese Vorhersage zu prüfen
- Das Experiment durchführen
- Das Ergebnis bewerten

Beispiel 1

Gedanke: Ich kann mich auf nichts konzentrieren.

Vorhersage: Ich werde nichts finden können, worauf ich mich länger als fünf Minuten konzentrieren kann.

Experiment:

1. Etwas finden, worauf ich mich fünf Minuten lang konzentrieren kann.
2. Die Zeit, die ich darauf verwende, um eine Minute pro Tag steigern.

Ergebnis:

1. Ich habe mich fünf Minuten lang auf die Lektüre der Zeitung konzentriert, und dann hat es mich so interessiert, dass ich tatsächlich 15 Minuten lang gelesen hatte.
2. Ich habe es geschafft, die Lesezeit um 5 Minuten pro Tag zu erhöhen. Meine Konzentration ist nicht so schlecht, wie ich dachte.

Beispiel 2

Gedanke: Wegen der Mastektomie begehrt mein Mann mich sexuell nicht mehr.

Vorhersage: Männer interessieren sich nicht für Frauen, die keine attraktiven Brüste haben.

Experiment: Vom Partner erfragen, was ihn an Frauen anzieht, zum Beispiel Persönlichkeit, Kleidung, körperliches Aussehen.

Ergebnis: Mein Mann legt bei einem Partner den größten Wert auf Persönlichkeit und Humor. Er sagt, er liebt und begehrt mich genauso wie früher. Vielleicht ist er doch nicht in dem Maß von mir abgestoßen, wie ich dachte.

Experimente können als Hausaufgabe gegeben werden oder man kann sie in der Sitzung durchführen. Bei beiden Beispielen oben hätte der Versuch in Gegenwart des Therapeuten gemacht werden können. Der erste Patient könnte gebeten werden, 5 Minuten lang zu lesen und darüber zu berichten, wie leicht oder wie schwer es ihm fiel, sich zu konzentrieren. Im zweiten Fall könnte der Therapeut den Partner bitten, in Anwesenheit des Patienten all die Dinge aufzulisten, die er an Frauen attraktiv findet.

Verhaltensexperimente in der Sitzung sind sehr wertvoll bei der Arbeit mit Angstpatienten. Wenn ein Patient an Panikattacken leidet, muss seine katastrophierende Fehlinterpretation der körperlichen Symptome der Angst erfragt und dann in der Sitzung geprüft werden. Gefühle von Atemnot können als Zeichen fehlinterpretiert werden, dass der Betroffene nicht mehr atmen kann und ersticken wird. Der Therapeut kann beim Patienten Panikgefühle auslösen, indem er ihn in der Sitzung hyperventilieren lässt.

Beispiel 3

Gedanke: Wenn ich außer Atem komme, heißt das, dass ich ersticken werde.

Vorhersage:

1. Wenn dies wirklich ein körperliches Problem ist, werde ich es nicht lösen können, indem ich nur schnell atme.
2. Wenn ich meine Atmung nicht kontrolliere, werde ich ersticken.

Experiment: Ich hyperventiliere mit dem Therapeuten in der Sitzung. Ich versuche nicht, meine Atmung zu kontrollieren.

Ergebnis:

1. Die Atemübung hat dieselben Symptome hervorgerufen, die ich während einer Panikattacke habe.
2. Wenn ich nicht versuchte, meine Atmung zu kontrollieren, ging die Atemlosigkeit schneller wieder weg.

Es ist wahrscheinlich die Angst und nicht ein Atemproblem. Wenn ich freier atme, wird es mir tatsächlich besser und nicht schlechter gehen.

Manchmal erbringen Verhaltensexperimente nicht das gewünschte Ergebnis.

Eine deprimierte Patientin kommt zurück und berichtet, dass die Hausaufgabe eine Katastrophe war. Sie rief – wie verabredet – ihre Freunde an, die alle zu beschäftigt waren, um sie zu treffen. Die Bedeutung dieses Ergebnisses für die Patientin kann untersucht werden. Wie deutete sie die Reaktionen ihrer Freunde? Waren sie wirklich so beschäftigt? Konzentriert sie sich selektiv auf die negativen Aspekte der Antworten? Es könnte sich durchaus herausstellen, dass eine ihrer Freundinnen sagte, sie sei diese Woche ausgebucht, würde aber die Patientin sehr gern ein andermal sehen. Aber die Patientin hat diesen Aspekt in ihrer Schlussfolgerung verdrängt.

Ein „gescheitertes" Experiment kann immer Auskunft über die Gedanken des Patienten geben und darüber, wie er sich unabsichtlich in einer Art und Weise verhalten hat, die zum Scheitern der Aufgabe geführt hat. Wenn eine wirklich negative Reaktion auf einen solchen Versuch erfolgt, kann kognitive Arbeit geleistet werden, um die Bedeutung der Zurückweisung möglichst klein zu halten.

Verhaltenstechniken für ängstlich beschäftigte Patienten

Der ängstliche Patient sieht Krebs als eine ernsthafte Bedrohung, die er nicht kontrollieren kann. Die Zukunft ist schrecklich ungewiss. Die Ungewissheit über die Prognose und Zweifel darüber, ob man sie bewältigen kann, sind Themen für alle Patienten mit Krebs, aber für den ängstlichen Patienten werden sie geradezu erdrückend. Verhaltensaufgaben können hier helfen, die Kontrolle zu verbessern und die Ungewissheit zu reduzieren. Das folgende Beispiel zeigt, wie eine einfache Verhaltensmaßnahme eine Veränderung der Einstellung herbeiführen kann.

Mary war eine 56-jährige Witwe, die 1984 wegen eines Zervixkarzinoms behandelt worden war. Sie bekam zwei Serien Chemotherapie, gefolgt von radikaler Radiotherapie des gesamten Beckens. Sie unterzog sich dann zweier Caesium-Implantationen. Der Tumor sprach nicht vollständig darauf an und es kam nach sechs Monaten zu einem Rezidiv. Mary sprach gut auf die zweite Behandlungsserie an, doch obwohl sie jetzt rezidivfrei war, konnte sie sich nicht von der Annahme befreien, dass der Krebs noch immer da sei.
Eine Analyse ihrer Aktivitäten unter der Woche zeigte, dass sie viel Zeit allein verbrachte und wenig Kontakt mit anderen Menschen hatte. Der einzige Kontakt, den sie hatte, beschrankte sich auf gelegentliche Arbeit im Laden ihrer Schwester. Obwohl sie diese Arbeit gut machte, hatte sie ständig Angst vor Kritik und sagte sich oft: „Sie wollen mich nicht hier – ich bin immer fehl am Platz." Ihre Gedanken über die Krankheit waren am intensivsten, wenn sie allein war und sich langweilte. Diese Gedanken vermischten sich mit anderen automatischen Gedanken darüber, dass sie nicht gebraucht wurde. In der Sitzung konnte sie ehrlich darüber sprechen, dass ein Teil in ihr den Ärzten glauben konnte, wenn sie ihr sagten, dass sie frei von der Krankheit war, aber sobald sie allein war, war sie unfähig, ihre Ängste zu bewältigen.
Die Verhaltensintervention war darauf ausgerichtet, Mary von ihren krebsbezogenen Gedanken abzulenken, wenn sie unfähig war, damit umzugehen. Damit wurde auch der Rahmen abgesteckt, ihr mehr Kontrolle über Bereiche ihres Lebens zu verschaffen, die sie sehr wohl beeinflussen *konnte*. Der Therapeut fing mit dem wöchentlichen Aktivitäts-

plan an und bat sie, für jeden Tag eine Aktivität zu planen. Es wurden vorrangig Aktivitäten ausgewählt, die ihr ein Gefühl der Leistungsfähigkeit vermittelten. Sie entschied sich für das Streichen und Tapezieren ihres Hauses als ein Ziel, das sie schon seit langem aufgeschoben hatte. Spazierengehen war eine weitere angenehme Aktivität, der sie nachgehen wollte. Ihr Selbstbewusstsein stieg, nachdem sie ein Zimmer in ihrem Haus erfolgreich gestrichen hatte. Das positive Feedback dieser Verhaltensweisen stellten nun auch ihre Annahmen darüber in Frage, dass sie noch immer Krebs hatte. Sie sagte: „Wenn ich noch krank wäre, wäre ich nicht in der Lage gewesen, die Dinge zu tun, die ich in der letzten Woche gemacht habe."
Mit Fortschreiten der Therapie stellte Mary sich herausfordernde Aufgaben. Sie begann, sich für eine örtliche karitative Organisation zu engagieren – dies gab ihr eine Aufgabe im Leben, bei der sie das Gefühl hatte, gebraucht zu werden – und suchte nun auch Wege, sich besser durchzusetzen. In diesem Fall machte die Aktivitätsplanung nur einen Teil des gesamten KVT-Programms aus.
Mary besuchte auch eine Entspannungsgruppe, durch die sie Selbsthilfetechniken für den besseren Umgang mit ihrer Angst lernte. Mit fortschreitender Therapie lernte sie, ihre selbstzerstörerischen Gedanken zu identifizieren, und war schließlich in der Lage, ihre Annahmen, dass man sie nicht wolle und dass sie keinen Erfolg habe, in Frage zu stellen.

Diese Form von Aktivitätsplanung lenkt die Aufmerksamkeit des Patienten weg vom Krebs und hin zu anderen Bereichen seines Lebens. Beim angstgestörten Patienten mit seiner Unfähigkeit, die Krankheit unter Kontrolle zu halten, kann dieser neue Ansatz folgendermaßen eingeführt werden:

„Wenn wir erkennen, dass wir nur wenig tun können, um Kontrolle über einen bestimmten Bereich unseres Lebens auszuüben, fühlen wir uns hilflos. Das kann sich auch unnötigerweise auf andere Bereiche auswirken, über die wir eigentlich viel Kontrolle haben."

Der Therapeut ermutigt dann den Patienten, die Vor- und Nachteile zu prüfen, wenn er sich ausschließlich auf die Krankheit konzentriert. Patienten in fortgeschrittenem Krankheitsstadium könnten folgende Aussage als nützlich empfinden, um sich neu zu orientieren:

„Man hat keine Kontrolle über den Tod, aber man hat Kontrolle über sein Leben."

Ängstliche Patienten versuchen oft vergeblich, mit der Krebserkrankung fertig zu werden, indem sie verzweifelt nach mehr und mehr Informationen suchen oder eine alternative Behandlung nach der anderen ausprobieren. Die KVT lenkt und leitet ihre Energien mit geschickteren und flexibleren Coping-Methoden. Manchmal ist es geradezu notwendig, die Informationssuche zu verbieten, wenn diese den Zyklus der ängstlichen Beschäftigung weiter ankurbelt. Zu anderen Zeiten wiederum ist es vielleicht am besten, den Patienten dabei zu unterstützen, effizienter an Informationen heranzukommen, indem Fragen an die Ärzte einstudiert oder Gründe geklärt werden, warum besondere Informationen notwendig sind.

Eine weitere Methode zur Förderung der persönlichen Kontrolle besteht darin, Patienten zu helfen, eine realistische Einstellung zu ihrer Gesundheit zu gewinnen. Maßnahmen zur Verbesserung der Prognose sind nicht auf die medizinische Behandlung der Krankheit beschränkt. Es gibt Vieles, was die Patienten tun können, um ihre eigene Gesundheit zu fördern, z. B. regelmäßige Bewegung, das Rauchen aufgeben, gesunde Ernährung und Möglichkeiten der Entspannung finden. Diese Aktivitäten sind in jeder Hinsicht gesund und können auch zum Kampf gegen die Krankheit beitragen. Der Patient und sein Partner können eine Liste an Dingen zusammenstellen, die sie tun können, um einen gewissen Einfluss auf die Krankheit auszuüben. Dies kann in Form eines Brainstormings geschehen, wo beide einfach alles aufschreiben, jede kleinste Möglichkeit, von Vitamin C bis Aromatherapie. Allein der Akt, dies alles zu Papier zu bringen, wirkt der Annahme entgegen, dass der Patient nichts tun könne. Der ängstliche Patient benutzt diese Strategien vielleicht schon, aber die Therapie trägt dazu bei, ihren Nutzen in einem weiteren Zusammenhang zu sehen.

Eine Frau mit Ovarialkarzinom trainierte bis zur Erschöpfung, indem sie bei jedem Besuch des Schwimmbades sechzig Bahnen schwamm und jeden Tag joggte. In ihrem Fall war es notwendig, angemessene und mäßige Wege des Gesundheitstrainings zu diskutieren und zu planen.

Ähnliche Methoden können beim Umgang mit der Ungewissheit hinsichtlich des Ausgangs der Krankheit angewandt werden. Verhaltenstechniken können dazu dienen, den Fokus von der Prognose der Erkrankung abzulenken. Der Therapeut könnte z. B. sagen:

„Wir können nicht viel tun, um das Risiko eines Rezidivs zu vermindern, aber wir können Ihnen helfen, andere Unsicherheiten in Ihrem Leben zu reduzieren."

Aktivitäten werden so geplant, dass sie vorhersehbar sind und Vergnügen bereiten. Die Teilnahme an interessanten Aktivitäten lenkt den Patienten von der Beschäftigung mit einem möglichen Rezidiv ab.

So stellte eine Frau mit wiederholten Befürchtungen eines Rezidivs in verschiedenen Körperregionen fest, dass sich ihre Angst zu Weihnachten vermindert hatte. Die Freude, sich um ihre kleinen Kinder kümmern zu können, lenkte sie davon ab, an ihre Krankheit zu denken.

Verhaltenstechniken für hilflose/hoffnungslose Patienten

Für den Patienten, der hilflos/hoffnungslos auf die Krankheit reagiert, gibt es keine Ungewissheit und Zweifel mehr, sondern nur noch tiefen Pessimismus in Hinblick auf die Zukunft. Der Betroffene ist davon überzeugt, dass es keine Kontrolle über die Krankheit gibt. **Bei solchen Patienten kann Aktivitätsplanung sogar noch hilfreicher sein als bei ängstlichen Patienten.**

Jenny war eine 45-jährige Lehrerin. Ihr Allgemeinarzt entdeckte Brustkrebs (T2 N1b) bei ihr und sie unterzog sich einer lokalen Exzision des Tumors mit anschließender Strahlentherapie. Nach Beginn der Strahlentherapie fühlte sie sich deprimiert, hoffnungslos

Tabelle 6.1 Wochenplan einer hilflosen/hoffnungslosen Patientin mit Brustkrebs (Jenny)

Zeit	Montag	Dienstag	Mittwoch
9–10	Fahrt zur Klinik zur Behandlung		Fahrt zur Klinik zur Behandlung
10–11	Heimfahrt		Heimfahrt
11–12	Wäsche		Postamt
12–13			Mittag essen
13–14			Freund auf einen Drink getroffen
14–15	Gartenarbeit		Spazieren gegangen
15–16	Sohn abgeholt	45 Minuten geschrieben	Nachbarn von nebenan besucht
16–17	20 Minuten geschrieben; Sohn zum Fußball gebracht	Sohn abgeholt. Zum Fußball gebracht	Sohn abgeholt
17–18	Nach Hause gegangen	Fußballstunde	
18–19	Sohn abgeholt	Abendessen	Abendessen
19–20	Abendessen. Kind ins Bett gebracht	Kind ins Bett gebracht	Kind ins Bett gebracht
20–24	Nachrichten geschaut. Übungen	Nachrichten geschaut. Übungen	Nachrichten geschaut. Übungen

und wütend. Sie war besorgt wegen ihres steifen Arms und befürchtete, dass sie ihren Job nicht mehr ausüben könnte, wenn sie Chemotherapie bekommen würde. Sie war geschieden und hatte einen 8-jährigen Sohn. Beide Eltern waren tot, und sie hatte sehr wenig soziale Unterstützung von Verwandten oder Freunden.

Die Therapie fokussierte sich zunächst auf das Gefühl der Hoffnungslosigkeit. Der Therapeut erfragte, welche Ziele sie für die Zukunft haben könnte, wenn sie vom Krebs geheilt werden würde. Dies erwies sich anfänglich als schwierig, zum Teil wegen ihrer depressiven Stimmung und zum Teil, weil sie jedes persönliche Ziel als egoistisch betrachtete. Die identifizierten Ziele waren unter anderem einen Freund in Frankreich besuchen, umziehen, schreiben, fit werden, eine passende Schule für ihren Sohn finden und mehr

Zeit	Donnerstag	Freitag	Samstag	Sonntag
9–10	Fahrt zur Klinik zur Behandlung	Fahrt zur Klinik zur Behandlung		
0–11	Heimfahrt	Heimfahrt		Wäsche
1–12	Tee und Unterhaltung mit Freunden	Tee mit Freunden	Einkaufen	
2–13		Mittagessen bei Freunden	Tonband der Therapiesitzung angehört	Schwester treffen
3–14	Mittagessen und Haushalt		Mittagessen	
4–15	Besuch eines Arbeitskollegen	Einkaufen	Buch gekauft	Mittagessen mit Schwester
5–16	Sohn von der Schule abgeholt	Sohn von der Schule abgeholt		Spaziergang
6–17	Einkaufen			Freund und Schwester zum Tee besucht
7–18			Kochen	
8–19	Abendessen		Kochen	Nach Hause gefahren
9–20		Abendessen bei Freunden	Abendessen	Abwasch, etc.
0–24	Nachrichten. Telefonate. Übungen	Zu Hause	Lesen. Übungen	Bügeln. Sohn ins Bett gebracht

Einträge hier mit SAS 2014, Font von Jürgen Weltin und Ute Andresen

mit ihrem Sohn zu unternehmen. Sie erklärte sich damit einverstanden, einige dieser Aktivitäten als Teil ihres Programms auszuprobieren, um mehr Erfahrung mit Erfolg und Vergnügen zu sammeln und so ihre Zeit zu strukturieren.
Am Ende dieser Sitzung bat der Therapeut sie um Feedback und Jenny antwortete, „Wozu soll ich all diese Dinge tun, um mich aufzumuntern, wenn ich sowieso bald sterben werde?" Dieser automatische Gedanke machte eine kognitive Intervention erforderlich, um sicherzustellen, dass die Hausaufgaben erfolgreich verlaufen würden. Der Therapeut half Jenny, einige Vorteile in Betracht zu ziehen, die sich aus der Verbesserung ihrer Stimmung ergeben könnten, unabhängig von der Prognose ihrer Krankheit. Auf das Grundprinzip von Aktivitätsplanung wurde noch einmal hingewiesen, und die Hausaufgabe bestand in einem Experiment: „Warten wir ab, was passiert, wenn Sie einige dieser Dinge ausprobieren."

In den folgenden zwei Wochen verminderte sich Jennys Hoffnungslosigkeit und sie hatte das Gefühl, von ihren negativen automatischen Gedanken weniger überwältigt zu werden. Sie erledigte die selbstgestellten Aufgaben, nahm sich täglich etwas Zeit für sich und fing auch ein leichtes Übungsprogramm an. **Die Aktivitätsplanung bildete die Basis für spezifischere kognitive und verhaltensorientierte Interventionen im Verlauf der Therapie** (Tab. 6.1; Formular für Wochenplanung s. Anhang).

Die Konzentration auf die Lebensqualität erhöht die persönliche Kontrolle über Aktivitätsbereiche eines Menschen, die nichts mit Krebs zu tun haben. Indem man Erfahrungen fördert, die ein Gefühl von Können und Kontrolle bewirken, hilft man dem Patienten, wieder eine aktive Rolle in der Welt zu spielen. Es wird das Konzept des Leistungsvermögens erklärt und der Patient wird aufgefordert, eine Liste jener Aktivitäten aufzustellen, die dieses Konzept noch fördern könnten.

Der Partner kann an dieser Übung teilnehmen. Ein anderer Ansatz besteht darin, ein Experiment aufzustellen, in dem der Patient einige dieser Verhaltensweisen ausprobiert und sie je nach dem Grad der Kontrolle bewertet, den er erreicht, wenn er sich damit beschäftigt. Die Aktivitäten müssen individuell zugeschnitten sein und sollten – wie alle Verfahren der kognitiven Verhaltenstherapie – gemeinsam erarbeitet werden, damit der Patient das Prinzip des Experiments versteht und schon bei der Ausarbeitung eine aktive Rolle spielt.

Aktivitäten, die mit Gefühlen der Kontrolle verbunden sind, gibt es vom Wäschewaschen bis hin zum Modellbau. Der Patient sollte ermutigt werden, seine Ziele realistisch zu setzen. Eine einfache Tätigkeit, wie z. B. eine Tasse Tee machen, kann für einen Patienten während der Chemotherapie viel schwieriger und komplexer sein als für einen gesunden Patienten.

Im Idealfall kann der Partner so weit wie möglich in diese Vorgehensweise mit einbezogen werden. Die Beziehung sollte daraufhin untersucht werden, ob es zwischenmenschliche Faktoren gibt, die zum Gefühl der Hoffnungslosigkeit beitragen. Manche Partner fangen an, die ganze Hausarbeit allein zu machen, und lassen es nicht zu, dass der Betroffene mit Krebs irgendetwas tut. In diesem Fall sollte ein Vertrag ausgehandelt werden, der es dem kranken Partner erlaubt, so viel wie möglich zu tun, soweit es die Krankheit zulässt. Der gesunde Partner muss lernen, sowohl zu nehmen als auch zu geben. Dies erfordert manchmal, dass besondere Aufgaben gestellt werden, die den Patienten dazu veranlassen, Dinge für seinen Partner zu tun, z. B. ihm für seine Unterstützung zu danken.

Der hilflose Patient berichtet vielleicht über negative Kognitionen in Form von Zweifeln, inwieweit seine Gesundheit durch Andere beeinflusst werden kann. Mit Verhaltensaufgaben können diese hilflosen Einstellungen in Frage gestellt werden. Und indem man dem Patienten zeigt, wie er aktiv zu seiner Genesung beitragen kann, wird sein Kampfgeist gefördert.

Medizinischen Rat befolgen

Diese einfache Strategie soll den Schwerpunkt der Kontrolle in der Arzt-Patient-Beziehung neu positionieren. Der Patient hat zwar wenig zu sagen bei der Wahl der spezifischen Behandlung, aber er kann wählen, ob er sich der Behandlung fügt oder nicht. Therapie-Compliance ist kein passives Phänomen, sondern der Patient ist aktiv daran beteiligt. Indem er Termine einhält, Medikamente regelmäßig einnimmt und zur Blutabnahme geht, kann er die Chancen einer Genesung erhöhen. Jeder ambulante Termin stellt eine bewusste Entscheidung dar, mit den Ärzten zusammen die Krankheit zu bekämpfen. Dies kann noch dadurch betont werden, indem die Folgen einer Non-Compliance aufzeigt werden.

Nach Information suchen

Man kann dem hilflosen/hoffnungslosen Patienten helfen, mehr Kontrolle über die Krankheit zu bekommen, indem man ihn auf Informationsquellen, wie z. B. Broschüren über die Krankheit, von Patienten verfasste Bücher usw. hinweist. Man kann ihn dazu ermutigen, seinem Arzt Fragen über die Krankheit zu stellen. Die medizinische Beratung ist eine angsterregende Situation, wo alle Macht beim Arzt liegt. Deswegen ist es vielleicht notwendig, schon vorher mit dem Patienten zusammenzuarbeiten, um die Wahrscheinlichkeit zu erhöhen, dass er effiziente Fragen stellt und adäquate Antworten bekommt. Fragen niederzuschreiben, damit sie beim nächsten Arztbesuch nicht vergessen werden, ist ein einfaches und nützliches Vorgehen. Manche Patienten müssen vielleicht erst proben oder mit dem Therapeuten durchspielen, was sie dem Arzt sagen wollen.

Diese Technik liefert auch wertvolle Informationen über die automatischen Gedanken des Patienten in der Situation. Um effizient Informationen sammeln zu können, muss der Patient lernen, spezifische Fragen zu stellen. Man kann ihm die Aufgabe erleichtern, indem der Therapeut den Arzt informiert, dass der Patient ermutigt wurde, bestimmte Fragen über die Behandlung zu stellen. Diese Technik erweist sich unter Umständen als starke Erfahrung von Können. Sie dient auch dazu, das Vertrauen in das medizinische Personal zu stärken, was wiederum den Glauben des Patienten bestärkt, der Arzt werde die Krankheit kontrollieren. In einem weiteren Schritt kann das Vertrauen des Patienten in den Arzt und die Klinik untersucht werden. Wo sie angebracht erscheinen, werden kognitive Techniken wie die Realitätsprüfung dazu verwendet, die Glaubwürdigkeit der therapeutischen Teams in den Augen des Patienten sicherzustellen. Gerade bei einer Krankheit wie Krebs, wo ein Patient anders als bei anderen Krankheiten vielleicht nicht in der Lage ist, selbst viel zu seiner Gesundung beizutragen, ist es wichtig, dass Vertrauen und eine effektive Kommunikation zwischen Patienten und behandelndem Team besteht.

Die Wahl einer Strategie wird von den Problemen des einzelnen Patienten abhängen. Wie immer muss sich der Therapeut der Gratwanderung bewusst sein, den Patienten einerseits mit negativen Gedanken und Gefühlen zu Krebs zu konfrontieren und ihm andererseits dabei zu helfen, sich von überwältigenden negativen Gedanken abzulenken.

Weitere Anwendungen von Verhaltenstechniken

Bisher haben wir die Anwendung von Verhaltenstechniken betrachtet, die dem Patienten helfen sollen, mit der Bedrohung zurechtzukommen, die Krebs für sein Überleben bedeutet. Sorgen in Hinblick auf ein Fortschreiten der Krankheit und auf die Lebenserwartung gehen oft einher mit Sorgen über die Auswirkungen, die die Krebserkrankung auf wichtige Bereiche des Lebens des Patienten haben könnte. In einer Studie über Patienten mit neu diagnostiziertem Krebs fanden Harrison et al. (1994), dass die aktuelle Krankheit 50% der Patienten große bis mäßige Sorge bereitete, und sich 22% um die Zukunft Sorgen machten. Sorgen machten den Patienten auch die Auswirkungen der Behandlung (24 %), körperliche Symptome (18 %) und die Unfähigkeit, manche Dinge zu tun (18 %).

Die Unterscheidung zwischen der Bedrohung für das Überleben und der Bedrohung auf andere Lebensbereiche des Patienten ist in der klinischen Praxis oft willkürlich. Die angstgestörte Patientin von vorhin hatte ein chronisch defizitäres Selbstwertgefühl. Die hilflose Patientin hatte auch in der Vergangenheit Probleme im zwischenmenschlichen Bereich und betrachtete die Nebenwirkungen im Rahmen der Krebsbehandlung (der steife Arm nach Radiotherapie) als ein Zeichen dafür, dass sie ein Invalide war. Verhaltenstechniken können in Zusammenhang mit Problemen aus anderen Lebensbereichen des Patienten wie z. B. Behandlung, körperliche Behinderung, Beziehungen, Selbstwertgefühl usw. angewandt werden.

Eine Patientin, die ihre Krankheit gut angenommen hatte und nicht unter einem Gefühl der Hoffnungslosigkeit bezüglich der Zukunft litt, hatte trotz alledem eine depressive Symptomatik, die gut auf Verhaltensinterventionen ansprach.

Betty war eine 60-jährige Büroangestellte im Ruhestand mit Ovarialkarzinom im Stadium III. Sie unterzog sich einer Reihe von erfolgreichen Behandlungen, erlitt jedoch drei Jahre danach ein Rezidiv. Sie reagierte gut auf die zweite Behandlungsserie, doch blieben danach ständige Müdigkeit, frühmorgendliches Aufwachen und Weinerlichkeit bestehen. Die Symptomatik besserte sich ein wenig, als sie Antidepressiva von ihrem Allgemeinarzt bekam, aber sie war immer noch deutlich deprimiert, als sie zum Psychiater überwiesen wurde.

Als Folge ihrer depressiven Stimmung war das Verhaltensrepertoire dieser Frau stark eingeschränkt. Sie machte viele der Dinge nicht mehr, an denen sie früher Freude gehabt hatte. Dies wurde dadurch noch verschlimmert, dass sie und ihr Mann kurz vor dem Rezidiv ihres Tumors in einen Bungalow umgezogen waren. Ein Großteil des Auspackens und Einräumens war liegengeblieben. Ihre negativen automatischen Gedanken waren selbstkritisch – „Ich sollte nicht so sein. Ich sollte mich aus diesem Schlamassel selbst herausziehen können" und „Ich schäme mich, weil ich nicht einmal die Dinge im Haus erledige". Sie schob alles auf den Umzug: „Alles ist schiefgegangen, seitdem ich umgezogen bin. – Ich hätte Krebs nicht wiederbekommen, wenn ich nicht umgezogen wäre." Sie ließ sich selbst von ihrem Groll lähmen, weil er ihre Motivation, irgendetwas im neuen Haus zu machen, reduzierte. Aber ihre Inaktivität führte zu weiteren negativen Gedanken über ihre Unfähigkeit, so zu handeln wie ihr früheres Ich.

Betty wurde mit kognitiver Verhaltenstherapie und antidepressiver Medikation behandelt. Die Hausaufgabe der ersten Woche bestand darin, dass sie ihre Aktivitäten registrieren und mit einigen kleinen anfangen sollte, um ihr Haus in Ordnung zu bringen – in speziell ihrem Fall z. B. eine halbe Stunde pro Tag stricken und drei Fächer des Kleiderschranks einräumen. Dies führte zu einer Verbesserung ihrer Stimmung innerhalb einer Woche. Sie protokollierte, wie gut sie jede Aktivität meisterte und welches Vergnügen es ihr bereitete. Wie es oft der Fall ist, hatte sie – einmal angefangen – Erfolgserlebnisse, ihre Motivation nahm zu und sie schaffte mehr als geplant (Tab. 6.2).

Ihre Stimmung besserte sich kontinuierlich über die nächsten Wochen, aber die Müdigkeit blieb bestehen, und sie wurde wegen Bauchschmerzen ein paar Wochen später in der Klinik aufgenommen. Man stellte fest, dass sie an einer akuten myeloischen Leukämie als Folge der Behandlung ihres Ovarialkrebses litt, und sie verstarb kurze Zeit später.

Dieser Fall wirft einige interessante Fragen auf. Erstens, wurde die Depression der Patientin durch die beginnende Leukämie verursacht? Dies kann letztlich nicht völlig

Tabelle 6.2 Wochenplan einer Patientin mit Ovarialkarzinom und Depression (graduierte Aufgabenstellung: L für Leistungsfähigkeit, V für Vergnügen)

Zeit	Montag	Dienstag	Mittwoch	
9–10				
10–11				
11–12		Pläne für neue Kücheneinrichtung besprochen (L 10 V 5)		
12–13		Stricken: 35 Minuten (L 10 V 4)	Bügeln: 30 Minuten	
13–14		Schrank aufräumen (L 8 V 3)		
14–15				
15–16			Freund besucht (L 10 V 4)	
16–17				
17–18				
18–19		Essen bei einem Freund (L 10 V 6)		
19–20				
20–24			Stricken: 35 Minuten (L 10 V 3)	

ausgeschlossen werden, doch ihre Stimmung war schon einige Wochen vor Auftreten von körperlichen Symptomen niedergeschlagen gewesen, möglicherweise sogar bereits drei Monate früher, als sie noch behandelt wurde. Was auch immer die Ursache ihrer Depression gewesen war, jedenfalls reagierte sie innerhalb kurzer Zeit positiv auf die psychologische Behandlung.

Zweitens, war es richtig, diese Frau mit KVT zu behandeln? Wenn man gewusst hätte, wie kurz ihre verbleibende Überlebenszeit war, hätte man diese spezielle Form der Behandlung vielleicht nicht gewählt. Aber, wie oft zu beobachten ist, veränderte sich der körperliche Zustand der Patientin rasch während der Behandlung – was neue

Zeit	Donnerstag	Freitag	Samstag	Sonntag
9–10				
0–11				
1–12		Stricken: 45 Minuten (L 10 V 5)		
2–13		Hausarbeit: 45 Minuten (L 10 V 5)		
3–14			Einkaufen (L 9 V 5)	
4–15				
5–16	Einkaufen (L 10 V 4)			Geburtstag eines Freundes (V 6)
6–17				
7–18			Abendessen vorbereitet (L 10 V 5)	
8–19				
–20	Stricken: 35 Minuten (L 10 V 5)			Stricken: 1 Stunde (V 6)
–24			Stricken: 50 Minuten (V 6)	

Einträge hier mit SAS 2014, Font von Jürgen Weltin und Ute Andresen

Überlegungen und Pläne erforderlich machte. Der Therapeut muss Entscheidungen auf der Grundlage der Daten treffen, die ihm das medizinische Team rund um den Patienten zur Verfügung stellt.

In der kognitiven Verhaltenstherapie werden Probleme als Hypothesen formuliert. Der Therapeut wird normalerweise sagen: „Ihre Müdigkeit und Erschöpfung scheinen nicht durch körperliche Symptome verursacht, sie könnten eher Zeichen einer Depression sein. Wir können vielleicht etwas an Ihrer Gemütslage verändern und wir werden sehen, was mit Ihrer Müdigkeit passiert." So ist dies in Wirklichkeit passiert. Bettys Müdigkeit besserte sich ein wenig, verschwand aber nicht vollständig.

Schließlich zeigte dieser Fall die Anwendung von graduierten Aufgaben. Die gestellten Aufgaben waren zunächst sehr einfach und anspruchslos. Als sich Bettys Stimmung besserte, unterstützte sie der Therapeut, sich schwierigere und kompliziertere Aktivitäten auszusuchen. Tabelle 6.2 zeigt, wie sie allmählich die Zeit, die sie mit Stricken zubrachte, im Lauf einer Woche von 35 Minuten auf eine Stunde steigerte.

ZUSAMMENFASSUNG

Verhaltensinterventionen können ein sehr wirksames Mittel sein, um negative Einstellungen in Frage zu stellen, ein Gefühl von persönlicher Kontrolle zu geben und Selbsthilfemethoden zu vermitteln. Sie sind meistens die Strategie der Wahl am Anfang einer kognitiven Verhaltenstherapie. Verhaltensexperimente können jederzeit während der Therapie nützlich sein. Wenn man Hausaufgaben stellt, sollten verschiedene Faktoren berücksichtigt werden:

- Die Aufgabe den Bedürfnissen des Patienten anpassen. Wo immer möglich, die Aufgabe in Zusammenarbeit mit dem Patienten und seinem Partner stellen.
- Die Begründung für jede Aufgabe erläutern und sich Feedback geben lassen.
- Hausaufgaben so spezifisch und konkret wie möglich machen. Hausaufgaben für den Patienten aufschreiben, damit er sie mitnehmen kann. Klare Vorhersagen treffen darüber, was als Ergebnis erwartet wird.
- Die Aufgaben an das Bildungsniveau und die körperlichen und psychischen Fähigkeiten des Patienten anpassen.
- Eine Situation herstellen, in der es kein Verlieren gibt. Wo möglich sicherstellen, dass der Patient die Aufgabe erfolgreich bewältigt.
- In der nächsten Sitzung Feedback geben lassen, welche Effekte die Aufgabe ausgelöst hat.

7 Grundlegende kognitive Techniken

Ziel der kognitiven Verhaltenstherapie bei Patienten mit der Diagnose Krebs ist, Erleichterung bei emotionaler Not zu geben und Fehlanpassung zu korrigieren. Die kognitiven Techniken gehören zu den wichtigsten Behandlungsstrategien in der Therapie und sind essenzieller Bestandteil der zweiten Therapiephase. Dieses Kapitel behandelt die folgenden Themen:

- Die Anwendung kognitiver Techniken mit besonderer Berücksichtigung des „Dysfunctional Thought Record (DTR)", das am meisten verwendete Format zur Identifizierung und Infragestellung negativer Gedanken.
- Verwendung des Tagesprotokolls, um Gedanken und Annahmen zu erfragen, zu kontrollieren und zu bewerten, und Entwicklung von Aktionsplänen.
- Fünf grundlegende Methoden, um Gedanken und Annahmen zu bewerten sind Realitätsprüfung, Suche nach Alternativen, Reattribuierung (kognitives Neubenennen), Entkatastrophisieren und Abwägen von Vor- und Nachteilen.
- Vier weitere kognitive Techniken sind Ablenkung, Trainieren mit Selbstinstruktion, kognitive Einübung und Anwendung von Bildern.

7.1 Anwendung kognitiver Techniken

Automatische Gedanken und Überzeugungen erfragen

Der erste Schritt bei der kognitiven Intervention besteht darin, die Gedanken oder Annahmen zu identifizieren, die für das aktuelle Problem relevant sind. Ist das Problem, das der Patient in der Sitzung ansprechen will, einmal geklärt, untersucht der Therapeut die Gedanken, Gefühle, Verhaltensweisen und die damit verbundenen körperlichen Empfindungen (s. Abb. 2.3). Das Verständnis der Art und Weise, wie Kognition unsere Gefühle und Handlungen beeinflusst, ist für die gesamte Therapie von zentraler Bedeutung. Der Prozess, dem Patienten zu helfen, den Zusammenhang zwischen Gedanken, Emotionen und Verhaltensweisen zu erkennen, wird Sozialisierung in das kognitive Modell genannt. In diesem Stadium kann es nützlich sein, die Erfahrung des Patienten mit diesem Problem unter den folgenden vier Überschriften aufzulisten. Für einen Patienten, der sich wegen seiner Müdigkeit Sorgen macht, könnten die relevanten Faktoren folgendermaßen aussehen:

Körperliche Empfindungen	Gedanken	Gefühle	Verhaltensweisen
Müdigkeit	„Ich kann jetzt nichts tun." „Ich bin unnütz."	Deprimiert, hoffnungslos	Sich zurückziehen, weniger tun

Das kognitive Modell legt nahe, dass die Art und Weise, wie der Betroffene seine Erschöpfung sieht, sich signifikant darauf auswirkt, wie er damit zurechtkommt. Die zuverlässigste Methode für den Betroffenen, die Bedeutung eines solchen Symptoms zu erkennen, sind die Gedanken darüber, die er berichtet. Offen mitgeteilte Gedanken (z. B. „Ich hasse mich") oder Bilder (z. B. „Ich sehe, wie mich der Krebs auffrisst") sind wertvoller als die Deutungen des Therapeuten, wie der Patient denken könnte oder sollte. In diesem Zusammenhang wird Kognition definiert als „entweder ein Gedanke oder ein visuelles Bild, dessen man sich nicht bewusst ist, es sei denn, man lenkt seine Aufmerksamkeit darauf". Die Gedanken sind daher vielleicht nicht sofort offensichtlich, sondern machen einige Übungen erforderlich, bevor der Betroffene identifizieren kann, was ihn beunruhigt.

Beck et al. (1979) empfahlen fünf Schritte, wie der Patient Gedanken beobachten und protokollieren kann:

- Automatische Gedanken definieren.
- Mit Hilfe spezifischer Beispiele den Zusammenhang zwischen Gedanken und Gefühlen (oder Verhalten) aufzeigen.
- Das Vorhandensein von Kognitionen anhand der jüngsten Erfahrungen des Patienten aufzeigen.
- Hausaufgabe: Der Patient soll seine Gedanken aufschreiben.
- Das Gedankenprotokoll des Patienten lesen und konkretes Feedback geben.

Es gibt verschiedene Möglichkeiten, wie dem Patienten Wahrnehmungen aufgezeigt werden können:

- Der Patient wird gefragt, ob er kurz vor der Sitzung irgendwelche Gedanken über die Therapie hatte. Die Patienten könnten vielleicht denken: „Das hat gar keinen Zweck." „Ich bin nicht verrückt." „Warum schicken sie mich zum Psychiater?" „Bei mir ist alles schon zu spät, als dass man mir noch helfen könnte" usw.
- Der Therapeut kann jede emotionale Veränderung während der Sitzung kommentieren, z. B. wenn der Patient anfängt zu weinen, besorgt ausschaut usw. Diese emotionalen Veränderungen enthüllen oft „heiße Kognitionen" über den Therapeuten oder die Therapie, z. B. „Ich habe Sie auf die Uhr schauen sehen und dachte, dass Sie sich nicht für das interessieren, was ich sage."
- Man bittet den Patienten, sich zu erinnern, wann er das letzte Mal eine starke Emo-

tion erlebt hat. Ein erneutes schrittweises Abspielen der Situation im Gedächtnis kann die Gedanken oder Bilder offenlegen, die damals vorlagen.
- Eine aktuelle Erfahrung kann in der Sitzung mittels Rollenspiel oder mit Bildern rekonstruiert werden und der Patient wird gefragt: „Was geht Ihnen gerade durch den Kopf?"

Diese Techniken können im Verlauf der Therapie in jeder Sitzung angewendet werden, um Gedanken über entscheidende Ereignisse zu erfahren. Beim Erfragen dieser Gedanken soll der Therapeut versuchen, die verschiedenen Bedeutungen der jeweiligen Situation für den Betroffenen festzustellen. Man sollte so viele Gedanken wie möglich identifizieren und sich nicht mit dem ersten oder zweiten begnügen, weil die ersten Gedanken, die der Patient beschreibt, ziemlich oberflächlich sein können. Sich selbst zu fragen, ob man genauso beunruhigt wäre, wenn man so dächte, kann ein Hinweis darauf sein, ob eine „heiße Kognition" vorliegt. Zusätzlich zur Diskussion von Gedanken in der Sitzung wird der Patient dazu ermuntert, seine Gedanken auch zwischen den Sitzungen zu kontrollieren. Sobald der Patient das Konzept automatischer Gedanken verstanden hat, ist es wichtig, dass er diese Gedanken auch im Alltagsleben wahrnimmt und dann Methoden findet, sie zu bewerten.

Automatische Gedanken kontrollieren

Ist der Patient einmal mit der Idee vertraut, dass Gedanken mit emotionaler Not zusammenhängen, ist der nächste Schritt, diese Gedanken aufzuschreiben. Man gibt dem Patienten das Tagesprotokoll für automatische Gedanken (Anhang A4, Download https://t1p.de/ub9c) und bittet ihn, sich an die negativen Gedanken und an die Situation, in der sie vorkamen, zu erinnern, und an die dabei empfundene Emotion. Die Anweisungen werden jeweils von den speziellen Problemen abhängen. Man könnte einen deprimierten Patienten z. B. bitten, seine Gedanken jedes Mal aufzuschreiben, wenn sich die Depression verschlimmert. Eine Frau, die ängstlich mit der Krebskrankheit beschäftigt ist, könnte gebeten werden, sich an die Gedanken zu erinnern, wann immer sie sich wegen eines besonderen körperlichen Symptoms Sorgen macht. Andere Patienten können ihre Gedanken über besondere Themen niederschreiben, wie z. B. Hoffnungslosigkeit oder Unvorhersehbarkeit. Und wenn das Problem mit einer bestimmten Situation in Zusammenhang steht, z. B. einer Klinikphobie oder antizipatorischer Übelkeit, kann der Patient auf die Gedanken achten, die ihm in dieser besonderen Situation in den Sinn kommen. Eine spezifische Orientierungshilfe dafür, was und wann man schreiben soll, erhöht die Wahrscheinlichkeit, dass die Hausaufgabe auch durchgeführt wird.

Tabelle 7.1 Automatische Gedanken eines Patienten mit Erschöpfung, Hoffnungslosigkeit und Depression
(Bewertung der Erschöpfung und Emotionen von 0 bis 10)

Situation	Erschöpfung	Emotionen	Automatische Gedanken
Meine Enkelin kam und ich war zu müde, um mit ihr zu spielen.	8	Deprimiert, hoffungslos **10**	Ich kann nichts mehr tun; ich bin nutzlos.
Versucht, das Bett zu machen	6	Deprimiert **5**	Ich kann das nicht mehr. Ich bin nutzlos. Was soll ich noch?

7

In unserem Beispiel des Patienten, der sich sehr müde fühlte, könnte die Hausaufgabe darin bestehen, Zeiten aufzuschreiben, wann er sich müde fühlt (die Symptome auf einer Skala von 0 bis 10 bewerten), und dann die Gedanken und Gefühle aufzuschreiben, die er dabei erfährt (Tab. 7.1).

In der Regel braucht es Anweisungen und Übung, um die automatischen Gedanken in der richtigen Form niederzuschreiben. Nützliche Ratschläge wären z. B. folgende:

- *Fassen Sie sich kurz:* „Ich bin ein Versager" statt „Ich ging letzte Woche nach Hause und er sagte mir etwas, das mir ein schreckliches Gefühl gab, und es war, als ob mir jemand gesagt hätte, dass ich ein Versager bin".
- *Situationen, Emotionen und Gedanken klar unterscheiden:* Im vorigen Beispiel wurde alles durcheinandergebracht.
- *Aussagen statt Fragen aufschreiben:* „Was soll ich bloß tun?" wird zu „Mir fällt nichts ein, was mir helfen könnte".
- *Automatische Gedanken getrennt aufschreiben:* nicht in einem langen tagebuchähnlichen Strom des Bewusstseins.
- *Vergewissern Sie sich, dass Sie die automatischen Gedanken wirklich erfasst haben:* Viele Menschen schreiben Tatsachen auf, wie z. B. „Wir haben Schulden", lassen aber die nachfolgenden Gedanken aus, die die eigentlich beunruhigenden sind, wie „Ich bin sicher, sie bringen uns vor Gericht", „Ich kann die Schande nicht ertragen", „Ich bin zu krank, um damit fertig zu werden".

Alternative Antworten	Aktionsplan
Es geht mir heute schlecht. Ich habe größere Atemnot als sonst, aber ich kann immer noch einige weniger ermüdende Spiele mit ihr spielen. Niemand sonst meint, dass ich nutzlos bin. Ich kann noch immer genießen, mit ihr zusammen zu sein, selbst wenn wir nicht zu intensiv spielen.	Spiele planen, die ich in Zukunft spielen kann, die körperlich nicht zu anstrengend sind. Sie an Tagen einladen, wenn ich weniger erschöpft bin.
Ich hab's gestern geschafft, obwohl ich müde war. Ich weiß, dass ein bestimmter Teil der Müdigkeit psychisch ist und nicht körperlich. Wenn ich nur den Versuch mache, geht es mir schon besser.	Gib nicht gleich auf, nur weil du dich müde fühlst. Versuche, ob es nicht doch möglich ist.

Es ist am besten, wenn der Patient die Gedanken zu dem Zeitpunkt sammelt, wenn sie auftreten, aber dies ist nicht immer möglich. Es ist vielleicht notwendig, jeden Abend 15 Minuten zum Schreiben vorzusehen. Wenn das Beobachten und Erkennen von Gedanken als Hausaufgabe gestellt wird, sollte diese am Anfang jeder Sitzung besprochen werden.

In diesem Stadium wird der Patient nicht gebeten, seine Gedanken in Frage zu stellen. Manchmal genügt das Aufschreiben der Gedanken, um ihre Häufigkeit zu reduzieren.

Automatische Gedanken und Überzeugungen bewerten

Wurde das Konzept der automatischen Gedanken einmal verstanden und der Betroffene hat sie erfolgreich aufgeschrieben, ist der nächste Schritt, sie in Frage zu stellen. Weil Menschen oft zuviel aufschreiben, ist es wichtig, ihnen dabei zu helfen, den besten Gedanken herauszufinden, der in Frage gestellt werden soll. Eine Methode ist, den Gedanken auszuwählen, der die emotionale Reaktion am besten zu erklären scheint, d. h. den am meisten beunruhigenden Gedanken, und diesen den „heißen Gedanken" zu nennen, den der Patient prüfen soll. Sind die Gedanken identifiziert und niedergeschrieben, können sie zunächst auf kognitive Verzerrungen (Denkfehler Anhang A2, Download https://t1p.de/9azd) hin untersucht werden.

Beispiele sind im Folgenden genannt:

Automatischer Gedanke	Verzerrung
Mein Mann schläft nicht mehr mit mir. Ich bin nicht attraktiv.	Willkürliche Schlussfolgerung
Niemand kann mich mehr lieben, seitdem ich Krebs habe.	Übergeneralisierung

Die Verzerrung aufzudecken, kann der erste Schritt sein, den Gedanken als unrealistisch einzustufen. Vielleicht ist in diesem Stadium der Therapie für den Patienten ein Merkblatt von Nutzen, das kognitive Verzerrungen beschreibt. Ein solches Merkblatt für Krebspatienten findet sich am Ende dieses Buches und steht zur Verteilung an Patienten als Download bereit (Anhang A1, Download https://t1p.de/e5jh). Der nächste Schritt besteht darin, im Gedankenprotokoll die Spalte für die alternative Antwort auszufüllen. Dies ist kein einfacher Vorgang, weil es einen neuen Gedanken- und Gefühlsansatz erforderlich macht. Am besten füllt man mindestens ein Gedankenprotokoll mit dem Patienten aus, bevor man ihn selbst ein weiteres Protokoll als Hausaufgabe erstellen lässt. Einige Methoden, negative Gedanken in Frage zu stellen, werden später beschrieben. Findet der Patient im Gedankenprotokoll selbst alternative Antworten auf seine Gedanken, dann sollten sie so sein, dass sie für ihn auch von Bedeutung sind. Ein häufiger Fehler ist, schwache Argumente zu verwenden, wie z. B. lediglich das Gegenteil des automatischen Gedankens zu formulieren.

So könnte z. B. eine Frau mit Brustkrebs sagen: „Niemand kann mich jetzt lieben" (automatischer Gedanke) – worauf „Und man kann mich doch lieben!" die rationale Antwort wäre. Eine noch wirkungsvollere Antwort könnte lauten: „Ich weiß, dass mein Mann mich immer noch attraktiv findet, weil er mir das sagt. Ich verwechsle Liebe und sexuelle Attraktivität. Meine Kinder lieben mich. Mein Mann liebt mich."

Tabelle 7.2 Fragen, die sich Patienten selbst stellen können, wenn sie negative automatische Gedanken bewerten

Was sind meine Gründe zu glauben, dass dies wahr ist?
- Was sind meine Gründe, nicht zu glauben, dass dies wahr ist?

Kann man das auch anders sehen?
- Gibt es eine alternative Erklärung?
- Was würde ich zu einem Freund in dieser Situation sagen?

Wenn das wahr ist, ist es dann wirklich so schlimm, wie ich befürchte?
- Was kann schlimmstenfalls passieren?
- Was kann bestenfalls passieren?
- Was wird höchstwahrscheinlich passieren?
- Wie kann ich damit zurechtkommen?

Was sind die Vorteile, so zu denken?
- Was sind die Nachteile?

Tabelle 7.1 zeigt, wie ein Gedankenprotokoll bei Symptomen wie Erschöpfung, Hoffnungslosigkeit und Depression eingesetzt werden kann.

Antworten sind am wirkungsvollsten, wenn sie spezifisch sind und auf genau beschriebenen und überprüfbaren Ereignissen beruhen. In Tabelle 7.2 sind die Fragen zusammengefasst, die Patienten sich selbst stellen können, wenn sie negative Gedanken zu bewerten versuchen.

Einen Aktionsplan erarbeiten

Ein Gedankenprotokoll auszufüllen ist noch effektiver, wenn sich am Ende eine konkrete Handlung anschließt. Wenn eine überzeugende Alternative zum Gedanken gefunden wird, kann man sie in Zukunft als Memokarte für diesen Gedanken verwenden. Der Betroffene kann üben, wie er die Situation bei einer anderen Gelegenheit anders deuten kann. Eine Verhaltensaufgabe ergibt sich oft direkt aus der Übung.

In Tabelle 7.1 fand der erschöpfte Patient zwei Wege, mit der Niedergeschlagenheit fertig zu werden, weil er nicht mit seiner 3-jährigen Enkelin spielen konnte: Erstens könnte er an körperlich weniger anstrengende gemeinsame Aktivitäten denken und zweitens könnte er den Tag abwarten, an dem er sich weniger müde fühlte, und die Enkelin dann an diesem Tag einladen. Die negativen Gedanken in Frage zu stellen, erlaubt ein konstruktiveres Vorgehen bei der Problemlösung. In vielen Fällen liefern die Ergebnisse des Gedankenprotokolls schon die richtigen Schlussfolgerungen für den Aktionsplan. Wenn der Betroffene noch unsicher ist, ob der negative Gedanke richtig ist oder nicht, kann ein Verhaltensexperiment gemacht werden, um dies zu überprüfen (Kap. 6). In Tabelle 7.1 beschloss der Patient zu versuchen, das Bett regelmäßig zu machen, um zu überprüfen, ob die Müdigkeit ausschließlich körperlich begründet war oder vielleicht ein Symptom seiner Depression.

7.2 Grundlegende Methoden zur Überprüfung von Gedanken und Annahmen

Der Prozess der Beobachtung, Erkennung und Prüfung von automatischen Gedanken ist ein wesentliches Merkmal der kognitiven Therapie. Die Techniken, die der Patient verwendet, um Gedanken in Frage zu stellen, sind Teil des Problemlösungsverfahrens, das in der Sitzung gezeigt wird. Ist das Problem einmal definiert, werden die damit verbundenen negativen Emotionen bestätigt und der Patient wird ermutigt, sie offen auszudrücken (s. Kap. 5). Dann werden die negativen automatischen Gedanken erfragt und eine oder mehrere kognitive Interventionen zur Problemlösung eingesetzt, so wie unten beschrieben. Dies wird oft mit Hilfe eines Gedankenprotokolls realisiert, aber manchmal erfolgt dies auch durch eine informelle Besprechung.

Die im Folgenden beschriebenen Techniken sind die fünf häufigsten Methoden zur Prüfung von Gedanken und Überzeugungen:

- Realitätsprüfung
- Nach Alternativen suchen
- Reattribuierung (Neubenennung)
- Entkatastrophisierung
- Vorteile und Nachteile abwägen

Die Unterscheidung zwischen den verschiedenen Techniken ist nützlich, um kognitive Strategien zu erlernen, aber sie sollten nicht als verbindliche Kategorien verstanden werden. Wenn ein Therapeut in Ausbildung mit der Zeit an Erfahrung gewinnt, wird er bald mehrere Techniken innerhalb einer kurzen Zeitspanne einsetzen, um kognitive Veränderung herbeizuführen. Alle Therapeuten entwickeln ihre eigenen individuellen Techniken, die hier nicht notwendigerweise beschrieben werden.

Realitätsprüfung

Realitätsprüfung bedeutet einfach nur Prüfung der Gültigkeit eines Gedankens oder einer Annahme. Der Patient wird gebeten, nach Beweisen zu suchen, die die Annahme unterstützen oder nicht unterstützen. Die Realitätsprüfung ist eines der zentralen kognitiven Verfahren. Das Ziel ist, realistische Traurigkeit von Depression und realistische Furcht von irrationaler Angst zu unterscheiden.

Krebs allein verursacht schon ungeheures Leiden, aber dieses Leiden kann noch größer werden, wenn wir uns von übertriebenem oder nicht hilfreichem Denken überwältigen lassen.

Die Angst vor einem Rezidiv ist ein gutes Beispiel dafür. Jeder, der Krebs hat, muss mit der ständigen Bedrohung leben, dass die Krankheit zurückkehren wird. Für manche ist die Wahrscheinlichkeit eines Rezidivs relativ gering, aber es fällt ihnen schwer, nicht darüber zu grübeln. Durch Überprüfung der Beweise kann sich der Betroffene ein Urteil darüber bilden, wie realistisch seine Ängste sind. Bei Menschen im Frühstadium der Erkrankung und mit einer guten Prognose hilft die Realitätsprüfung dabei, sich eine realistische optimistische Meinung zur Prognose zu bilden. Gefühle von Schuld, sowie Selbstvorwürfe, Gefühle der Wertlosigkeit und Isolation sind oft das Ergebnis einer verzerrten Denkweise:

„Ich werde nie wieder eine Stelle bekommen, weil ich Krebs gehabt habe."
„Ich werde allein sterben."
„Es gibt nichts, was ich dagegen tun kann."

Geschicktes Fragen deckt die Irrtümer in den Annahmen des Patienten auf. Bei der Suche nach Beweisen kann der Therapeut aus verschiedenen Quellen schöpfen:

- Erfahrungen des Patienten in der Vergangenheit
- Kenntnis und Beobachtung des Verhaltens und der Erfahrungen anderer Menschen
- Anerkannte Informationsquellen, z. B. Bücher, medizinisches Fachpersonal usw.
- Die Maßstäbe des Betroffenen
- Regeln der Alltagslogik

Beispiel 1

Nehmen wir das Beispiel einer Frau, die vor kurzem eine Kolostomie hatte und seitdem Angst vor geselligen Zusammenkünften hat.

Schritt 1 Automatische Gedanken erfragen:

„Ich kann das Risiko nicht eingehen, ich könnte stinken."
„Ich werde nicht hingehen, es ist mir so peinlich."
„Sie werden mich nie wiedersehen wollen, ich würde mich so schämen."

Schritt 2 Den „heißen Gedanken" identifizieren, der die meiste psychische Not verursacht:

„Ich kann das Risiko nicht eingehen, ich könnte stinken."

Schritt 3 Beweise für und gegen ihre Annahme suchen:

1. *Erfahrungen der Patientin in der Vergangenheit:* Hat sie irgendwelche gesellschaftlichen Ereignisse nach der Operation besucht? Ist irgendetwas passiert, das einen Hinweis darauf geben könnte, dass andere etwas bemerkt haben? Wenn ja, worauf gründet sie ihre Annahme, dass jemand den Geruch bemerkt habe? → Hiermit werden Verzerrungen von voreiligen Schlussfolgerungen in Frage gestellt.
   Gibt es irgendwelche alternativen Erklärungen für ihre Deutung, dass andere den Geruch bemerkt haben? → Dies stellt die voreilige Schlussfolgerung in Frage.
   Mit wie vielen Menschen hat sie gesprochen, die etwas bemerkt haben, und mit wie vielen, die nichts bemerkt haben? → Hier wird die selektive Wahrnehmung in Frage gestellt.
2. *Verwendung der Erkenntnisse anderer Menschen:* Hat sie Menschen, die ihr nahestehen, gefragt, ob sie etwas riechen?
   Ist es – soweit sie sie kennt – wahrscheinlich, dass sie lügen, wenn sie nein sagen?

Würde jemand – aus ihrer Menschenkenntnis heraus – sie denn wirklich verstoßen, wenn sie übel röche?

3. *Anerkannte Informationsquellen,:* Könnte sie über eine Stoma-Schwester herausfinden, ob dies ein Problem ist, dem sie sehr wahrscheinlich begegnen wird?
4. *Die Maßstäbe des Betroffenen:* Wenn sie in einer ähnlichen Situation wäre, würde sie dann einen Menschen wegen dieses postoperativen Problems ablehnen?
5. *Regeln der Alltagslogik:* Wenn ihre Annahmen auf der Tatsache beruhen, dass sie sich selbst riechen kann, wie wahrscheinlich ist es dann, dass andere Menschen sie auch riechen können?

Dies sind alles Ansätze, die Überzeugung der Patientin zu prüfen, ob es schlimme Folgen haben würde, wenn sie zu einem geselligen Ereignis ginge. Nach der Bearbeitung dieses Themas könnte der Therapeut die Hausaufgabe stellen, dass die Patientin diese Überzeugung überprüft, indem sie zu einem gesellschaftlichen Ereignis geht, um herauszufinden, ob andere wirklich etwas bemerken. Wenn sich die Überzeugung als wahr herausstellt, könnte der Therapeut die Patientin dabei unterstützen, das Problem zu lösen und eine Strategie zu finden, den Geruch zu reduzieren, z. B. die Stoma-Schwester um Ratschläge zu bitten.

Beispiel 2

Dies ist ein Auszug aus einer Therapiesitzung mit einer 43-jährigen Frau mit Brustkrebs. Auf der „Hospital Anxiety and Depression Scale" (Zigmond und Snaith, 1983) erzielte sie einen Punktwert von 19 für Angst und 2 für Depression. Die „Mental Adjustment to Cancer Scale" (Watson er al., 1988) zeigte eine Punktzahl von 34 (Maximum 36) auf der Skala für ängstliche Beschäftigung. Dieses Bild vorherrschender Angst wurde durch ihren klinischen Zustand bestätigt. Krebs stellte eine beträchtliche Bedrohung für ihre persönliche Domäne dar. Sie war sehr davon überzeugt, dass sie nur dann glücklich sein könnte, wenn sie sexuell attraktiv war, und sie betrachtete den Krebs als eine Bedrohung für ihre Attraktivität. Ihre Ärzte schlugen eine Behandlung mit Östrogenantagonisten vor, was sie richtig in Angst und Schrecken versetzte,, denn sie glaubte, dass sie dadurch eine künstliche Menopause haben könnte und nicht mehr begehrenswert sein würde. Der Therapeut wendete Fragen an, um die Gültigkeit ihrer Angst zu prüfen.

Patientin: *Wenn ich an die Menopause denke, denke ich mir, welche ungekannte Schrecken stehen mir da bevor? … Das ist völliges Neuland für mich.*

Therapeut: *Kennen Sie Frauen, die die Menopause hinter sich haben und noch attraktiv sind?*

Patientin: *Ja, ich habe eine sehr gute Freundin … aber sie hatte eine künstliche Menopause, sie ist 55.*

Therapeut: *Das könnte also eine ähnliche Menopause sein wie die, die Ihnen bevorsteht?*

Patientin: *Ja.*

Therapeut: *Sie haben also Beweise dafür, dass Frauen die Menopause durchlaufen und am Ende noch attraktiv sind. Hat sie immer noch ein aktives Sexualleben?*

Patientin: *Oh, ja, sehr.*

Therapeut: *Und sagt sie, dass die Menopause eine ungünstige Auswirkung auf sie gehabt hat?*

Patientin: *Nein, na ja, ich habe sie nicht so genau gefragt, aber ich bin mir sicher, nein.*

Therapeut: *Das ist interessant, weil Sie sagen, dass die Menopause ein Gefühl des Schreckens vor dem Unbekannten heraufbeschwöre, aber die Erfahrung Ihrer Freundin zeigt, dass sie ziemlich harmlos ist.*

Patientin: *Ja.*

Diese Intervention hatte den spezifischen Effekt, die Überzeugung der Patientin in Frage zu stellen, es gebe kein Sexualleben nach der Menopause. Sie hatte auch den allgemeineren Effekt, sie mit der Vorstellung vertraut zu machen, dass feste Annahmen, die nur auf Emotion beruhen, irreführend sein könnten; der Grundstein war gelegt: ihre Überzeugungen sollten künftig eher auf Beweisen als auf emotionalem Denken beruhen.

Suche nach Alternativen

Diese Technik beinhaltet die Untersuchung von Möglichkeiten, eine Situation anders zu sehen. In diesem Sinn kann sie als Teil der Realitätsprüfung verwendet werden, aber auch dann, wenn die Gedanken wahrscheinlich realistisch sind. Auch wenn die negativen Gedanken des Betroffenen wahr sind, sind sie manchmal nicht hilfreich, und es gibt vielleicht andere Blickwinkel, aus denen man die Situation betrachten kann. Menschen mit einem negativen Anpassungsstil an die Krebskrankheit sind in einer Denkweise gefangen, die ihre Fähigkeit einschränkt, mehrere Optionen zu sehen. Der hoffnungslose Patient richtet seinen Fokus vor allem auf die negativen Aspekte der Zukunft. Indem er ihn mögliche alternative Ergebnisse auflisten lässt, hilft ihm der Therapeut, die allgegenwärtige negative Denkweise zu überwinden. Am Anfang wird der Patient nur an negative Möglichkeiten denken können, aber wenn der Therapeut auf mehr Alternativen beharrt, erfährt der Betroffene, dass die Möglichkeiten zunehmend positiv werden.

Die Effizienz dieser Methode kann erhöht werden, wenn der Patient die Ideen in einer Liste niederschreibt. Wenn man Gedanken zu Papier bringt, schafft man gewissermaßen Distanz, und viele Betroffene stellen fest, dass ihre negativen Gedanken ziemlich unrealistisch erscheinen, sobald sie aufgeschrieben sind. Dies ist nicht begrenzt auf Aussagen allein über die Zukunft.

Eine nützliche Technik besteht darin, den Patienten und seinen Partner zu bitten, alternative Betrachtungsweisen zu ihrer eigenen Person aufzulisten. Ein demoralisierter Patient wird anfangs nur seine Schwächen auflisten. Der Therapeut kann dann sagen: „Schreiben Sie jetzt neben Ihren Schwächen Ihre Stärken auf.“ Diese Informationen können dann Teil des Behandlungsplans werden, der auch auf den Stärken des Patienten und seines Partners aufbaut.

Beispiele für **Schwächen** sind:
„Ich mache mir zu viele Sorgen.“
„Ich habe oft das Gefühl, dass ich nicht zurechtkomme.“
„Ich verlasse mich zu oft auf andere.“

Beispiele für **Stärken**:
„Ich kümmere mich um andere.“
„Wenn ich mich einmal entschlossen habe, bleibe ich dabei.“
„Ich bin gewissenhaft.“
„Ich bin zuverlässig.“

Die Schwächen können auch im Mittelpunkt der Aufmerksamkeit stehen, zum einen, um zu sehen, ob der Patient die Tatsachen verzerrt oder sich zu schlecht verkauft, und zum anderen können sie, wenn sie zutreffen, als zu lösende Probleme auf die Tagesordnung gesetzt werden.

Diese Technik kann auch dafür eingesetzt werden, um neue Betrachtungsweisen über die Krebskrankheit zu finden. Patient und Partner können sich Möglichkeiten überlegen, wie ihr Leben infolge der Krebskrankheit zum Besseren verändert werden könnte, z. B. mehr Zeit gemeinsam zu verbringen, zu lernen, die Dinge leichter zu nehmen, Dinge zu planen, die sie schon immer tun wollten, mehr auf die Gesundheit zu achten. Wenn ihnen nichts einfällt, ist die Übung eine Gelegenheit, sie zu ermutigen, darüber nachzudenken, wie sie ihr Leben verbessern könnten. Es gibt Hinweise darauf, dass Patienten, die als Folge der Krebskrankheit positive Veränderungen in ihrem Leben sehen können, sich auch psychisch besser anpassen (Taylor et al., 1984; Tennen und Affleck, 1999) und dass kognitive Verhaltenstechniken bei Krebspatienten dazu führen können, der Krankheit auch positive Seiten abzugewinnen (Antoni et al., 2001).

Manche Veränderungen zum Besseren, die von Patienten berichtet werden, sind unter anderem:
„Wir sind als Familie näher zusammengerückt"
„Wir schätzen die Zeit sehr, die wir zusammen verbringen"
„Einfache Dinge bereiten mir jetzt mehr Freude"
„Wir streiten nicht mehr über Kleinigkeiten"
„Das Leben macht jetzt mehr Sinn".

Eine weitere Möglichkeit, nach Alternativen zu suchen, ist sich zu überlegen, was man einem Freund in einer ähnlichen Situation sagen würde. Menschen, die in Hinblick auf ihr Aussehen oder ihre Leistungsfähigkeit sehr selbstkritisch sind, sind anderen gegenüber für gewöhnlich sehr viel weniger kritisch. Das Erkennen dieses Mit-zweierlei-Maß-Messen kann dem Betroffenen helfen, sich selbst mit mehr Mitgefühl zu betrachten. Wenn erforderlich, kann der Therapeut im Rollenspiel eine Interaktion mit einem Freund aufzeigen, um diese alternative Perspektive zu verstärken.

Reattribuierung (Neubenennung)

Reattribuierung ist ein spezifisches Beispiel für die Suche nach Alternativen. Wir alle versuchen kausale Erklärungen für Dinge zu finden, die mit uns geschehen. Gerade bei Krebs versuchen die Betroffenen oft, einen Schuldigen für ihre Krankheit zu finden, entweder sich selbst oder einen anderen. Eine Darstellung in einem Kreisdiagramm für Verantwortlichkeiten kann dazu verwendet werden, ungerechtfertigte Schuldzuweisungen in Frage zu stellen. So könnte mit Hilfe dieser Maßnahme z. B. eine Frau, die sich selbst die Schuld dafür gibt, dass ihr halbwüchsiger Sohn sich schlecht benimmt, auch andere Menschen und Situationen identifizieren, die zu einem gewissen Grad sowohl an der Ursache als auch an der Lösung des Problems beteiligt sind:

- Ich
- Mein Sohn
- Sein Vater
- Die Lehrer in der Schule
- Die Klassenkameraden
- Die Stressbelastung der Familie durch den Krebs.

Abbildung 7.1 zeigt, wie die initiale Reaktion, sich selbst zu 100 % die Schuld zu geben, dadurch gemildert wurde, dass andere Faktoren in das Kreisdiagramm für Verantwortlichkeiten eingebracht wurden. Der Betroffene muss unweigerlich akzeptieren, dass er nicht gänzlich für das Verhalten eines anderen verantwortlich sein kann.

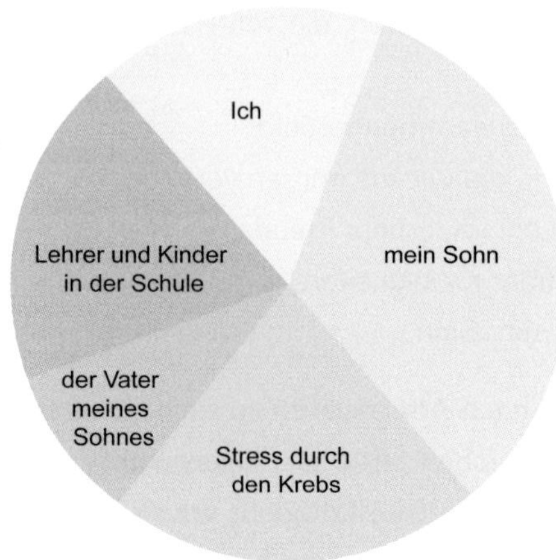

Abb. 7.1 Kreisdiagramm für Verantwortlichkeiten einer Frau, die sich selbst für das Fehlverhalten ihres Sohnes die Schuld gibt.

Auch körperliche Symptome können ein Fokus für Fehlattribuierung sein. Patienten mit Panikattacken neigen dazu, sich auf die körperlichen Symptome von Angst zu konzentrieren, wie z. B. Herzklopfen, das als Zeichen eines Herzinfarkts gedeutet wird. Das Neuzuschreibungs-Training besteht darin, sie dazu zu bringen, andere mögliche Erklärungen für ihre Erfahrungen zu suchen. Krebspatienten mit angstdominiertem Anpassungsstil fokussieren sich auch auf weniger ausgeprägte körperliche Symptome, die sie als Zeichen eines Rezidivs betrachten. Die Neuinterpretierung von Schmerzen und Beschwerden ist ein wichtiges Hilfsmittel, um Angst zu mindern.

Entkatastrophisierung

Der ängstliche Patient wird den bedrohlichsten Ausgang einer Situation prophezeien und lebhafte Bilder für diese Vorhersage parat haben. Darüber hinaus denken diese Menschen jedoch nicht weiter und detaillierter über die wirklichen Folgen nach. Indem er den Patienten immer wieder mit der Frage konfrontiert: „Und was passiert dann?“, kann der Therapeut die am meisten befürchtete Krankheitsfolge herausfinden. Manchmal kann der Betreffende einsehen, dass das, was er befürchtet, in Wirklichkeit gar nicht so schlimm ist. Dieser Vorgang kann wiederholt werden, indem man mit Bildern arbeitet, und häufig werden die Vorstellungen zunehmend realistischer und weniger angsterregend.

Dieses Vorgehen kann auch bei Menschen mit Krebs angewandt werden, deren Ängste eher in der Realität begründet sind. Wenn der angsterfüllte Patient sich vor einem Rezidiv fürchtet, kann das am meisten gefürchtete Rezidiv mit Hilfe von

Vorstellungsbildern geprobt werden. Manchmal wird hierbei die Entspannungsmethode angewendet. Ziel ist nicht, dem Patienten eine angenehme Erfahrung zu suggerieren, sondern ihm zu vermitteln, dass es sich um eine Erfahrung handelt, die er oder sie ertragen könnte.

Eine Frau, die sich einer Mastektomie bei Brustkrebs unterzogen hatte, erfuhr von ihrem Arzt, dass das zur Kontrolle durchgeführte Mammogramm einige verdächtige Stellen in der anderen Brust zeigte und dass er die Untersuchung in drei Monaten wiederholen müsste. Obwohl sie sich nach außen mutig gab, war die Patientin offensichtlich sehr besorgt. Indem sie ihre Ängste untersuchte, konnte sie ihre Gefühle von Wut und Verzweiflung offen ausdrücken. Als sie dann weinte, konnte sie die Gedanken identifizieren, die ihren Ängsten zugrunde lagen. Diese waren nicht unmittelbar mit dem Tod verbunden, sondern mit den Folgen der Behandlung. Sie dachte: „Ich werde es nicht schaffen"; „Ich werde es nicht aushalten" und „Mein Freund will mich nicht mehr, wenn es zu einer weiteren Mastektomie kommt."
Sobald sie ihre Gedanken einmal beschrieben hatte, war sie in der Lage, sie sehr schnell in Frage zu stellen. Sie erinnerte sich daran, dass sie früher gut damit zurechtgekommen war, und hatte das Gefühl, dass sie es diesmal leichter hinnehmen könne, da sie jetzt wusste, was es damit auf sich hatte. Sie war auch imstande zu erkennen, dass – sollte es sich wirklich um ein Rezidiv handeln – dieses immerhin im Frühstadium entdeckt wurde und vielleicht keine Mastektomie erforderlich machte. Ihr Freund hatte in der Vergangenheit sehr viel Verständnis gehabt und es gab keinerlei Probleme in ihrer sexuellen Beziehung, so dass es unwahrscheinlich erschien, dass er sie plötzlich ablehnen würde.

Mit der Entkatastrophisierung wurde sie nicht fälschlicherweise davon überzeugt, dass es keinen Grund zur Sorge gäbe. Der Gedanke an ein Krebsrezidiv war angsterregend und alles andere als erfreulich, aber ein Stressor, mit dem sie und ihr Partner gemeinsam zurechtkommen konnten. Glücklicherweise wurde der Verdacht beim nächsten Termin nicht bestätigt, und ihr wurde völlige Gesundheit bescheinigt.

Abwägen von Vorteilen und Nachteilen

Eine Patientin war entschlossen, nicht zur Arbeit zu gehen und den ganzen Tag zu Hause zu bleiben, sollte eine Chemotherapie notwendig werden. Der Therapeut stellte Fragen, um festzustellen, was die Vor- und Nachteile dieser Handlung sein würden.

Vorteile	Nachteile
Ich würde Zeit haben, die Bristol-Diät vorzubereiten (aber ich hatte gerade erst drei Wochen frei und habe es damals nicht getan).	Ich würde auf viele Dinge verzichten müssen. Ich mag es nicht, allein zu sein. Ich würde mit meinem Alltagsleben nicht klarkommen.

Die Pros und Kontras einer Handlung werden niedergeschrieben und der Patient wird gebeten, sich zu entscheiden, ob die eine Seite die andere überwiegt. In einem weiteren Schritt kann der Patient jeden Punkt nach Wichtigkeit bewerten. Dies würde eine grobe Abschätzung ermöglichen, inwieweit eine Seite die andere Seite überwiegt. Diese Technik kann von Nutzen sein, wenn man darüber nachdenkt, ob man sich einer Behandlung unterziehen soll.

7.3 Weitere kognitive Techniken

Ablenkung

Patienten, die ihre Krankheit bewältigen, widmen sich oft selektiv Aspekten ihrer Umgebung, die sie noch kontrollieren können, anstatt sich mit den Bereichen abzugeben, auf die sie keinen Einfluss mehr ausüben können. Da Patienten mit schlechter Krankheitsanpassung von automatischen Gedanken geplagt werden und selektiv auf negative Aspekte der Umwelt achten, kann alles, was den Fokus ihrer Aufmerksamkeit ablenkt, als eine erste Bewältigungsstrategie nützlich sein. Es besteht jedoch immer die Gefahr, dass diese Methoden zu einem Verhalten der Suche nach Sicherheit führen, die falsche Sicherheit geben und den Patienten sogar daran hindern, seine negativen Gedanken zu testen.

Ein ängstlicher Mensch überwacht kontinuierlich seine körperlichen Symptome, ein Beispiel ist die tägliche Brustuntersuchung nach Entfernung eines Brustknotens. Es kommt zu einem Teufelskreis, wenn nicht-pathologische körperliche Tastempfindungen fehlgedeutet werden. Dies verursacht weitere Angst und hat noch mehr zwanghafte Selbstuntersuchungen zur Folge, was der selektiven Aufmerksamkeit von körperlichen Empfindungen ähnelt, wie dies bei hypochondrischen Menschen beobachtet werden kann (Salkovskis und Warwick, 1986). In diesen Fällen unterbricht Ablenkung die Spirale der zunehmenden Angst, indem sie die übermäßige Konzentration auf somatische Empfindungen stoppt.

Ablenkungsverfahren sind unter anderem:

- Auf die unmittelbare Umgebung konzentrieren und sie detailliert beschreiben lassen, am besten expressis verbis.
- Jemanden in ein Gespräch verwickeln – dies kann bei Panikgefühlen helfen, die mit Behandlungsverfahren verbunden sind.
- Eine geistige Leistung vollbringen lassen, z. B. eine Kopfrechnung, Gedicht aufsagen.

Wir haben die Erfahrung gemacht, dass diese Techniken am effektivsten sind, wenn sie nicht zur Vermeidung negativer Erfahrungen eingesetzt, sondern als Schritte in Richtung eines wertvollen Ziels konzipiert werden.

Eine Patientin, die mit mehreren Zyklen von intravenöser Chemotherapie konfrontiert war, wollte unbedingt weiterhin Portugiesisch lernen. Daher beschloss sie, ihren MP3-Player mitzunehmen und während der Behandlung portugiesische Sprachbänder anzuhören. Auf diese Weise lenkte sie nicht nur ihre Gedanken von der quälenden Erfahrung ab, sondern unternahm auch eine angenehme und konstruktive Tätigkeit, um ein für sie wichtiges Ziel zu erreichen.

Viele der Verhaltenstechniken können deshalb dem Patienten helfen, sich von negativen automatischen Gedanken abzulenken. Wegen der Gefahr, dass Ablenkung zu Vermeidung wird, sollte der Therapeut diese Methode mit Vorsicht anwenden und schließlich versuchen, dem Patienten zu helfen, dass er seine Ängste direkt anspricht, um zu beweisen, dass alles nicht so katastrophal ist, wie er glaubt.

Selbstinstruktion

Meichenbaum (1977, 1985) entwickelte die Anwendung von Selbstinstruktionen, die die Aufgabenerfüllung erleichtern und ein Mittel zur Bewältigung von Stress bieten sollen. Den Patienten kann beigebracht werden, Dinge vorzubereiten, die sie in stressigen Zeiten zu sich selbst sagen können. Diese sollten vom Patienten selbst entwickelt und ihm nicht vom Therapeuten auferlegt werden. Zum Beispiel kann eine Frau mit einer Lungenmetastase, die gelegentlich Dyspnoe verursacht, ihre negativen Gedanken zunächst wie folgt überprüfen:

Ein Gefühl von Atemnot: „Ich werde nie wieder gesund."

Die Patientin und der Therapeut arbeiten dann zusammen, um Selbstinstruktionen zu finden, die einen konstruktiven Coping-Stil fördern. Wann immer sie sich außer Atem fühlt, kann sie dies als Anlass für ein positives Selbstgespräch benützen, wie im Folgenden gezeigt wird.

Coping-unterstützende Selbstaussagen

Coping-unterstützende Selbstaussagen sind zum Beispiel:

- „Ich weiß, dass die Chemotherapie meinen Knoten kleiner werden lässt."
- „Dies wird mein Leben nicht ruinieren."

Diese Art von Bewältigungsstrategie kann zu einem kompletten Bewältigungsplan ausgedehnt werden.

Eine Patientin, die wegen ihrer Krankheit unablässig von Rezidiv-Ängsten geplagt wurde, entwickelte einen Vier-Punkte-Aktionsplan:

- Tief durchatmen
- Wieder hinsehen (d. h. sich mit dem Schmerz, Hautverunstaltungen usw. konfrontieren)
- Problematisieren: Sollte ich mir Sorgen machen?
- Belohnung (mich selbst für die Bewältigung belohnen)

Sie schrieb die Anweisung auf eine Karteikarte, bewahrte sie in ihrer Geldbörse auf, so dass sie sie einsehen konnte, wann immer sie sich unter Stress fühlte. Diese Selbstinstruktionen zur Bewältigung können sehr hilfreich sein, wenn es nicht möglich oder wünschenswert ist, ein vollständiges Gedankenprotokoll auszufüllen. Wenn ein Patient schon mehrere Gedankenprotokolle ausgefüllt hat und dieselben Gedanken immer wiederkehren, kann er die alternativen, ausgewogeneren Gedanken der Einfachheit halber auf einer Lernkarte aufschreiben.

Nicht jeder Patient eignet sich für selbständige Gedankenprotokolle: es ist dann völlig legitim für den Therapeuten und den Patienten, gemeinsam in der Sitzung die negativen Gedanken in Frage zu stellen und zusammen eine Reihe von Antworten darauf zu formulieren, die der Patient dann außerhalb der Sitzung verwenden kann.

Kognitive Einübung

Die Lösung von Problemen ist ein wichtiger Bestandteil der Therapie, und sobald eine Lösung für ein Problem gefunden ist, kann es wertvoll sein, die neuen Bewältigungsstrategien in der Sitzung zu proben. Manchmal ist ein Rollenspiel dafür geeignet, aber bisweilen genügt ein rein kognitives Einüben.

Der Patient kann proben, indem er Bilder für das Problem und die vorgeschlagene Bewältigungsstrategie verwendet. Diese Technik führt oft zu weiteren automatischen Gedanken darüber, wie die Strategie nicht funktionieren könnte, woran man dann wiederum arbeiten kann. Anwendungsmöglichkeiten sind unter anderem die Vorbereitung auf einen Arzttermin, auf eine Behandlungsmaßnahme usw. Das Fallbeispiel aus dem Abschnitt über kognitive Interventionen für angstgestörte Patienten demonstriert die Anwendung dieser Methode, um Eltern darauf vorzubereiten, wie sie ihrer Tochter die Krebsdiagnose der Mutter vermitteln (s. Kap. 8).

Imaginationstechniken

Kognitive Einübung ist nur eine der vielen Anwendungsmöglichkeiten von Bildern in der kognitiven Therapie. Es gibt drei mögliche Anwendungen für Menschen mit Krebs: Konfrontation im Rahmen der Imagination, Bildmodifikation und Visualisierung.

Konfrontation im Rahmen der Imagination

Patienten, die phobisch sind oder an konditionierter antizipatorischer Übelkeit leiden, können sich den aversiven Stimulus vorstellen, wenn sie entspannt sind. Obwohl diese Methode weniger wirksam ist als eine In-vivo-Exposition, kann sie dann angebracht sein, wenn eine reale Konfrontation nicht möglich ist. Im Verfahren der klassischen systematischen Desensibilisierung entspannt sich der Patient und stellt sich zunehmend furchterregendere Szenen vor (zuvor wurde eine Rangfolge von angstauslösenden Situationen erstellt). Jedes Mal, wenn der Patient ängstlich wird, geht man zur Entspannung zurück, bis die Angst wieder unter Kontrolle ist.

Bildmodifikation

Viele Bilder können bei Menschen unter Stressbelastung identifiziert werden. Deprimierten Patienten mit Krebs drängen sich wahrscheinlich häufiger Bilder früherer Erlebnisse auf (meist Erinnerungen an Krankheit, Verletzung oder Tod; Brewin et al., 1998). Diese Bilder sind Kognitionen und als solche kann man ihnen mit denselben kognitiven Techniken begegnen, die wir für automatische Gedanken beschrieben haben. Das Erkennen der Verzerrung in diesen Bildern kann Ideen generieren, wie man diese Bilder verändern kann. Ist die Verzerrung identifiziert, muss der Patient darüber nachdenken, wie er das Bild modifizieren könnte, um zu zeigen, dass die ihm unterlegte Bedeutung nicht zutrifft.

Zum Beispiel berichtete eine Frau, die wegen eines Sarkoms erfolgreich behandelt worden war, von Angst im Zusammenhang mit Bildern von sich selbst als Kind. Im Alter von 11 Jahren war sie ernsthaft krank gewesen, und der Krebs reaktivierte die Erinnerung an sie selbst als hilflosen, unselbständigen, kranken Menschen. Um sich selbst daran zu erinnern, dass diese Bilder aus der Vergangenheit stammten und nicht Tatsachen der

Gegenwart oder Zukunft darstellten, veränderte sie das Bild von sich allein in der Klinik, indem sie sich vorstellte, dass sie sich anzog und die Klinik verließ.

Bilder, die einem lebhaft und realistisch erscheinen, können modifiziert werden, indem man sie auf einen geistigen Bildschirm projiziert und sich vorstellt, dass man sie mit einem Freund oder Verwandten ansieht. Dies hilft, Distanz zu schaffen, relativiert und verstärkt den Eindruck, dass es sich um mentale Konstrukte handelt und nicht um Wahrnehmungen. Unangenehme Bilder können langsam verändert werden, bis die ganze Szene verwandelt ist. Die Menschen unterscheiden sich erheblich darin, inwieweit sie solche Verfahren praktizieren können, aber wenn Bilder einen wesentlichen Teil ihrer Kognitionen bestimmen, lohnt es sich, mit einigen dieser Techniken zu experimentieren.

Visualisierung

Manche Patienten wollen Mittel und Wege finden, mit denen sie den Krebs selbst bekämpfen können, und fragen nach Methoden, die manchmal auch als Visualisierung bekannt sind. Sie kann im Einzelfall durchaus im Rahmen von KVT angewandt werden. Simonton et al. (1978) und Borysenko et al. (1986) geben detailliertere Beschreibungen dieser Methode.

Der Patient entspannt sich und beschwört dann ein Bild des Krebses herauf, der durch die Behandlung und die körperlichen Abwehrkräfte vernichtet wird. In dem Bild besteht der Krebs aus schwachen und unwirksamen Zellen, die von den Leukozyten des Körpers zerstört und weggeräumt werden. Die Behandlung wird als freundlicher, hilfreicher Prozess dargestellt, der die Krebszellen abtötet. Die Bilder können vom Patienten frei gewählt werden, z. B. die Leukozyten als Fische, die den Krebs fressen, oder als Ritter auf weißen Pferden. Am Ende der Sitzung klopft sich der Patient bildhaft selbst auf die Schulter, weil er an seiner eigenen Genesung teilgehabt hat. Diese Übung sollte 10–15 Minuten lang pro Tag durchgeführt werden. Simonton et al. (1978) empfehlen, die Übung dreimal pro Tag durchzuführen, aber dies dürfte für die meisten Menschen nicht praktikabel sein.

Die wichtigen Punkte für das Imaginieren sind (nach Simonton et al., 1978):

- Die Krebszellen sind schwach und verwirrt.
- Die Behandlung ist stark und wirkungsvoll.
- Die gesunden Zellen haben keine Probleme damit, kleinere Schäden, die die Behandlung verursachen könnte, zu reparieren.
- Das Heer von weißen Blutzellen ist ungeheuer groß und überwältigt die Krebszellen.
- Die weißen Blutzellen sind aggressiv, kampfbegierig, und sie suchen und töten die Krebszellen rasch.

- Die toten Krebszellen werden aus dem Körper auf normale, natürliche Weise ausgeschwemmt.
- Am Ende dieser Imagination stellt sich der Patient vor, dass er gesund und frei von Krebs ist.
- Der Patient stellt sich vor, dass er seine Lebensziele erreicht.

Nicht alle Patienten wenden diese Methode an. Viele finden es frustrierend zu versuchen, sich vorzustellen, dass der Tumor schrumpft, wenn sie doch eigentlich wissen, dass er seine Größe nicht verändert. Für einige Patienten kann dies jedoch ein wirksamer Ansatz sein, ein Gefühl von Kontrolle zu erhalten. Bilder von der Krebskrankheit und ihrer Behandlung können auch auf andere Weise verwendet werden, ohne notwendigerweise die vollständige Simonton-Methode mit einzubeziehen. Wenn man die Aufgabe des Imaginierens vorgibt, erlangt man bisweilen wertvolle Informationen.

Eine Patientin, die entsetzliche Angst vor der Chemotherapie hatte, berichtete, ein großes Neonschild zu sehen, worauf stand: GIFT. Mit der Visualisierungstechnik gelang es ihr, die Therapie als einen starken Helfer umzudeuten; der Effekt war so nachhaltig, dass sie die Chemotherapie fortsetzen wollte, sogar dann noch, als das medizinische Team keine weiteren positiven Wirkungen mehr davon erwartete.

Eine andere Patientin visualisierte ein Bild von der Chemotherapie als ein Monster. Diese lebhafte Metapher wurde in der Therapie verwendet, und es waren verschiedene kognitive Techniken erforderlich, um ihren Ängsten entgegenzuwirken.

Ein solches Vorgehen darf nur bei Patienten erfolgen, die grundsätzlich in eine medikamentöse Therapie einwilligen, aber Angst davor haben. Zu versuchen, Patienten gegen ihren Willen zur Chemotherapie zu überreden, ist nicht Ziel der KVT.

ZUSAMMENFASSUNG

Das kognitive Grundprinzip wird in der ersten Sitzung erklärt und kognitive Techniken werden in der zweiten oder dritten Sitzung eingeführt. Einfache kognitive Techniken können als Bewältigungsstrategien eingesetzt werden, aber es ist normalerweise notwendig, Gedanken umzustrukturieren. Die Überwachung und Infragestellung von negativen automatischen Gedanken ist das Schlüsselverfahren, und die Patienten werden dazu ermutigt, dies als Hausaufgabe durchzuführen.

In Tabelle 7.3 sind einige der häufigsten Verhaltenstechniken und kognitiven Techniken aufgeführt, die in der Therapie eingesetzt werden.

Tabelle 7.3 Kognitive Techniken und Verhaltenstechniken

Technik	Durchführung
Verhaltenstechniken	Entspannung gestaffelte Aufgabenstellung Planung für die Zukunft Verhaltensexperimente
Kognitive Coping-Strategien	Selbstinstruktionen Ablenkung kognitive Probe
Kognitive Umstrukturierung *oberflächlich*	Gedankenüberwachung Identifizierung kognitiver Verzerrungen Realitätsprüfung Suche nach Alternativen Entkatastrophisierung Abwiegen von Vor- und Nachteilen
tiefgehend	zugrundeliegende Ängste, Annahmen, Regeln und Grundannahmen deutlich machen

8 Kognitive Verhaltenstherapie bei Angst und Depression

Im vorangehenden Kapitel stellten wir die grundlegenden kognitiven Techniken vor und gaben Beispiele für ihre Anwendung. In diesem Kapitel werden wir die Anwendung dieser Techniken bei Angstzuständen und Depressionen betrachten.

Folgende Themen werden besprochen:

- Kognitive Interventionen bei Patienten mit ängstlicher Beschäftigung
- Umgang mit der Angst vor einem Rezidiv
- Kognitive Interventionen bei hilflosen/hoffnungslosen Patienten
- Ein Fallbeispiel für KVT in Aktion.

8.1 Kognitive Interventionen bei Patienten mit ängstlicher Beschäftigung

Nach der Diagnose und Behandlung von Krebs ist die Angst vor einem erneuten Auftreten häufig. So haben zum Beispiel mehr als 50 % der Frauen, die sich wegen Brustkrebs einer kurativen Behandlung unterzogen haben, mäßige bis sehr große Angst vor einem erneuten Auftreten (van den Beuken-van Everdingen et al., 2008), während ein Drittel der Patienten mit einem Karzinom im Kopf-Hals-Bereich sehr große Angst vor einem erneuten Auftreten hat (Llewellyn et al., 2008).

Bei ängstlicher Beschäftigung liegt der Schwerpunkt auf der Gefahr des Risikos eines erneuten Auftretens oder Fortschreitens der Krankheit. Der Betroffene wird übermäßig wachsam in Hinblick auf eine mögliche Bedrohung durch die Krankheit, sodass selbst normale körperliche Symptome als Zeichen von Krebs missgedeutet werden. Der Patient fühlt sich nicht in der Lage, die Situation unter Kontrolle zu halten, und unterschätzt die Bewältigungsstrategien und die zur Verfügung stehenden Hilfsmittel. Schließlich ist die objektive Prognose ungewiss. Der ängstlich beschäftigte Patient sucht verzweifelt nach Mitteln, um die Krankheit unter Kontrolle zu halten und die Zukunft vorhersagbarer zu machen. Dabei sucht er nach Bestätigung, mehr Information, meidet alle Ursachen von Stress, oder probiert alternative Behandlungsformen.

Das nachfolgende Fallbeispiel zeigt, wie kognitive Techniken bei einem Angstpatienten angewendet wurden. Der Leser kann begutachten, wie die kognitiven Komponenten des Überlebensschemas während der Therapie adressiert wurden. Als Übung kann der Leser auch aufschreiben, welche kognitiven Techniken verwendet wurden.

Frau W., 39 Jahre alt, wurde von ihrem Onkologen überwiesen. Dieser schrieb: „Ihr Hauptproblem ist, dass sie es äußerst schwierig findet, mit der Tatsache zurechtzukommen, dass sie Krebs hat und vielleicht daran sterben wird. Im Augenblick findet sie, dass sie sich mit keiner dieser Aussichten abfinden kann. Und obwohl ich betont habe, dass wir noch nicht an dem Punkt angelangt sind, wo alle Behandlungen versagt haben, ist das dennoch eine realistische Angst und ich habe nicht versucht, diese Tatsache vor ihr zu verbergen. Sie hat selbst um offizielle psychologische Untersuchung und Beratung gebeten."

Frau W. bemerkte eine Schwellung am Hals, die auf ein sekundäres anaplastisches Karzinom, wahrscheinlich von der Lunge ausgehend, zurückzuführen war. Sie und ihr Mann wurden über die Diagnose von ihrem Onkologen umfassend und einfühlsam informiert. Die Behandlung mit Adriamycin, Cyclophosphamid und Etoposid führte zu einer Tumorregression, war aber von unangenehmen Nebenwirkungen begleitet, d. h. Erschöpfung, Übelkeit, Erbrechen und Alopezie. Nach Abschluss der Chemotherapie wurde sie in psychiatrische Konsultation überwiesen. Ihr Allgemeinarzt hatte Triazolam für ihre Angstsymptome verschrieben, ohne dass eine spürbare Wirkung eingetreten war.

8

Frau W. war das Einzelkind von Eltern mittleren Alters. Sie beschrieb ihre Kindheit als glücklich. Es gab keinen Hinweis auf psychiatrische Erkrankungen in der Vorgeschichte, weder bei ihr noch in ihrer Familie, aber sie war immer schon ein eher ängstlicher Mensch mit einem Hang zum Perfektionismus gewesen. Sie hatte bisher nie eine ernsthafte körperliche Krankheit gehabt. Frau W. war in der Schule ziemlich gut gewesen, machte eine Ausbildung zur medizinisch-technischen Assistentin und arbeitete zehn Jahre in einer Klinik. Sie gab ihre Stelle auf, als sie im Alter von 26 Jahren heiratete. Ihr Mann war Börsenmakler. Sie hatten eine zwölfjährige Tochter, die seit Bekanntwerden der Erkrankung der Mutter „rebellisch und schwierig" geworden war. Die Ehe wurde von beiden Partnern als „eng und glücklich" beschrieben. Sie hatten viele Freunde und führten bis zu ihrer Erkrankung ein aktives gesellschaftliches Leben. In den letzten drei Jahren hatte sie für eine karitative Organisation gearbeitet.

Beim Gespräch zeigte sich die Patientin mittelmäßig deprimiert und äußerst ängstlich. Sie hatte keine tageszeitlichen Stimmungsschwankungen, und es gab keinen Hinweis auf suizidale Absichten. Sie klagte darüber, dass alle ihre normalen Aktivitäten und Interessen durch die ständige Angst vor dem Sterben und die ungewisse Zukunft überschattet worden waren. Sie hatte das Gefühl, keine Kontrolle mehr über ihr Leben zu haben und konnte keine Pläne schmieden. Ihr Mann bestätigte ihre Angaben und fügte hinzu, dass sie ihren Körper häufig auf Anzeichen von Krebs untersuchte und ständig um Bestätigung bat. Ihre Motivation für eine psychologische Therapie war hoch. Auch ihr Mann war bereit, daran teilzunehmen.

Es gab zwei gemeinsame Sitzungen mit der Patientin und ihrem Mann und nachfolgend drei Sitzungen mit der Patientin allein. Es wurden folgende Hauptprobleme identifiziert:

- Allgegenwärtige Angst.
- Mangelhafte Kontrolle über ihr Leben und Unfähigkeit, vorauszuplanen.
- Zwanghafte Beschäftigung mit der Möglichkeit eines Rezidivs und des Sterbens.
- Schwierigkeiten im Umgang mit ihrer rebellischen Tochter.

Es wurde beschlossen, mit Entspannungstraining zu beginnen, mit der Absicht, die Angst zu reduzieren. Dies erwies sich als erfolglos. Die Patientin lernte jedoch schnell, wie sie negative automatische Gedanken identifizieren und sich ihnen stellen konnte. Sobald Frau W. sich ihren negativen Gedanken mit alternativen Antworten stellte, beobachtete ihr Mann, dass sie weniger ängstlich wurde. Der Therapeut deutete dies als Zusammenhang zwischen ihrer Angst und ihren negativen automatischen Gedanken und dass die Patientin ihre Angst somit selbst unter Kontrolle bringen konnte. Als sie feststellte, dass sie ihre Angst wirklich reduzieren konnte, indem sie ihre negativen Gedanken in Frage stellte, bekam sie auch das Gefühl, Kontrolle zurückgewonnen zu haben, was ihre Angst wiederum weiter reduzierte.

Sie wurde daraufhin ermutigt, tägliche Aktivitäten zu planen, die ihr ein Gefühl von Vergnügen und Leistungsvermögen geben könnten. Sie lud zunächst einen Freund zum Kaffee ein, nahm ihre Arbeit wieder auf und versuchte – was schwieriger war –, Triazolam abzusetzen (Tab. 8.1).

In der zweiten Sitzung mit Frau W. und ihrem Mann wurde das rebellische Verhalten ihrer Tochter angesprochen. Es stellte sich heraus, dass die Veränderungen im Verhalten der Tochter zeitgleich mit dem Beginn der Chemotherapie eingetreten waren. Die Eltern hatten ihre Tochter über die Diagnose nicht informiert, um sie zu „schonen".

Der Therapeut bat die Eltern, sich zu überlegen, ob das schwierige Verhalten der Tochter nicht eine Reaktion darauf war, dass man sie über die Krankheit der Mutter im Ungewissen gehalten hatte. Es wurden die Vor- und Nachteile diskutiert, ihre Tochter über die richtige Diagnose zu informieren. Frau W. und ihr Mann beschlossen schließlich, ihrer Tochter die Wahrheit zu sagen. In der restlichen Zeit der Sitzung übten sie mit dem Therapeuten genau ein, was sie ihrer Tochter sagen würden. Dies führte zum erwünschten Effekt: Die Tochter nahm die Nachricht zuerst ruhig auf, dann wurde sie wütend, weil man sie belogen und ihr das Gefühl gegeben hatten ausgeschlossen zu sein. Ihr überreaktives Verhalten hörte auf, als sie ihrer Mutter gegenüber liebevoller wurde.

Tabelle 8.1 Protokoll der automatischen Gedanken von Frau W.

Situation	Emotion	Automatische Gedanken	Alternative Antworten
Beim Aufräumen	Ängstlich (50 %)	Ich habe seit 2 Wochen meine Periode – vielleicht habe ich ein Ovarialkarzinom? (50 %)	Wahrscheinlich ist es die Therapie. Die CT-/MRT-Untersuchungen haben keine Probleme an den Ovarien aufgezeigt (100 %)
Sitze auf dem Sofa, die Schulter schmerzt	Ängstlich (60 %)	Meine Schulter tut weh – der Tumor ist noch nicht weg. (60 %)	Der Tumor ist – noch – nicht völlig verschwunden. Die Schmerzen sind viel weniger geworden und ich habe seit zwei Tagen keine Schmerzmittel mehr genommen. (100 %)
Meine Tochter ist mit Rückenschmerzen aufgewacht.	Angst (100 %)	Am Ende hat sie einen Hirntumor? (70 %)	Wahrscheinlich hat sie irgendein Virus aufgeschnappt oder es ist psychosomatisch. (90 %)
Im Bett – beim Versuch, mich zu entspannen	Sehr traurig und ängstlich (70 %)	Ich glaube, dass die Krankheit nur deshalb nachlässt, weil ich die Alternative (meinen Tod) nicht ertragen kann (60 %)	1. Ich habe allen Grund, optimistisch zu sein, weil: a) es mir besser geht und b) der Tumor auf die Behandlung anspricht. 2. Ich fange an, meine Sterblichkeit zu akzeptieren.

8

In den restlichen drei Sitzungen konsolidierte Frau W. die Fortschritte, die sie gemacht hatte. Sie und ihre Tochter kamen sich wesentlich näher und ihr Selbstwertgefühl nahm zu, als sie herausfand, dass ihre Tochter sie brauchte. Sie ging in Teilzeit an ihre frühere Arbeitsstelle bei der Wohlfahrt zurück und fing an, ihre Freunde wiederzusehen. Ihre ängstliche Beschäftigung mit dem Krebs wurde weniger.

Es blieb die Angst vor dem Sterben, es konnte jetzt jedoch offen und realistisch darüber diskutiert werden. Die Patientin stellte sich der Aussicht, dass ihre Lebensspanne wahrscheinlich beträchtlich verkürzt war. Die letzten negativen automatischen Gedanken (Tab. 8.1) zeigten, dass sie ihre Sterblichkeit langsam akzeptierte. Ausgehend von der Annahme, dass ihr Leben kürzer sein würde und dass es nun sehr wichtig war, das Beste aus ihrem Leben zu machen, entwarfen die Patientin und der Therapeut Pläne, um das ihr verbleibende Leben so lohnenswert und angenehm wie möglich zu gestalten.

Am Ende der Therapie war Frau W. nicht mehr ängstlich, sie hatte das Gefühl, die Kontrolle wiedergewonnen zu haben, und ihre Beziehung zu ihrer Tochter hatte sich sehr verbessert. Bei der Nachuntersuchung nach vier Monaten stellte sich heraus, dass sich Frau W. einer Radiotherapiebehandlung unterzogen hatte. Der Krebs war in Remission.

Tabelle 8.2 Fallbeispiel: Frau W.

Bewertungsparameter	Vor KVT	Nach KVT	Nachuntersuchung nach 4 Monaten
Mental Adjustment to Cancer Scale (MACS)			
Kampfgeist	40	51	50
Hoffnungslosigkeit	14	7	8
Ängstliche Beschäftigung	31	17	18
Fatalismus	18	19	20
Hospital Anxious and Depression Scale (HADS)			
Depression	11	6	6
Angst	17	8	9

Aus psychologischer Sicht hatte sie die Fortschritte, die sie gemacht hatte, beibehalten (Tab. 8.2).

Die in diesem Fallbeispiel beschriebenen kognitiven Techniken waren:

- Automatische Gedanken überprüfen und in Frage stellen
- Realitätsprüfung – Gegenüberstellung von realistischen und unrealistischen Zukunftsängsten
- Suche nach Alternativen (Reattribuierung) im Gedankentagebuch der Patientin
- Abwägen von Vor- und Nachteilen in Hinblick auf die Einbeziehung der Tochter
- Kognitive Übung – wie das Paar die Tochter über die Krebskrankheit informieren würde

Folgende Verhaltenstechniken wurden angewendet:

- Entspannung
- Aktivitätsplanung und
- Zukunftsplanung

Bei ängstlicher Beschäftigung führt die Sensibilität des Patienten in Hinblick auf die Möglichkeit eines Rezidivs zu gesteigerter Aufmerksamkeit gegenüber Körperempfindungen, zu wiederholter Überprüfung dieser Wahrnehmungen und zu deren Fehlattribuierung auf die Krebserkrankung.

Die Attribuierung „Es muss in meinen Knochen stecken" führt zu mehr Angst und Anspannung. Der Patient fokussiert nun all seine Aufmerksamkeit auf körperliche Symptome, übertreibt damit seine Empfindungen und verursacht noch mehr Angst (Abb. 8.1).

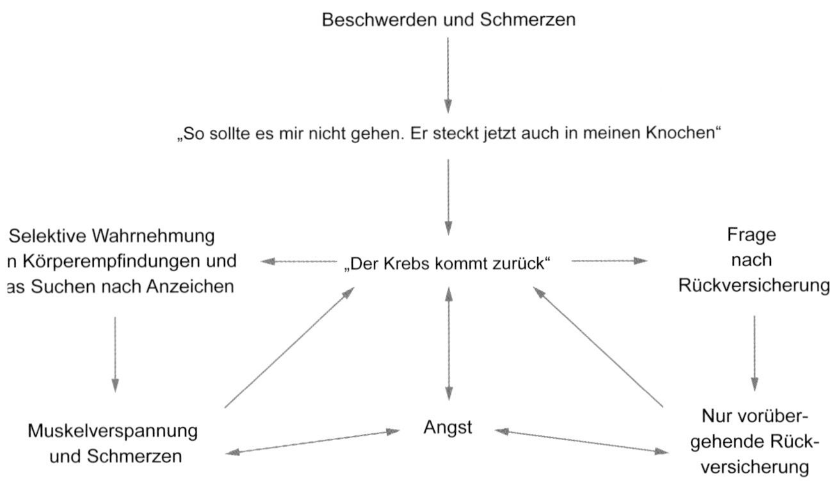

Abb. 8.1 Teufelskreis bei einem ängstlich beschäftigen Patienten

Bei ängstlichen Patienten beobachtet man häufig Zuflucht nach Sicherheit (Salkovskis, 1991). Dies sind Versuche, den Folgen ihrer Ängste zu entkommen oder sie zu mildern, was kurzfristig Abhilfe schaffen kann, langfristig jedoch oft zu maladaptivem Verhalten führt. Abbildung 8.1 zeigt, wie selektive Aufmerksamkeit zu einem Sicherheitsverhalten durch Überprüfung auf Anzeichen eines Rezidivs führt. Je mehr der Patient nach diesen Anzeichen sucht, desto mehr erinnert er sich an seine Ängste. Zusätzlich verursacht der physische Akt des Überprüfens (z. B. das Abtasten der Achselhöhle auf Anzeichen von Lymphknoten bei Patientinnen mit Brustkrebs) an sich schon Beschwerden und Schmerzen, was die Angst wiederum weiter verstärkt.

Ein weiteres häufiges Sicherheitsverhalten ist die Suche nach Rückversicherung. Wenn er vom Partner oder vom Arzt eine Rückversicherung erhält, geht es dem Patienten vorübergehend besser, doch dann treten wieder Zweifel auf und erneut das Bedürfnis nach Rückversicherung. Es ist am besten, dem Patienten dabei zu helfen zu verstehen, wie diese Verhaltensweisen zur Aufrechterhaltung der Angst beitragen. Der Therapeut setzt in diesem Fall geführte Entdeckung und den sokratischen Dialog ein, um die Auswirkung des Teufelskreises zu demonstrieren. Dies ist besonders wichtig für Menschen, die Widrigkeiten ausgesetzt sind, da das kognitive Modell vielleicht als übermäßig rationale Methode erscheint, wenn es dem Patienten lediglich durch Psychoedukation auferlegt wird (Moorey, 2011).

Hat der Patient einmal erkannt, dass seine Gedanken und Verhaltensweisen zu seiner Angst beitragen könnten, sollte als nächster Schritt die Aufstellung von Verhaltensexperimenten erfolgen, um das Sicherheitsverhalten zu testen. Der Patient könnte beschließen, sich zwei Tage lang eingehend mit den Symptomen und deren Überprüfung zu beschäftigen, gefolgt von zwei Tagen ohne Überprüfung, um dann zu entscheiden, welche Methode weniger Stress und körperliche Symptome hervorruft. In einem ähnlichen Experiment könnte der Patient seinen Partner immer wieder um Rückversicherung bitten, gefolgt vom selben Zeitraum, in dem er diesem Drang widersteht, und dann die Wirkung bewertet. In letzterem Fall ist es wichtig sicherzustellen, dass der Partner den oft beharrlichen und überzeugenden Versuchen des ängstlichen Patienten nicht nachgibt, ihm zu versichern, dass alles in Ordnung ist. Eine ausgezeichnete Quelle für die Verwendung von Verhaltensexperimenten ist der *Oxford Guide to Behavioural Experiments in Cognitive Therapy* (Bennett-Levy et al., 2004).

Kognitive Techniken sind auch hilfreich in Hinblick auf die Angst des Patienten vor Kontrollverlust über die Situation. Der Therapeut kann dem Patienten dabei helfen, nach Beweisen zu suchen, wie er andere Aspekte in seinem Leben unter Kontrolle gebracht hatte. Auch hier verschiebt sich der Fokus vom Krebs wieder zum Leben. Der Partner kann sich mit einbringen und den Patienten an seine Stärken erinnern. Ähnliche Techniken können für die Behandlung von Unsicherheit und Angst vor einem Rezidiv angewendet werden:

Realitätsprüfung:

- Wie wahrscheinlich ist ein Rezidiv?
- Steht die Zeit, die man mit Grübeln verbringt, im Verhältnis zum Risiko eines Rezidivs?

Alternativen:

- Gibt es alternative Verläufe?
- Warum nicht die beste Prognose annehmen bei Ihrer Art der Erkrankung?

Entkatastrophisierung:

- Was kann im schlimmsten Fall geschehen?

8

Allgemeine Strategie für den Umgang mit der Angst vor einem Rezidiv

Da die Angst vor einem Rezidiv ein so häufiges Problem bei Patienten mit Krebs ist, kann eine Art schematischer Ansatz ein Hilfsmittel für den Therapeuten sein. Wir haben folgenden umfassenden Plan für den Umgang mit Patienten nützlich gefunden, die nur schwer mit der Ungewissheit ihrer Prognose umgehen können.

1. Wählen Sie die vom Arzt des Patienten beste verfügbare Prognose
2. Modifizieren Sie den Ansatz je nach Prognose:
   a) *Kein Anzeichen aktiver Krankheit:* Wenn angenommen wird, dass der Patient frei von Krankheit ist, ermutigen Sie ihn nach alternativen Aussagen zu „Ich habe Krebs" zu suchen, wie z. B. „Ich hatte Krebs, aber alles weist darauf hin, dass er verschwunden ist."
   b) *Aktive Krankheit:* Wenn die Behandlung eine Remission herbeiführen könnte, helfen Sie dem Patienten, sich darauf zu fokussieren und darauf hinzuarbeiten. Wenn ein Erfolg unwahrscheinlich ist, setzen Sie kognitive, Verhaltens- und Akzeptanzstrategien zur Bewältigung ein (s.u. und Kap. 12).

8.2 Sorgen

Sich Sorgen machen ist eine sehr verständliche Reaktion auf Krebs und bis zu einem gewissen Grad normal, insbesondere in Zeiten der Unsicherheit (z. B. wenn auf die Untersuchungsergebnisse gewartet wird oder wenn sich der Tag einer Untersuchung nähert). Für eine beträchtliche Anzahl von Patienten kann dies jedoch zu einem Hauptproblem werden. Über Sorge im Zusammenhang mit generalisierten Angststörungen wurde viel geforscht, und eine Reihe von Merkmalen hat sich dabei herauskristallisiert (Dugas und Robichaud, 2007). Sorgen werden oft als sowohl positiv als auch negativ wahrgenommen (Wells, 2000).

Menschen können positive Überzeugungen von Sorge haben. So könnte ihre Sorge sein, vorbereitet sein zu müssen:

„Wenn ich mich nicht vorbereite, werde ich nicht damit fertig."
„Ich muss an jede Möglichkeit denken."
„Ich muss alles Mögliche versuchen, damit es mir besser geht."

Andererseits könnten diese Sorgen mit der abergläubischen Angst assoziiert sein, dass eine positive Einstellung das Schicksal herausfordern könnte:

„Wenn ich mir keine Sorgen mache, könnte der Krebs zurückkommen."
„Ich wage nicht an ein gutes Ergebnis zu denken, weil ich am Boden zerstört sein werde, wenn ich schlechte Nachrichten bekomme."

Menschen können jedoch auch negative Überzeugungen über die Auswirkung von Sorge auf ihr Leben haben:

„Die Sorge kann meinen Krebs wieder auslösen."
„Der Sorgenstress macht mich noch kränker."
„Sorgen sind unkontrollierbar."
„Ich werde vor Sorge verrückt werden."

Der Glaube an den Nutzen von Sorge als ein Mittel zur Problemlösung ist mit der Aufrechterhaltung von Sorgenzyklen assoziiert. Bei der erfolgreichen Lösung eines Problems identifiziert die Person das Problem, untersucht Lösungswege, wählt einen aus, probiert ihn aus und bewertet ihn anschließend. Wenn wir uns jedoch Sorgen machen, geraten wir in kognitive Schleifen. So müssen wir gegebenenfalls darauf gefasst sein, dass ein Testergebnis die Ausbreitung der Krankheit zeigt. Wir können uns verschiedene Behandlungsoptionen ansehen, die uns zur Verfügung stehen, aber wir wissen, dass wir keinen endgültigen Schluss daraus ziehen können, bevor wir nicht das Ergebnis haben und die Optionen mit unserem Arzt besprechen können. An diesem Punkt könnten wir ein ungutes Gefühl haben, weil wir nicht wissen, welche Behandlung die beste ist. Dann würden wir erneut alle Optionen durchdenken, weitere Informationen einholen, überprüfen, was unser Partner darüber denkt, und versuchen, uns all die verschiedenen Lösungsmöglichkeiten vorzustellen. Sobald wir uns im Sorgenzyklus befinden, wird es schwierig, der Schleife zu entkommen. Bei jeder möglichen Lösung stellt sich die Frage: „Was wäre, wenn?“ Und der Prozess beginnt von neuem.

Weitere Faktoren, die die Sorge aufrechterhalten, sind Kontrollverlust und das Gefühl, die Unsicherheit der Situation nicht mehr aushalten zu können (Dugas und Robichaud, 2007). **Sich Sorgen machen kann als Bewältigungsreaktion angesehen werden, um den Stress der Unsicherheit zu umgehen.** Experimentelle Untersuchungen mit Personen, die Unsicherheit nicht ertragen können, ergaben einen direkten Zusammenhang zwischen dem Gefühl der Unsicherheit und dem Grad der Sorge (Ladouceur et al., 2000). Intoleranz gegenüber Unsicherheit korreliert auch mit der Problematik, belastende Erfahrungen zu tolerieren (Lee et al., 2010).

Der Gedanke, dass sich Sorgen machen eine Bewältigungsstrategie durch Vermeidung sein könnte, wurde erstmals von Borkovec (1994) eingeführt. Sorgen werden nur ungern ausgesprochen, aber das Sprechen darüber kann paradoxerweise eine unangenehmere Erfahrung, die meist auf einer bildlichen Vorstellung basiert, in Schach halten.

So sind für einen Patienten, der an Speiseröhrenkrebs leidet, Gedanken darüber, wie es ihm ergehen und wie er die Krankheit bewältigen wird, unter Umständen weniger belastend, als das Bild vom Tod durch Bluthusten, welches er in seinem Kopf hat.

Die Behandlung von Patienten mit generalisierter Angststörung basiert zum Teil auf dieser Forschungsarbeit (Wells, 2000; Dugas und Robichaud, 2007) und kann uns bei der Arbeit im Zusammenhang mit Sorge bei Krebspatienten anleiten. Montel (2010) beschreibt ein Fallbeispiel der Behandlung einer generalisierten Angststörung bei einer Patientin mit Brustkrebs.

Die Arbeit mit Überzeugungen im Zusammenhang mit Sorge

Mit Hilfe kognitiver Techniken können Überzeugungen im Zusammenhang mit Sorge identifiziert und geprüft werden, und diese können weiter zu Verhaltensexperimenten führen. Zum Beispiel könnte die Überzeugung, dass man nichts tun könne, um mit Sorge fertig zu werden, überprüft werden, indem man eine halbe Stunde am Tag als „Sorgenzeit“ einplant. Wenn eine Sorge auftaucht, verschieben die Patienten sie auf den von ihnen gesetzten „Termin". Viele Menschen stellen anschließend fest, dass die Sorge beim „Termin" dann nicht mehr so dominant ist. Der Glaube an die Notwendigkeit, immer das Schlimmste denken zu müssen und das Schicksal nicht herauszufordern, kann zunächst in Bezug auf Sorgen um alltägliche Dinge überprüft werden. Der Patient kann z. B. gebeten werden, ein paar Tage lang wie gewöhnlich negative Vorhersagen über sein Leben zu machen und dann das Beste anzunehmen. Er kann dann aufzeichnen, was das tatsächliche Ergebnis war, und wird bald feststellen, dass es keinen Zusammenhang gibt zwischen seinen Vorhersagen und dem, was tatsächlich passiert. Er kann dann üben, positive statt seiner üblichen negativen Vorhersagen zu generieren.

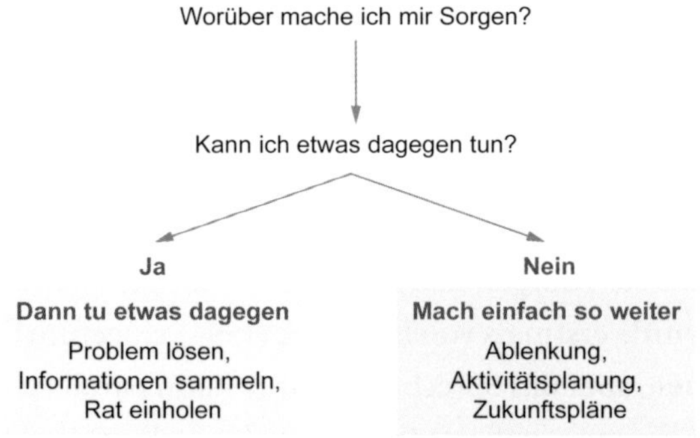
Worüber mache ich mir Sorgen?
Kann ich etwas dagegen tun?
Ja
Nein
Dann tu etwas dagegen
Problem lösen,
Informationen sammeln,
Rat einholen
Mach einfach so weiter
Ablenkung,
Aktivitätsplanung,
Zukunftspläne

Abb. 8.2 Der Sorgenbaum

Von der Sorge zur Problemlösung

Bei der Bewältigung von Sorge kann die Unterweisung des Patienten in grundlegende Problemlösungstechniken sehr effektiv sein. Viele Menschen finden die Verwendung eines „Sorgenbaums" hilfreich (s. Abb. 8.2). Die Unterscheidung zwischen Problemen, über die der Patient eine gewisse Kontrolle ausüben kann (die eine geschickte Problemlösung erfordern) und Problemen, die er nicht kontrollieren kann (die ein Loslassen erfordern), kann manchmal den Sorgenzyklus durchbrechen.

Unsicherheit tolerieren

Jede Erfahrung in Verbindung mit einer Krebserkrankung ist Unsicherheit schlechthin. Wenn ein Patient eine Chance von 80 % hat, noch 5 Jahre zu überleben, kann er trotzdem nicht sicher sein, dass er nicht zu den 20 % der Patienten zählt, die sterben. Eine Person, die an einer unheilbaren Krankheit leider, weiß, dass sie sterben wird, aber sie weiß nicht, wann. Daher ist es nicht verwunderlich, dass Menschen, die schon in ihrem normalen Leben Probleme haben, mit Unsicherheit umzugehen, eine ängstliche Beschäftigung entwickeln, wenn sie an Krebs erkranken. Hierzu können Experimente durchgeführt werden, um zu prüfen, ob die Überzeugung – nicht zu wissen, wie es wird, oder nicht die Kontrolle zu haben – für jemanden unerträglich ist. Solche Experimente werden normalerweise am besten im Rahmen von Alltagsaktivitäten, abseits der Krebssituation durchgeführt (so kann ein Patient, der sich sonst ständig eine Rückversicherung von seinem Partner einholt, allmählich kleine Entscheidungen darüber treffen, z. B. was er zu Abend essen möchte). Der Patient sollte darauf gefasst sein, dass er sich während dieser Experimente ängstlich und unwohl fühlt. Das Ziel ist nicht, alles ganz ohne Stress bewältigen zu können, sondern eher, wie Gil Fronsdal sagt, sich mit der Tatsache anzufreunden, dass „ein wenig Unwohlsein dazugehört". Achtsamkeitspraxis (s. Kap. 5) kann dazu beitragen, dass der Patient mit Unsicherheit leben kann, ohne zu reagieren.

Kognitive Vermeidung überwinden

Dugas und Robichaud (2007) verwenden ein Modul in ihrer Behandlung für generalisierte Angststörungen, bei dem der Proband in der Vorstellung seinen schlimmsten hypothetischen Ängsten ausgesetzt wird. Dies ist eine Form des Entkatastrophierens. Viele der tiefsten Ängste von Menschen mit Krebs beruhen nicht auf der Lebensbedrohung und können deshalb dieser Intervention durchaus zugänglich sein.

Eine 30-jährige Frau, die kurze Zeit zuvor die Behandlung von Brustkrebs abgeschlossen hatte, war zuversichtlich, die Krankheit besiegen zu können. Als sie jedoch einen neuen Partner kennenlernte, verfolgte sie bald die Vorstellung, dass er sie verlassen würde, obwohl sie ihm von ihrer Krankheit erzählt hatte und er sehr verständig gewesen war. Sie dachte ständig darüber nach und ließ ihre Gespräche Revue passieren auf Anzeichen von Ablehnung. Auch suchte sie bei ihren Freunden ständig nach Bestätigung der Bedeutung dieser Anzeichen. Der Therapeut bat sie, sich das Worst-Case-Szenario vorzustellen – dass ihr neuer Partner sage, er wolle sie nicht mehr sehen – und bei dieser Vorstellung mit ihren emotionalen Auswirkungen und den unangenehmen Körperempfindungen zu bleiben, ohne über Möglichkeiten nachzudenken, sich zu beruhigen. Es wurde ihr dabei übel, sie war aber überrascht festzustellen, dass sie die Empfindungen aushalten konnte. Indem sie so vorging, sobald ihre Ängste aufkamen, stellte sie fest, dass die schlimme Erfahrung erträglicher wurde. Sie suchte nach Problemlösungen für den Fall, dass die Beziehung enden sollte, und stellte fest, dass sie den Sorgenzyklus durchbrochen hatte.

Auch in diesem Fall kann die Achtsamkeitspraxis (s. Kap. 5) angewandt werden, um dem Patienten zu helfen, in Gedanken bei seinen unerfreulichen Erfahrungen zu bleiben, dem Auf und Ab der Gefühle zu folgen und zu erkennen, dass die Not nicht gleichbleibt, sondern sich ändert und mit der Zeit ganz auflöst.

Wenn die Angst vor einem Rückfall das zentrale Thema der Sorge ist, empfehlen Dugas und Robichaud (2007), dass es möglich ist, diese Technik anzuwenden, solange das Risiko eines Rückfalls nicht hoch ist und der Patient bereit ist, sich der Expositionsaufgabe zu unterziehen. Unter anderen Umständen schlagen sie vor, Strategien zur Problemlösung oder zur Steuerung von Emotionen anzuwenden.

8.3 Panik

In diesem Kapitel haben wir die Teufelskreise der Angst kennengelernt. Unter bestimmten Umständen kann dies zu einer Spirale zunehmender Angst werden, die in einer Panikattacke gipfelt. Angst ist mit einer Reihe von physischen Symptomen verbunden, wie Herzklopfen, Atemnot, Schwitzen, Benommenheit und Zittern. Wenn diese als Anzeichen einer bevorstehenden Katastrophe interpretiert werden, wird der Patient noch ängstlicher. Es gibt einen direkten Zusammenhang zwischen physiologischer Empfindung und Katastrophendenken:

Herzklopfen: „Ich werde einen Herzinfarkt bekommen."
Atemnot: „Ich werde ersticken."
Schwindel: „Ich werde zusammenbrechen."

Es überrascht nicht, dass aus Katastrophendenken Vermeidungsverhalten resultiert. Wenn wir also glauben, dass wir ersticken, öffnen wir das Fenster, um mehr Luft zu bekommen, oder wenn wir befürchten, dass wir zusammenbrechen, halten wir uns an etwas fest. Dieses Sicherheitsverhalten verstärkt den Glauben weiter, indem es zu bestätigen scheint, dass die Konsequenz schrecklich gewesen wäre, wenn wir diese Maßnahme nicht ergriffen hätten. Wenn wir Panikattacken einmal erlebt haben, vermeiden wir vielleicht Situationen, die uns unangenehm sind oder in denen wir keinen Zugang zu Hilfe haben.

Die Behandlung von Panik beinhaltet die gemeinsame Untersuchung der körperlichen Empfindungen, Gedanken, Emotionen und Verhaltensweisen des Patienten sowie des Kontexts oder der Situation, in der sie aufgetreten sind. Dies sollte sensibel erfolgen, da Menschen mit schweren körperlichen Erkrankungen es möglicherweise übelnehmen, wenn ihnen gesagt wird, dass ihre Gedanken über ihre körperlichen Empfindungen „verzerrt“ sind (eine Beschreibung der Verwendung sokratischer Fragen bei Menschen mit Schwierigkeiten finden Sie bei Moorey, 2011). Der Patient beobachtet daraufhin die Panikattacken und beginnt gemeinsam mit dem Therapeuten, eine alternative Erklärung für die Attacken zu finden. Der wichtigste Teil der Therapie besteht darin, Experimente zu entwickeln, um die neue, weniger katastrophale Erklärung zu testen, indem das Sicherheitsverhalten fallen gelassen und die Vermeidung überwunden wird (Bennett-Levy et al., 2004).

Zum Beispiel stellte Fred, ein 70-jähriger Mann mit fortgeschrittenem Lungenkrebs, fest, dass er bei Anstrengung atemlos wurde und Panikattacken bekam, und dabei befürchtete, „Jetzt ist die Zeit da", in der er sterben würde, weil er zu atmen aufhören würde. Der Therapeut identifizierte zwei mögliche Arten von Sicherheitsverhalten:

1. Auf schnellstem Weg zum Badezimmer und die Morgentoilette so rasch wie möglich hinter sich bringen.
2. Schneller atmen, um mehr Luft zu bekommen.

Das einfache Experiment bestand darin, sich mehr Zeit im Badezimmer zu nehmen und einige kontrollierte Atemtechniken zu erlernen, so dass er seine Atmung verlangsamte und nicht mehr hyperventilierte. Er stellte fest, dass er sich tatsächlich weniger außer Atem fühlte, wenn er die alternative Strategie ausprobierte, und seine Panik und Angst nahmen ab.

Panik kann in den meisten Fällen auch bei Menschen ohne körperliche Erkrankung auf diese Weise behandelt werden. Bestimmte Verhaltensexperimente sollten bei Patienten mit aktiver oder fortgeschrittener Erkrankung jedoch mit Vorsicht angewendet werden. Patienten mit Lungenerkrankungen sollten nicht gebeten werden, Hyperventilationsexperimente durchzuführen, um die Wirkung von Überatmung auf Paniksymptome zu demonstrieren (in Freds Fall war es ausreichend, ihm eine kontrollierte Atemtechnik beizubringen, um die Hyperventilation zu stoppen), und Patienten mit fortgeschrittener Krankheit sind möglicherweise nicht in der Lage, aktivere Experimente durchführen (z. B. Treppen hochlaufen, um die Herzfrequenz zu erhöhen).

8.4 Kognitive Interventionen bei Hoffnungs-/ Hilflosigkeit

Für den hoffnungslosen/hilflosen Patienten stellt der Krebs einen Verlust dar und die Zukunft wird als trostlose Gewissheit wahrgenommen. Während der ängstliche Patient das Gefühl hat, die Kontrolle verloren zu haben, dabei aber versucht, sie zu behalten, glaubt der hilflose/hoffnungslose Patient, dass die Situation für ihn weitgehend unkontrollierbar ist, und gibt auf. Dieses Gedankenmodell kann die Grundlage für die gewählten kognitiven Techniken bilden. Die dabei angewandten Methoden fordern die pessimistische Gewissheit heraus, dass die Zukunft ohne Hoffnung ist.

Sie können dem Betroffenen auch das Gefühl persönlicher Kontrolle geben. Therapeut und Patient erarbeiten gemeinsam anhand der zur Verfügung stehenden Informationen, wie trostlos die Zukunft wirklich ist. Beweise für die Annahme des Patienten, dass die Zukunft hoffnungslos ist, werden untersucht und mit Gegenbeweisen abgewogen. In den Fällen, bei denen gute Heilungschancen bestehen, muss unrealistischer Pessimismus geprüft werden. **Die Hoffnung für die Zukunft beruht nicht nur auf Hinweisen für eine Heilungschance. Eine positive Einstellung zur noch verbleibenden Lebenszeit, egal wie kurz, kann zur Lebensqualität beitragen.**

Bei Patienten mit schlechterer Prognose besteht die Hoffnung möglicherweise darin, Dinge zu finden, auf die man sich täglich freuen kann. Das Erkennen des spezifischen negativen Glaubens ist in diesen Fällen sehr wichtig, da es leichtfällt, Annahmen darüber zu treffen, was der Patient in einer emotional aufgeladenen Situation denkt. Der Therapeut mag denken: „Wenn ich in dieser Situation wäre, würde ich mich so fühlen", aber seine Annahmen darüber, was der Patient denkt, basieren möglicherweise mehr auf seinen eigenen Reaktionen als auf der Sicht des Patienten auf seine Krankheit (Moorey, 2011).

Viele Patienten denken, wenn sie nicht mehr all das tun können, was sie früher tun konnten, dann lohnt es sich nicht mehr, irgendetwas zu tun. Das Aufzeigen dieses Alles-oder-Nichts-Denkens ist eine Strategie, die bei einem hilflosen/hoffnungslosen Patienten angewendet werden kann. Der hilflose Patient sieht die Optionen normalerweise zweigeteilt, indem er entweder die vollständige Kontrolle über die Situation hat oder völlig hilflos ist. Da der Kampf gegen Krebs größtenteils außerhalb ihrer Kontrolle liegt, spielen Patienten hier eher eine hilflose Rolle. Der Therapeut muss dem Patienten zeigen, dass wir bei einer Krankheit wie Krebs nur mit Wahrscheinlichkeiten arbeiten können und nicht mit Gewissheiten. Tatsächlich unterscheidet sich dies nicht von jedem anderen Risiko im Leben. Wer beispielsweise nie Zigaretten raucht, verringert sein Risiko, an Lungenkrebs zu erkranken – reduziert es jedoch nicht auf null. Das Tragen eines Sicherheitsgurts kann die Wahrscheinlichkeit einer schweren Verletzung bei einem Verkehrsunfall verringern, dies jedoch nicht garantieren.

Dies kann verdeutlicht werden, wenn der Patient gebeten wird, den Grad der Kontrolle über verschiedene Ereignisse in seinem Leben zu bewerten und dann mit seiner Kontrolle über Krebs zu vergleichen. Hierfür kann eine Analogskala verwendet werden, um zu zeigen, dass die Kontrolle sich zwischen zwei Polen bewegt – von keiner Kontrolle an dem einen Ende bis zur vollständigen Kontrolle am anderen:

Keine Kontrolle ⟶ Vollständige Kontrolle

Die Suche nach Alternativen dient dazu, Aktivitäten aufzuzeigen, die der Patient trotz Krebs noch ausführen kann. Der Patient listet alle Aktivitäten auf, zu denen er noch in der Lage ist. Wie bei jeder KVT wird der Patient ermutigt, automatische Gedanken zu überprüfen und in Frage zu stellen, aber nicht jeder ist imstande, die tägliche Aufzeichnung automatischer Gedanken fließend zu beherrschen.

Tabelle 8.3 zeigt die automatischen Gedanken und alternativen Antworten eines Patienten mit einem Speicheldrüsentumor, der die Methode nur eingeschränkt anwenden konnte.

Tabelle 8.3 Protokoll automatischer Gedanken eines Patienten mit Speicheldrüsentumor

Automatische Gedanken	Alternative Antworten
Ich habe Krebs – ich weiß das.	Die Klinik sagt, ich habe keinen Krebs.
Manchmal wünsche ich mir, dass dieser Knoten in meinem Mund Krebs sei, damit ich ihn loswerden kann	Du wünschst das nicht, weil du das alles nicht noch einmal durchmachen möchtest (d. h. mehr Behandlung)
Das Leben ist nicht lebenswert. Ich habe mein Leben nicht verändert, seitdem ich krank bin, und der Krebs wird wiederkommen.	Ich muss wegen meiner Familie weitermachen. Ich kann Dinge tun, die mein Leben verändern.

Eine Patientin mit einem zweiten Brustkrebs-Rezidiv fühlte sich sehr traurig und hoffnungslos. In der Therapiesitzung lernte sie, ihre Gedanken aufzuschreiben und in Frage zu stellen. Die Gedanken und Antworten, die sie in der Sitzung zum Ausdruck brachte, sind in Tabelle 8.4 aufgezeichnet.

Tabelle 8.4 Automatische Gedanken einer Frau mit rezidivierendem Brustkrebs

Situation	Emotionen	Automatische Gedanken	Alternative Antwort
Einen Tag in der Sonne genießen	Traurig (80%)	Ich werde nicht mehr lange da sein, um die Sonne noch zu sehen. (90%)	Ich werde doch da sein (50%). Der Arzt sagt, ich spräche auf die Behandlung an (90%). Ich muss da sein, um mich um meine Kinder zu kümmern (90%). Ich kenne eine Frau, die 15 Jahre lang Krebs in ihrer Brust, Wirbelsäule und Leber gehabt hat. Wenn sie es schafft, kann ich das auch (70%). Wenn ich das jetzt nicht genieße, ist das wie aufgeben (80%).

8.5 Kognitive Verhaltenstherapie in Aktion

In der Krankengeschichte von „Jenny" (Kap. 6) erleben wir kognitive Techniken in Aktion. Die 45-jährige Patientin war Lehrerin, geschieden und hatte einen 8-jährigen Sohn. Sie reagierte auf den Brustkrebs depressiv, hoffnungslos und wütend. Wir haben gesehen, wie Aktivitäts- und Zielplanung ihr geholfen haben, sich in der ersten Phase der Therapie weniger hoffnungslos zu fühlen (Kap. 6). Die kognitiven Interventionen begannen in der ersten Behandlungssitzung und waren auf ihre hoffnungslosen Gefühle gerichtet. Der Therapeut fand automatische Gedanken heraus, die bestätigten, dass Jenny eine negative Einstellung zu sich selbst („Ich bin nutzlos", „Ich bin behindert") sowie eine negative Sicht in Hinblick auf die Zukunft hatte („Was bringt es, irgendetwas zu tun, wenn der Krebs doch wiederkommt?"). Krebs bedeutete für sie einen gegenwärtigen und dauerhaften Verlust ihrer persönlichen Domäne. Sie hatte die Fähigkeit verloren, als unabhängige, normale Person zu fungieren, und sie glaubte nicht, dass es jemals wieder anders werden würde. Diese hoffnungslosen Gedanken mussten bearbeitet werden, bevor die Verhaltensaufgaben festgelegt wurden.

In der nächsten Sitzung wurde Jenny aufgefordert, ihre Gedanken aufzuzeichnen, und ihr wurde das Konzept der Realitätsprüfung erklärt. Sie hat es sich anschließend meisterhaft zur Aufgabe gemacht, negative automatische Gedanken zu überprüfen und in Frage zu stellen (s. Tab. 8.5).

Tabelle 8.5 Die von Jenny aufgeschriebenen und ausgewerteten negativen automatischen Gedanken

Situation	Emotionen	Automatische Gedanken	Alternative Antworten
an Freunde denken	allein deprimiert	Mein Leben ist zum Albtraum geworden. Ich habe keine Kontrolle mehr	Wenn ich mich bewusst anstrenge, dann kann ich eine gewisse Kontrolle aufrechterhalten
in der Küche	verzagt	Sobald die Chemotherapie beginnt, gibt es viele Dinge, die ich nicht essen möchte, und ich werde wieder abnehmen	Ich kann Fertiggerichte kaufen, weil wahrscheinlich der Aufwand, die Lebensmittel zuzubereiten, das Problem ist
an etwas arbeiten	ängstlich	Ich habe nur einen Bruchteil der Energie, die ich früher hatte. Wenn das nun immer so bleibt	Vielleicht bin ich depressiv. Aber auch wenn ich müde bin, ist es besser, aktiv zu bleiben, weil ich mehr erreichen werde
aufstehen am Morgen	traurig	Es gibt so viele Dinge, die ich nicht getan habe und niemals tun werde	Menschen tun verschiedene Dinge im Leben und mein Leben war nicht so schlecht. Ich könnte mich bemühen, das zu tun, was ich tun möchte

Sie sollte eine adjuvante Chemotherapie erhalten, war jedoch sehr besorgt über die möglichen Nebenwirkungen. Sie stellte sich vor, dass sie – gerade jetzt, wo sie wieder mehr unternahm und mehr Kontrolle über ihr Leben hatte – infolge der Behandlung müde und krank sein würde. Der Therapeut unterstützte sie dabei, diesen automatischen Gedanken zu überprüfen, indem er sie nach Beweisen befragte, dass Chemotherapie wirklich so giftig sei. Tatsächlich hatte sie bereits vor Beginn der Strahlentherapie eine kurze Chemotherapie absolviert und sich nicht wesentlich unwohl gefühlt. Der Therapeut erkundigte sich dann nach den Vor- und Nachteilen einer Behandlung für sie. Jenny hat daraufhin folgende Liste erstellt:

Vorteile	Nachteile
Ich werde es nicht bereuen und mir keine Sorgen machen	Ich werde abnehmen
Ich könnte den statistischen Vorteil haben und länger leben	Ich werde müde sein und alles schwer finden
Ich werde mich um meinen Sohn kümmern können	Ich werde nicht mit anderen Menschen sprechen können, ohne dass mir übel wird
	Ich werde unfruchtbar werden

Dieses Verfahren half Jenny, ihre Vorstellungen über Chemotherapie ins rechte Licht zu rücken. Hier ist ihr eigener Bericht über die kognitiven Techniken, die sie in der Therapie gelernt hat.

Als ich aufhörte, überwältigende negative Gedanken zu haben, aber weiterhin beobachtete, was ich dachte, stellte ich überrascht fest, dass eine große Anzahl meiner Gedanken auf die eine oder andere Weise negativ war und dass ich davon sehr viele zu haben scheine. Negative Gedanken schienen wie Würstchen zusammenzuhängen, und ich fand allmählich, dass es eine gute Idee wäre zu versuchen, sie abzuschneiden. Ich verstand, was der Therapeut über Gedanken sagte, die Verzerrungen enthielten ... und ich stellte fest, dass ich manchmal mit meinen Gedanken auch anders umgehen konnte, wenn ich die Tatsache berücksichtigte, dass sie viele Fehler enthalten konnten, und es bemerkte, wenn ein Gedankengang zu nichts Gutem führte.

ZUSAMMENFASSUNG

In diesem Kapitel haben wir untersucht, wie KVT bei zwei der häufigsten emotionalen Reaktionen bei Krebspatienten angewendet werden kann. Wenn der Patient sich voll auf die Bedrohung durch den Krebs und auf die Unsicherheit, ob er die Situation noch unter Kontrolle hat, konzentriert, dann hat er Angst. Wir haben einige Möglichkeiten aufgezeigt, wie man am besten mit ängstlicher Besorgnis umgehen kann, oder mit der Angst vor einem erneuten Auftreten des Krebses, und auch, wie man mit Sorgen und Panik umgeht. Wenn wir von der Bedrohung überwältigt sind und uns außerstande fühlen, die Situation unter Kontrolle zu bekommen, werden wir hilflos und hoffnungslos. Wir haben einige Methoden vorgestellt, wie wieder Hoffnung erzeugt werden kann, und ein Fallbeispiel für eine KVT in Aktion aufgezeigt.

9 Kognitive Verhaltenstherapie bei häufigen Problemen von Patienten mit Krebs

Kognitive Techniken und Verhaltenstechniken bei Angst und Depression bleiben der Kern der KVT für Menschen mit Krebs, aber es sind keineswegs die einzigen Probleme, die während der Therapie angegangen werden müssen. In diesem Kapitel werden wir einige Probleme betrachten, die mit Krebs in Zusammenhang stehen, und die Interventionen diskutieren, die dagegen ergriffen werden können.

Wir werden Folgendes betrachten:

- Arbeiten mit Wut und Selbstbeschuldigung
- Schlaflosigkeit und Müdigkeit
- Schmerzen
- Übelkeit

9.1 Arbeiten mit Wut und Selbstbeschuldigung

Einige Methoden, die bei Wut als Ventil und Ableitung fungieren, wurden in Kapitel 5 beschrieben. Hier werden einige kognitive und verhaltensbezogene Methoden zum Umgang mit Wut vorgestellt. Weitere Informationen zu kognitiven Verhaltensmethoden im Umgang mit Wut finden sich bei Burns (1980), Novaco (1976, 1995), Novaco und Chemtob (1998) und Deffenbacher (1999). Die Literatur über Wutmanagement bei Krebspatienten ist noch immer spärlich, aber in Metaanalysen wurden moderate Wirkungen von KVT-basierten Interventionen zum Wutmanagement beobachtet (Beck und Fernandez, 1998; DiGiuseppe und Tafrate, 2003). Abbildung 9.1 zeigt ein einfaches Modell der Prozesse, die bei Menschen mit Wutproblemen auftreten. Ein Patient mit Krebs wird in Situationen geraten, denen Schemata zugrunde liegen, die ihn anfällig dafür machen können, die Situation als Angriff oder Verletzung anzusehen. Die Situation kann direkt mit der Krebserkrankung zusammenhängen, und die Ungerechtigkeit, die der Person widerfährt, wird hervorgehoben („Das sollte mir nicht passieren"). In anderen Fällen kann der Auslöser unabhängig von der Krebserkrankung sein, aber da das Gefühl von Ungerechtigkeit in den Gedanken der Person vorherrscht, ist sie darauf vorbereitet, Ungerechtigkeit in der Art und Weise zu finden, wie sie behandelt wird.

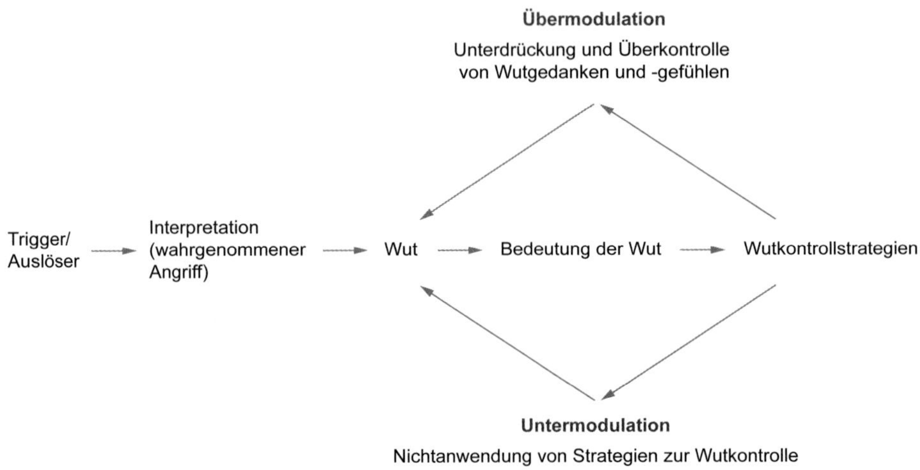

Abb. 9.1 Darstellung des Ablaufs bei Wutproblematik

Der der Krankheit zugrundeliegende Groll führt somit zu einer Fehlinterpretation von Ereignissen als unfair. Manchmal gibt es hierzu Grundüberzeugungen, wie sich Menschen gegenüber einer kranken Person verhalten sollten („Sie sollten mich respektvoller behandeln"), was Wut auslöst. Sobald die Situation als ungerechter Angriff oder Verstoß gegen eine Regel interpretiert wurde, kommt es zur Erfahrung der Emotion Wut. Die Art und Weise, wie die Person diese wütenden Gefühle sieht, bestimmt dann die Konsequenzen. Wenn er Wut als etwas Unerwünschtes, Gefährliches und als etwas zu Vermeidendes betrachtet, wird der Betroffene versuchen, sie zu unterdrücken oder zu überregulieren. Dies kann zu Durchbruchwut und anderen Problemen im Zusammenhang mit emotionaler Unterdrückung führen, die in Kapitel 5 beschrieben wurden, und erfordert Interventionen, um den Zugang zu Gefühlen und ihrem konstruktiven Ausdruck zu erleichtern. Wenn die Wut als gerechtfertigt empfunden wird, kann dies bedeuten, dass der Betroffene nicht versucht, sie zu regulieren. Dieses Versagen von Kontrollstrategien führt zu weiterer Wut.

Im Folgenden werden drei grundlegende Schritte in einem Wutmanagementprogramm betrachtet:

- Motivation zur Veränderung aufbauen
- Hinweise und automatische Gedanken identifizieren
- eine kognitive Verhaltensstrategie für Veränderungen entwickeln.

Motivation zur Veränderung aufbauen

Es ist gesellschaftlich akzeptabel zu glauben, dass es für Menschen ungerecht und unfair ist, Krebs zu haben. Man kann sich darüber geradezu zu echter Empörung aufschwingen, und dies ist stärker als das Gefühl, ein hilfloses Opfer zu sein. Wenn diese Wut den Patienten zu einer effektiven Problemlösung, zu konstruktiven Maßnahmen zur Leistungsverbesserung oder zur Unterstützung anderer Patienten usw. führt, ist sie gesund und nützlich. Manchmal führt Wut jedoch nicht zu einer Verhaltensaktivierung, sondern kann den Patienten geradezu ohnmächtig lähmen. An diesem Punkt ist es hilfreich, die Vorteile und die Folgen zu untersuchen, wenn die Wut anhält. Am nutzbringendsten ist es, wenn der Fokus nicht auf der Wut liegt, die die Person über die Krankheit empfindet, sondern auf jener Wut, die an anderer Stelle projiziert oder erzeugt wird. Dies ist keine primäre Emotion im Sinne einer gesunden und angemessenen Reaktion auf die Krankheit, sondern eine unangemessene Übergeneralisierung. Indem zwischen beiden Reaktionen unterschieden wird, kann eine therapeutische Allianz zwischen dem Patienten und dem Therapeuten entwickelt werden, mit der Vereinbarung, an der Kontrolle der fehlangepassten Wut zu arbeiten. Geführte Entdeckung wird eingesetzt, um dem Patienten zu zeigen, wie sich die verständliche Wut über Krebs auf andere Lebensbereiche auswirkt und unerwünschte Auswirkungen hat. Der Therapeut sollte die Vorteile eines Wutgefühls anerkennen (z. B. sich nicht hilflos fühlen, sich angeregt fühlen, sich gut fühlen), bevor er dieses Gefühl herausfordert, da dies die Motivation des Patienten zur Veränderung erhöht und die Möglichkeit eines Zusammenbruchs der Allianz verringert.

Identifizierung von Hinweisen und automatischen Gedanken

Sind die unerwünschten Auswirkungen von Wut festgestellt (z. B. Streit mit Familienmitgliedern, Anspannung, Verschwendung wertvoller Energie), können Informationen über die Wutauslöser zusammengestellt werden. Wie bei jedem anderen Problem wird der Patient gebeten, Wutsituationen aufzuzeichnen und Hinweise in Zusammenhang mit Wut zu identifizieren. Wie oben beschrieben, werden dabei automatische Gedanken ausgelöst. Oft ist es eine Abfolge von Ereignissen, die zu wütenden Ausbrüchen führt (s. Abb. 9.1), und es lohnt sich, die Sequenz detailliert durchzugehen, um herauszufinden, welche Handlungen und Gedanken für das Endergebnis wichtig waren.

In der ersten Phase der Beurteilung ist eine kognitive Verzerrung sehr häufig. Konjunktivaussagen mit „sollte" wiederholen sich immer wieder in den Gedankenaufzeichnungen der Betroffenen:

„Das sollte mir doch nicht passieren!"

„Es ist nicht fair, ich war immer ein guter Mensch, ich sollte nicht so behandelt werden."

„Er sollte viel rücksichtsvoller sein!"

„Er sollte mehr Zeit mit mir verbringen!"

Auch wenn sich die Wut gegen Gott oder das Schicksal richten kann, spielt sich exzessive Wut meist auf zwischenmenschlicher Ebene ab. Es ist nicht das Hadern mit dem Schicksal, das Probleme verursacht, sondern das Anschnauzen der Kinder. In diesen Situationen besteht normalerweise der Eindruck, dass gegen eine Regel verstoßen wird („Sie hätten wissen müssen, dass ich müde bin“ oder „Sie sollten nicht so viel Lärm machen“). Es ist wichtig, Informationen darüber einzuholen, bevor das verzerrte Denken in Frage gestellt wird.

In einem nächsten Stadium können Betroffene ihre Wut „übermodulieren“ und emotionsbasierte Interventionen erforderlich machen, andere wiederum könnten ihre Wut „untermodulieren“. Sie haben möglicherweise keine Strategie, um eine Eskalation ihrer Wut zu verhindern, wie z. B. sich von ihren wütenden Gefühlen zu distanzieren oder sich abzulenken, indem sie bis 10 zählen, tief durchatmen oder mit sich selbst sprechen („Übertreib jetzt nicht – es ist nicht so wichtig“) und einfach weggehen. Menschen, die unter Stress wütend werden, haben diese Strategien möglicherweise nicht gelernt oder sind möglicherweise so gestresst, dass sie sie nicht anwenden. Diese Phase der Analyse von Hinweisen auf Wut und der Reaktion des Patienten ermöglicht es dem Therapeuten festzustellen, inwieweit der Patient adaptive oder maladaptive Bewältigungsstrategien anwendet.

Entwicklung einer kognitiven Verhaltensstrategie für Veränderungen

Sobald die Abfolge von Handlungen und Gedanken festgelegt ist, kann der Therapeut mit dem Patienten zusammenarbeiten, um die Schwachstelle in der Kette zu finden. Die kognitive Verhaltensanalyse kann ein Muster wie in Abbildung 9.2 ergeben. Die Analyse der Hinweise auf Wut kann häufig zu Interventionen führen, die die Wahrscheinlichkeit verringern, dass Wut provoziert wird. Beispielsweise können schwierige Situationen vermieden oder die Umgebung verändert werden, um die Häufigkeit ihres Auftretens zu verringern. In dem in Abbildung 9.2 gezeigten Fall kann die Festlegung einer Regel, dass die Kinder ihre Schuhe wechseln müssen, bevor sie das Haus betreten, helfen, die Wahrscheinlichkeit zu verringern, dass bei der Patientin Wut ausgelöst wird.

Das Erkennen und Herausfordern von verzerrtem Denken spielt offensichtlich bei den Wutkontrolltechniken der KVT eine wichtige Rolle. Wenn der Ärger zwischenmenschlich begründet ist, können Techniken zur Förderung von Empathie besonders wichtig sein. Der Patient kann gebeten werden, die Situation aus der Sicht der anderen Person zu betrachten. Wenn dies nicht gelingt, kann durch aktivere Methoden, wie z. B. in der Interaktion die Rolle der anderen Person spielen, ein Umschwenken erreicht werden. Empathie-Techniken können helfen, dem Patienten zu zeigen, dass die Per-

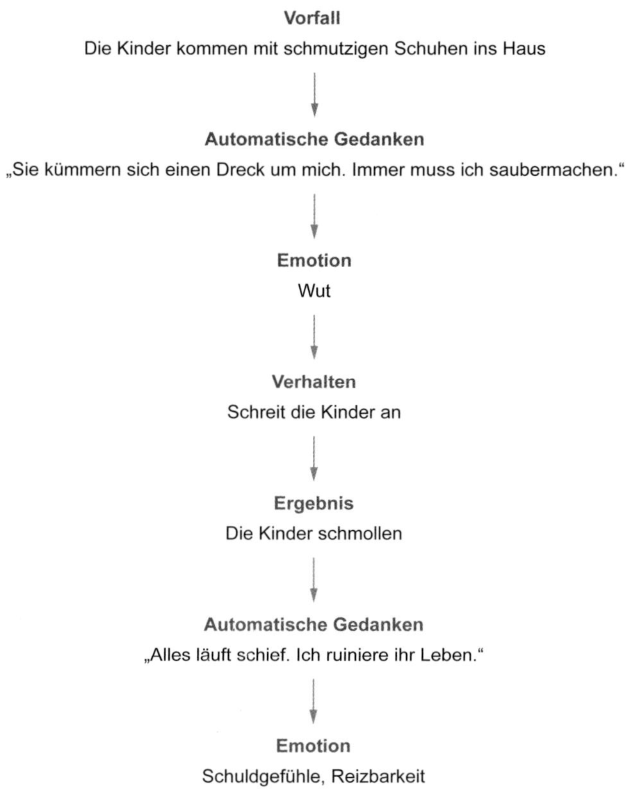

Abb. 9.2 Eine auf KVT basierende Analyse der Wut eines Patienten.

son, auf die er wütend ist, ihn normalerweise nicht absichtlich angreift oder verletzt. In den in Abbildung 9.2 angeführten Beispielen könnte die Patientin möglicherweise auf ihre automatischen Gedanken folgendermaßen reagieren:

- „Meine Kinder lieben mich, aber wenn sie aufgeregt sind, können sie nicht vorausdenken. Warum sollten sie nicht helfen können und den Boden wischen."
- „Es gibt nur das eine Problem – der Boden ist schmutzig. Wenn ich meine Reizbarkeit in den Griff kriege, werden meine Kinder nicht leiden."

Sobald der rote Faden der „sollte"-Aussagen in wütenden Situationen identifiziert ist, kann der Patient diese Aussagen prüfen und durch adaptivere Interpretationen ersetzen. Darauf aufbauend kann der Therapeut dann die Vor- und Nachteile einer Therapiearbeit ausgehend von einem auf dem Wörtchen „sollte" basierenden Glaubenssystem untersuchen und prüfen, ob die Welt wirklich nach den Regeln funktioniert, die der Patient anwendet.

Sobald das Wutverhalten aktiviert wird, hat der Patient die Wahl zwischen verschiedenen Bewältigungsstrategien, um dessen Auswirkungen zu verringern (z. B.

beruhigende Selbstanweisungen wie „Es ist in Ordnung, ich kann damit umgehen, ohne in die Luft zu gehen", oder Ablenkung bzw. Entspannung). Der Therapeut und der Patient könnten daran arbeiten, wie der Patient selbstbewusst reagieren kann, ohne wütend zu werden. Dafür kann ein Rollenspiel in der Sitzung notwendig sein. Der Patient probt dann im Rollenspiel, wie er auf angemessene Art seine Wut zeigt und sein Ziel erreicht. Menschen, die sich nicht durchsetzen können, wechseln mitunter ab zwischen passivem Fußabstreifer-Dasein und Wutausbrüchen. Patienten, die ihre Wut unterdrücken, befürchten oft, dass sie plötzlich zu „bösen" Menschen werden oder die Kontrolle verlieren, wenn sie sich ändern. Mit Hilfe kognitiver Techniken können diese Überzeugungen geprüft werden, und Verhaltensexperimente können helfen herauszufinden, ob ein „Nein" oder das Einstehen für sich selbst tatsächlich zu den schlimmen Konsequenzen führt, die die durchsetzungsarme Person vorhergesagt hat. Der Therapeut hilft dem Patienten, zwischen angemessenen und nützlichen Emotionen und Verhaltensweisen (gesunde, konstruktive Wut und Selbstbehauptung) sowie schlecht angepassten (ohnmächtige Wut und Aggressivität) zu unterscheiden (siehe Box 9.1).

Box 9.1

Methoden zum Umgang mit Wut über Krebs

In folgendem Beispiel hatte ein Patient seine Wut wie folgt zum Ausdruck gebracht:
„Ich war immer gut in meinem Leben. Warum sollte gerade ich das bekommen, wenn böse Menschen ungeschoren davonkommen?"

1. Ermutigen Sie die direkte Äußerung dieser Wut in der Sitzung und anderen wichtigen Personen gegenüber.
2. Finden Sie geeignete Ventile für diese Wutgefühle.
3. Prüfen Sie den Wahrheitsgehalt der Annahme, dass das Leben fair sein sollte.
   (a) Überprüfen Sie ob das Leben wirklich fair ist.
   (b) Denken Sie an Personen, die dem Patienten bekannt sind, die Krebs hatten. Wie viele von ihnen waren gut und wie viele waren schlecht?
4. Suchen Sie nach alternativen Sichtweisen auf die Situation. So fühlte sich eine Patientin besser, als sie aufhörte zu fragen „Warum ich?" und sich stattdessen fragte: „Warum nicht ich?"
5. Identifizieren Sie die kognitive Verzerrung (die Tyrannei des „sollte").
6. Suchen Sie herauszufinden, wo diese Annahme herstammt (z. B. aus einer Kindheitserfahrung oder aus der Religion), damit sie als erlernte Regel und nicht als universelle Tatsache umformuliert werden kann.

9.2 Schlafstörungen

(s.a. Kap. 16)
Schlaflosigkeit ist ein häufiges Problem bei Menschen, die an Krebs erkrankt sind; bis zu 40 % der Patienten berichten von Schlafstörungen (Savard und Morin, 2001; Savard et al., 2001; Davidson et al., 2002). Dies steht im Zusammenhang mit Müdigkeit (Zee und Ancoli-Israel, 2009) und auch mit Sorge. Schlechter Schlaf kann durchaus ein Problem sein, das Menschen, die eine KVT durchlaufen, angehen möchten, und Schlafstörungen können recht einfach in die Gesamtkonzeption einbezogen werden.

Wie immer ist das Erarbeiten einer Formulierung der Faktoren, die das Problem aufrechterhalten, der Schlüssel zum Verständnis und zur Behandlung der Erkrankung. Die Identifizierung der physischen Faktoren, die den Schlaf beeinflussen, sollte natürlich Priorität haben. Schmerzen und Atemnot sind wahrscheinlich die häufigsten und treten bei Patienten mit fortgeschrittener Erkrankung auf. Der Therapeut sollte sich mit dem Hausarzt oder dem Palliativteam in Verbindung setzen, um sicherzustellen, dass diese Symptome vollständig untersucht werden, dass eine angemessene Schmerzkontrolle hergestellt wird und dass das Management von Atembeschwerden optimiert wird. Sobald dies geschehen ist, werden in der KVT bei Schlaflosigkeit eine Reihe von Techniken angewendet, die sowohl Verhaltensfaktoren (Umweltkontext, Schlafgewohnheiten und Missbrauch von Alkohol und Beruhigungsmitteln) als auch kognitive Faktoren (dysfunktionale Einstellung zu Schlaf und Sorge) berücksichtigen. In der Regel erfolgt eine Beratung zur Schlafhygiene, um schlafbezogene Gewohnheiten zu ändern und nicht hilfreiche Gedanken zu bewerten (Smith und Neubauer, 2003). Eine Verbesserung des Schlafes nach einer KVT scheint in Zusammenhang mit Veränderungen der fehlerhaften Einstellung zu Schlaf und einer Reduktion von Schlafphasen untertags zu stehen (Tremblay et al., 2009).

Selbstüberwachung und Schlafhygiene

Der erste Schritt besteht darin, den Patienten zu bitten, ein Schlaftagebuch zu führen. Damit kann man verschiedene Variablen kontrollieren. Für gewöhnlich umfasst es die Zeit, wenn der Patient schlafen geht, wie lange er zum Einschlafen braucht, wie oft er nachts aufwacht, wann er aufsteht sowie seine automatischen Gedanken. Anweisungen zur Schlafhygiene bestehen normalerweise aus Ratschlägen, wie man sich am Abend verhalten sollte, um die Schlaflosigkeit zu reduzieren, sowie aus Unterweisungen zum Schlaf und zur Schlafumgebung.

Abendroutine

- Vermeiden von Koffein, Alkohol und Rauchen am Abend
- Vermeiden von zu viel Flüssigkeit vor dem Schlafengehen
- Regelmäßige Mahlzeiten; nicht hungrig ins Bett gehen
- Körperliche Betätigung regelmäßig während des Tages, jedoch nicht mehr während der letzten 3 Stunden vor dem Schlafengehen
- Entwicklung einer Routine vor dem Einschlafen, um herunter zu kommen, z. B. durch die Zubereitung eines heißen Getränks, lesen usw.

Schlafverhalten

- Täglich zur gleichen Zeit aufstehen
- Nur so viel schlafen wie nötig, um sich tagsüber erfrischt zu fühlen
- Nicht länger im Bett bleiben, um Schlaf nachzuholen
- Schlafpausen untertags vermeiden
- Nicht krampfhaft versuchen einzuschlafen

Schlafzimmer

- Störendes Licht oder Geräusche beseitigen
- Keine anderen Aktivitäten im Schlafzimmer als Schlafen und Sex; kein Fernseher oder andere Medien

Reizkontrolle

Dies ist eine etablierte Technik, die auf dem Prinzip basiert, dass bei Schlaflosigkeit das Bett des Individuums mit Wachsein und Sinnieren in Verbindung gebracht wird. Ziel ist es nun, diese Konditionierung zu durchbrechen und Bett nur mit Schlaf in Verbindung zu bringen. Der Patient soll nun jeden Tag zur gleichen Zeit aufstehen, das Schlafen auf das Schlafzimmer beschränken und das Schlafzimmer nur zu Schlaf und Sex benutzen. Um den Kreislauf zu unterbrechen, wach im Bett zu liegen und sich Sorgen über Krebs oder Schlaflosigkeit zu machen, soll der Patient – wenn er schon länger als 15 bis 20 Minuten wach ist – aufstehen und erst dann wieder ins Bett zurückkehren, wenn er sich schläfrig fühlt.

Entspannung

Entspannungstechniken, die in Kapitel 6 beschrieben sind, können ebenfalls sehr hilfreich sein.

Kognitive Techniken

Schlaflosigkeit bei Krebspatienten ist häufig gekennzeichnet von der Sorge über ein Wiederauftreten oder Fortschreiten der Krankheit. Dies kann zu Einschlafproblemen und zu Schwierigkeiten beim erneuten Einschlafen nach nächtlichem Aufwachen führen. Die Maßnahmen zur Schlafhygiene und Stimuluskontrolle können helfen zu vermeiden, dass das Bett des Betroffenen weiterhin mit Sorge in Verbindung gebracht wird.

Der Betroffene könnte sich z. B. auch einen Notizblock am Bett zurechtlegen. Wenn ein Gedanke auftaucht, kann er ihn gleich aufschreiben. Dieser Akt der Externalisierung von Sorge ermöglicht es dem Patienten manchmal, loszulassen. Die in Kapitel 8 beschriebenen Techniken können gleichermaßen effektiv bei Sorge am Tag und in der Nacht angewendet werden.

Zusätzlich zur Hauptsorge um Krebs können sich Patienten auch Sorge um die Schlaflosigkeit selbst machen. Sie können die Auswirkung einer schlaflosen Nacht auf ihre Leistung am nächsten Tag als katastrophal hinstellen oder darüber besorgt sein, dass der Schlafmangel ihren Krebs verschlimmern könnte. Mit Realitätstests kann die Wahrscheinlichkeit dieser befürchteten Folgen beurteilt werden, und mit Verhaltensexperimenten kann man die Überzeugungen testen. So kann die Angst eines Patienten, sich am nächsten Tag schrecklich zu fühlen oder sich nicht konzentrieren zu können, infrage gestellt werden, indem man ihn ein Tagebuch über seinen Schlaf und sein Leistungsverhalten führen lässt.

9.3 Müdigkeit

Müdigkeit ist das am häufigsten berichtete Symptom im Zusammenhang mit Krebs und seiner Behandlung (Hofmana et al., 2007). Es überrascht nicht, dass bei Krebspatienten ein starker Zusammenhang zwischen Schlaflosigkeit und Müdigkeit besteht (Zee et al., 2009), und kognitive Verhaltensinterventionen bei Müdigkeit müssen sich häufig auch mit Schlaflosigkeit befassen (Armes et al., 2007). Für eine nachhaltige Behandlung braucht man ein gutes Konzept. Der Aktivitätsplan kann ergänzt werden um die Aufzeichnung von Aktivität und Müdigkeit, und dann können die Gedanken zur Müdigkeit kontrolliert werden. Daraus können Informationen über die Teufelskreise des negativen Denkens, der Vermeidung und der Müdigkeit gewonnen werden, die bei Menschen mit Krebs auftreten können.

Frank war ein 79-jähriger Mann mit metastasiertem Prostatakrebs. Er war immer müde und jede Anstrengung fiel ihm schwer. Der Aktivitätsplan enthüllte, dass er viel Zeit auf dem Sofa verbrachte und fernsah. In diesen Zeiträumen bewertete er seinen Grad der Müdigkeit als hoch. Er war dann überrascht zu entdecken, dass er etwas weniger müde war, wenn er aufstand und sich mit etwas beschäftigte. Die Aufzeichnungen seiner Gedanken enthielten viele automatische Gedanken über seine Krankheit, seine Müdigkeit und seinen Schmerz, und der Therapeut konnte ihm folgenden Satz entlocken: „Wenn ich es übertreibe, mache ich womöglich alles noch schlimmer." Einige Diskussionen und eine Realitätsprüfung führten zu dem Ergebnis, dass Aktivität seinen Krebs nicht verschlimmern würde, und Frank konnte erkennen, dass gerade seine Inaktivität zu mehr Sorgen führte und ihn möglicherweise noch müder machte. Er beschloss, weniger Zeit auf dem Sofa zu verbringen, und stellte sicher, dass er jeden Tag zum Laden ging, um eine Zeitung zu kaufen. Er entdeckte, dass seine Schmerzen nicht schlimmer wurden, wenn er aktiver war, und dass seine Müdigkeit tatsächlich abnahm.

Interventionen gegen Müdigkeit beinhalten das Erkennen von negativen Einstellungen zu Bewegung und deren anschließende Prüfung durch geführte Entdeckung und Verhaltensexperimente. Solche Experimente umfassen normalerweise die Verwendung eines Aktivitätsplans zur Überwachung der Symptome und eine abgestufte Aufgabenzuweisung, um das Übungsniveau des Patienten schrittweise zu erhöhen.

9.4 Schmerzen

Ein Drittel aller Krebspatienten leidet unter Schmerzen. Diese Zahl steigt bei Patienten mit Krebs in fortgeschrittenem Stadium auf 75 %. Fast 50 % der Krebspatienten haben nicht das Gefühl, eine angemessene Schmerzkontrolle zu haben (Larue et al., 1995; Zech et al., 1995). Es gibt eindeutige Beweise für die Wirksamkeit der KVT bei der Behandlung von Krebsschmerzen (s. Kap. 16). Wie bei Müdigkeit und Schlaflosigkeit werden die Überzeugungen der Patienten über ihre Schmerzen ihr Bewältigungsverhalten beeinflussen. Katastrophale Ängste in Hinblick auf die Bedeutung von Schmerz und Überzeugungen, die die Kontrolle von Schmerz betreffen, sind wahrscheinlich die beiden Hauptthemen bei Menschen, die trotz geeigneter Analgesie an starken Schmerzen leiden. Katastrophale Interpretationen von Schmerz lassen sich ebenfalls in zwei Kategorien einteilen: Befürchtungen, dass der Schmerz ein Hinweis auf die Ausbreitung der Krankheit ist und dass der Schmerz ein Zeichen dafür ist, dass das Verhalten des Patienten die Situation in irgendeiner Weise ver-

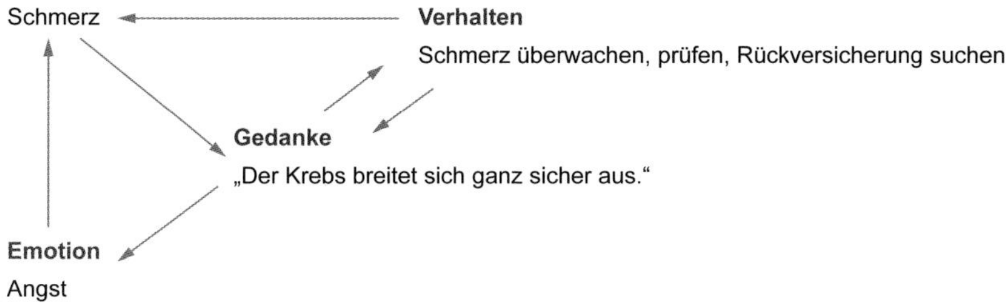

Abb. 9.3 Wechselbeziehungen zwischen Schmerz, Gedanken, Emotionen und Verhalten

schlimmert. Automatische Gedanken wie „Ich bin sicher, dass es nicht so weh tun sollte – etwas kann da nicht stimmen" tragen zu ängstlicher Beschäftigung bei, mit anschließender Sorge, Suche nach Rückversicherung und Überprüfung, die bei diesem Anpassungsstil beobachtet werden können. Automatische Gedanken wie „Ich sollte mich besser nicht anstrengen, damit es nicht noch schlimmer wird" führen zu Überwachungsverhalten und Vermeidung von Aktivitäten. Diese beiden katastrophalen Denkstile sind mit der Überwachung von Körperempfindungen und erhöhter Aufmerksamkeit für schmerzhafte Reize assoziiert. Abbildung 9.3 zeigt die Wechselbeziehungen zwischen Gedanken, Angst und Schmerzverhalten.

Die Arbeit mit diesen Wahrnehmungen umfasst die Psychoedukation über die Art des Schmerzes, eine Realitätsprüfung und die Erstellung von Experimenten, um zu testen, was passiert, wenn der Patient den Fokus seiner Aufmerksamkeit ändert, weniger häufig überprüft und weniger nach Rückversicherung sucht.

Das Ausmaß, in dem eine Person das Gefühl hat, Kontrolle über ihren Schmerz zu haben, beeinflusst auch die Erfahrung von Schmerz, und Menschen, die das Gefühl haben, ihren Schmerz nicht kontrollieren zu können, fühlen sich hilflos und hoffnungslos. Es hat sich gezeigt, dass verschiedene Techniken bei der Schmerzbehandlung wirksam sind, und diese sind insbesondere für Patienten mit solchen Überzeugungen hilfreich. In einem Schmerztagebuch können die Situationen oder Aktivitäten beschrieben werden, die die Symptome lindern oder verschlimmern. Sich geeignete Ziele setzen und einen abgestuften Ansatz zu verfolgen kann ein Gefühl der Selbstwirksamkeit schaffen. Patienten, die sich der Faktoren nicht bewusst sind, die ihren Schmerz möglicherweise beeinflussen, können in einen Teufelskreis von Unteraktivität geraten, wenn der Schmerz schlimmer ist, und von Überaktivität, wenn der Schmerz nachlässt. Aktivitäten schrittweise anzupassen erweist sich hier als hilfreich. Spezifische Schmerzbehandlungsstrategien wie Ablenkungs- und Entspannungstechniken können ebenfalls hilfreich sein.

9.5 Übelkeit

Übelkeit ist eine kräftezehrende Nebenwirkung der Chemotherapie, obwohl ihre Prävalenz aufgrund der reduzierten Toxizität von Chemotherapeutika und der Verbesserung von Antiemetika abgenommen hat. Antizipatorische Übelkeit ist ein besonders unangenehmes Symptom, bei dem der Patient im Vorgriff auf die Chemotherapie an Übelkeit leidet. In der Vergangenheit entwickelte sich diese Nebenwirkung bei 25 % der Patienten im vierten Behandlungszyklus, aber bei modernen Behandlungen zeigen weniger als 10 % der Patienten Symptome einer vorweggenommenen Übelkeit pro Behandlungszyklus, und 2 % oder weniger haben Symptome von vorzeitigem Erbrechen (Aapro et al., 2005).

Antizipatorische Übelkeit ist mit der Anzahl der Behandlungszyklen und einer schlechteren Kontrolle der Übelkeit während der Behandlung assoziiert, was ein deutlicher Hinweis auf das Vorliegen eines zugrundeliegenden, klassischen Konditionierungseffekts ist. Angstzustände, erwartete Übelkeit (Montgomery und Bovbjerg, 2001) und familiäre Unterstützung (Kim und Morrow, 2007) sind weitere Faktoren, die mit ihrer Entstehung zusammenhängen.

Faktoren, die antizipatorische Übelkeit vorhersagen (Morrow, 1984; Morrow et al., 1991) sind:

9

- Alter <50 Jahre
- Übelkeit und Erbrechen nach der letzten Chemotherapie
- Übelkeit nach der letzten Behandlung wird als „mittelschwer, schwer oder unerträglich“ beschrieben
- Beschreibung der Nebenwirkung nach der letzten Behandlung als „warm oder am ganzen Körper heiß“
- Anfälligkeit für Reisekrankheit
- „Schwitzen“ nach der letzten Behandlung
- „Allgemeine Schwäche“ nach der letzten Behandlung

Zwar lindern 5-Hydroxytryptamin-Typ-3-Rezeptorantagonisten die durch Chemotherapie verursachte Übelkeit und Erbrechen; antizipatorische Übelkeit und das Erbrechen scheinen sie jedoch nicht zu beeinflussen (Figueroa-Moseley et al., 2007). Das Antiemetic Subcommittee der Multinational Association of Supportive Care bei Krebs (MASCC) erklärte 1998, dass „die beste Behandlung für antizipatorisches Erbrechen die bestmögliche Kontrolle von akutem und verzögertem Erbrechen ist“, und fügte anschließend hinzu, dass Benzodiazepine und Verhaltensinterventionen den besten Beweis für die Behandlung dieser Erkrankung darstellen (Aapro et al., 2005).

Die Verhaltensinterventionen zur Behandlung von Übelkeit und Erbrechen basieren auf Expositionsprinzipien. Der Patient wird Reizen ausgesetzt, die Übelkeit entweder in seiner Vorstellung oder in vivo auslösen, und zwar so lange, bis die Übelkeit abnimmt. Bei wiederholter Exposition verlieren die Symptome zusehends an Gewicht.

Identifizieren von Reizen, die Übelkeit auslösen

Die häufigsten Reize sind olfaktorisch (z. B. Geruch des Krankenhauses, Geruch des Krankenhaus-Cafés) und kognitiv (z. B. Nachdenken über den Krankenhausaufenthalt), aber auch andere Reize (z. B. Fahrt mit dem Bus zum Termin) und Gemütslage können Übelkeit auslösen (Fernandez-Marcos et al., 1996). Es wird eine Rangfolge erstellt, in der die Reize, die am wenigsten Übelkeit und Angst hervorrufen, oben stehen (ein Beispiel ist in Tab. 9.1 dargestellt). Es ist wichtig sicherzustellen, dass die Abstände zwischen den einzelnen Punkten in der Rangfolge ziemlich gleich sind, da es die Aufgabe zu schwierig machen kann, wenn der Patient plötzlich von einem niedrigen auf ein hohes Niveau wechseln muss.

Tabelle 9.1 Rangfolge von Reizen, die Übelkeit hervorrufen

Trigger/Auslöser	Stärke der Übelkeit (auf einer Skala von 0–100)
Essensgeruch	10
Im Auto gefahren werden	15
Am Krankenhaus vorbeifahren	25
Gedankliche Vorstellung der Chemotherapie	60
Krankenhausgeruch	80
Chemotherapie- Behandlungsraum	100

Reizexposition

Der Patient beginnt mit dem Auslöser (Beispiele in Tab. 9.1), der am wenigsten Übelkeit verursacht. Die Anweisung lautet, solange in der Situation zu verbleiben, bis die Übelkeit auf ein überschaubares Maß nachlässt. Es ist nicht unbedingt erforderlich weiterzumachen, bis die Übelkeit vollständig verschwunden ist. Der Vorgang wird wiederholt, bis die Situation keine signifikante Übelkeit mehr auslöst. Der Patient wechselt dann zum nächsten Punkt in der Rangfolge. Die Exposition ist noch effektiver, wenn sie real und nicht nur durch Vorstellungskraft durchgeführt wird, und wenn sie noch verlängert und wiederholt wird. Es kann für den Therapeuten hilfreich sein, den Patienten bei einigen dieser Sitzungen zu unterstützen, dies ist jedoch nicht unbedingt erforderlich, und eine selbstgesteuerte Exposition ist kostengünstiger. Entspannung kann von Nutzen sein, damit der Patient der Übelkeit lange genug ausgesetzt werden kann, sollte jedoch mit Vorsicht eingesetzt werden, damit sie nicht zu einem Sicherheitsverhalten wird.

Mit der hier dargestellten Rangfolge (Tab. 9.1) könnte der Therapeut zunächst zeigen, dass der Patient imstande ist, Gerüche auszuhalten, indem er Lebensmittel zur Sitzung mitbringt und den Patienten auffordert, dabei im selben Raum zu sitzen. Der Patient wird gebeten, seinen gefühlten Stress oder das Ausmaß an Übelkeit in regelmäßigen Abständen anhand einer Skala von 0 bis 100 zu bewerten. Wenn das Ausmaß abnimmt, kann dies in einem Diagramm dargestellt werden. Der Patient könnte die Exposition auch zu Hause üben, beginnend mit Nahrungsmitteln, deren Gerüche er aushalten kann, bis hin zu Übelkeit auslösenden Gerüchen.

Den nächsten Schritt in der Rangfolge, im Auto gefahren zu werden, könnte der Patient sich mit einem Familienmitglied als Selbsthilfeaufgabe vornehmen. Auch hier gilt das Prinzip, mit einer leicht zu bewältigenden Aufgabe zu beginnen (z. B. in der Nähe seines Hauses zu fahren) und dann zu schwierigeren Aufgaben überzugehen (z. B. näher zum Krankenhaus heranzufahren, vorbei an bekannten Orientierungspunkten und Straßenschildern, die er von der Fahrt zur Behandlung her kennt), so dass jede Übung zu einem Erfolgserlebnis werden kann.

Der kognitive Reiz, sich die Chemotherapie gedanklich vorzustellen, kann auf zwei Arten angegangen werden:

- durch Exposition in der Vorstellung, indem sich der Patient bildlich den Behandlungsraum vorstellt oder die einzelnen Schritte der Behandlung durchspricht
- durch Ausgraben von Elementen aus seiner Bilderwelt und Durchführung einer In-vivo-Exposition (z. B. Betrachten von Bildern eines Krankenhauses, Halten einer Spritze und eines Infusionsgerätes).

Dies führt weiter zur ranghöchsten Trigger-Situation, der Anwesenheit im Chemotherapie-Raum des Krankenhauses. Bei dieser Sitzung sollte im besten Fall der Therapeut unterstützend mit anwesend sein, bei der sich der Patient schrittweise im Krankenhaus vorwärtsbewegt, immer wieder wartet, bis das Stressniveau wieder beherrschbar ist, und dann weitergeht, bis er in den Chemotherapie-Raum kommt. Für diese Übungen sollte das Krankenhauspersonal mit eingebunden werden, welches dann Geräte für die Expositionssitzungen und den Zugang zum Chemotherapie-Bereich organisieren könnte.

Kognitive Techniken

Bisher haben wir das Verfahren rein verhaltensbezogen beschrieben, aber die Exposition kann noch verstärkt werden, wenn sie in ein kognitives Verhaltenskonzept eingebettet ist. Patienten haben Erwartungen und Ansichten bezüglich einer Chemotherapie, die verzerrt oder nicht hilfreich sein können. Zum Beispiel:

- „Es wird nicht zu vermeiden sein, dass mir übel wird“
- „Ich werde es nicht aushalten können“
- „Ich kann es nicht aushalten“
- „Wenn ich mich übergeben muss, werden mich alle anstarren“
- „Ich werde die Peinlichkeit nicht ertragen können.“

Diese Gedanken können mit Hilfe der in den Kapiteln 7 und 8 beschriebenen Techniken bewertet werden. Eine mündliche Erörterung wird dazu beitragen, diese Überzeugungen in gewissem Maße zu relativieren, ihre Hauptaufgabe besteht jedoch darin, den Patienten zu motivieren, sich an Verhaltensexperimenten zu beteiligen. Die Expositionsaufgaben können darauf abzielen, bestimmte Überzeugungen zu testen, was den Prozess beschleunigen kann.

So wurde z. B. einer Patientin, die glaubte, dass sie die Übelkeit niemals in den Griff bekommen könne und die sich nicht vorstellen konnte, dass jemand Übelkeit ertragen kann, ein Video mit einer Person gezeigt, die ihre Erfahrung mit Chemotherapie beschrieb. Der Therapeut brachte die Patientin anschließend ins Krankenhaus und stand mit ihr im Foyer, während sie ihre Überzeugung überprüfte, dass sie nicht länger als zwei Minuten bleiben könne. Sie hielt es ganze fünf Minuten aus und verlängerte dann mit Unterstützung des Therapeuten auf 10 Minuten, womit sie ihre Vorhersage widerlegte.

Mit dem Modell der gezielten Exposition zur Testung bestimmter Überzeugungen kann die Behandlung möglicherweise in einer einzigen längeren Sitzung in einem Zeitraum von zwei bis drei Stunden durchgeführt werden. Die Exposition in nur einer Sitzung wurde bei Personen mit einfachen Phobien untersucht, nach unserem Kenntnisstand jedoch nicht bei der Behandlung von antizipatorischer Übelkeit und Erbrechen.

Umgehen mit Chemotherapie

Es stehen eine Reihe von Bewältigungsstrategien zur Verfügung, die Betroffenen helfen, mit der eigentlichen Behandlung fertig zu werden. Dazu gehören Entspannungs- und Ablenkungsmethoden, wie z. B. Musik hören oder Computerspiele.

ZUSAMMENFASSUNG

Die kognitive Verhaltenstherapie ist nicht auf die Behandlung von Angstzuständen und Depressionen beschränkt. Sie kann Patienten dabei helfen, mit anderen Emotionen, wie z. B. Wut, umzugehen, und spielt eine Rolle bei der Behandlung einiger der Symptome, die häufig bei Krebspatienten zu beobachten sind. In diesem Kapitel wurde beschrieben, wie die Therapie zur Behandlung von krebsbedingter Schlaflosigkeit, Müdigkeit, Schmerzen und Übelkeit angepasst werden kann. In all diesen Bereichen können dieselben grundlegenden Techniken verwendet werden, aber das Modell wird auf jedes Problem verfeinert abgestimmt, damit kognitive Interventionen und Verhaltensinterventionen, insbesondere Verhaltensexperimente, effektiver eingesetzt werden können.

10 Krebs im Kontext: Umgang mit zugrundeliegenden Überzeugungen und Annahmen

Eine der Stärken der KVT ist ihre Flexibilität bei der Formulierung von Problemen sowohl in ihrer aktuellen Ausprägung und in ihrem Verlauf (im Hier und Jetzt) als auch auf einer entwicklungsbezogenen Ebene (Vergangenheit). Obwohl der Großteil unserer kurzfristigen problemorientierten Arbeit mit Patienten im Hier und Jetzt liegt, ist es manchmal hilfreich, die Probleme unter historischeren Gesichtspunkten zu verstehen. In diesem Kapitel werden wir

- das Entwicklungsmodell der Anpassung an Krebs näher erläutern
- erklären, wie ein Entwicklungskonzept gemeinsam erstellt wird
- beschreiben, wie sich Krebs auf vier verschiedene Arten von Überzeugungsstrukturen auswirkt
- einige Methoden für die Arbeit mit Überzeugungen darstellen.

10.1 Persönliche Überzeugungen und Anpassung bei Krebs

Obwohl wir verstandesmäßig erkennen können, dass wir, so wie jeder Mensch, der je gelebt hat, sterben werden, ist diese Idee auf emotionaler Ebene sehr schwer zu akzeptieren. Wir tun oft so, als würden wir für immer leben und als könnten uns schlimme Dinge irgendwie nicht passieren. Krebs stellt diese impliziten Überzeugungen über Unverwundbarkeit und Unsterblichkeit in Frage (Janoff-Bullman, 1992). Er kann auch unsere Überzeugung in Frage stellen, dass wir kompetent und in der Lage sind, damit umzugehen, und dass die Welt ein vorhersehbarer, fairer und kontrollierbarer Ort ist. Wie wir in Kapitel 2 erläutert haben, hängt die Bedeutung, die Patienten ihrer Krebserfahrung geben, von ihrem zugrundeliegenden Glaubenssystem über sich selbst, andere Menschen und die Welt um sie herum ab, sowie noch spezifischer von ihren Ansichten über Krankheit und deren Behandlung. Auf tiefster Ebene sind diese Überzeugungen bedingungslose, unumstößliche Annahmen darüber, wie die Dinge sind, und aus diesem Grund werden sie als „Kernüberzeugungen“ bezeichnet (Beck, 1995). Sie begleiten uns in unserer allgemeinen Ausrichtung auf die Welt, und wenn wir eine einigermaßen unterstützende und liebevolle Erziehung hatten, neigen wir dazu zu glauben, dass wir etwas wert sind, dass andere es gut meinen und dass die Welt ein sicherer Ort ist. Krebs stellt diese positiven Überzeugungen in Frage, und die Patienten fühlen sich verletzbar, überfordert und hoffnungslos. In den meisten Fällen sind solche Gefühle jedoch nur vorübergehend, da der Patient in der Lage ist, Kraft und Ressourcen zu finden, um mit dem Stress umzugehen. Die meisten Menschen passen sich vielleicht an, indem sie die Nachricht von der Diagnose in ihr bestehendes Glaubenssystem integrieren und Wege finden, um ihr Gefühl, eine wertvolle Person zu sein, zurückzugewinnen, die die Kontrolle über ein vorhersehbares und bedeutungsvolles Umfeld besitzt und eine hoffnungsvolle Zukunft hat. Es gibt Hinweise darauf, dass Krebspatienten tatsächlich optimistischer sind als gesunde Kontrollpersonen (Stiegelis et al., 2003).

Positive und negative Kernüberzeugungen

Die meisten Menschen haben tendenziell eine Mischung aus positiven und negativen Überzeugungen, und wenn sie nicht unter Stress stehen, stehen die positiven Überzeugungen normalerweise eher im Vordergrund. Bei manchen Menschen sind diese positiven Überzeugungen sehr starr, vielleicht weil sie nie ernsthafte Krisen erlebt haben oder weil sie gelernt haben, Dinge nur in schwarz-weiß zu sehen. Ihre brüchigen positiven Grundüberzeugungen können durch das Trauma der Diagnose einer todbringenden Krankheit erschüttert werden. Vielleicht hat der Patient keine Vorstellung davon, wie Widrigkeiten aussehen könnten, oder er hat sehr starre Vorstellungen davon, wie die Welt sein sollte. Der Glaube an eine gerechte und vorhersehbare Welt macht es manchen Menschen schwer, diesem Glauben angesichts eines Traumas gerecht zu werden (Janoff-Bullman, 1992). Vielleicht gehen sie auch davon aus, dass ihnen nichts Schlimmes geschehen kann, wenn sie ein anständiges Leben führen oder bestimmte religiöse Regeln befolgen.

Bei anderen wird eine lebensbedrohliche Krankheit einige ihrer geheimen Befürchtungen bestätigen und so die Grundüberzeugungen aktivieren, die sie im Hinterkopf hatten (z. B. „Ich bin verletzlich“, „Die Welt ist gefährlich, unvorhersehbar und feindselig“, „Die anderen Menschen sind rücksichtslos und nicht da, wenn man sie braucht“). Diese negativen Grundüberzeugungen oder -schemata entwickeln sich oft als sehr verständliche Antwort auf Nöte in der Kindheit. Wenn ein Kind für jeden Fehler, den es macht, gescholten wird, folgert es verständlicherweise daraus, dass andere kritisch sind und dass es selbst sich vielleicht in irgendeiner Weise unangemessen verhält. Wenn die alleinerziehende Mutter häufig mit Depressionen ins Krankenhaus eingeliefert wird, kann das Kind meinen, dass die geliebten Menschen für das Kind einfach nicht da sind und dass es selbst in gewisser Weise dafür verantwortlich ist.

Konditionelle Überzeugungen und Kompensationsstrategien

Menschen, die in ihrer Kindheit negative Erlebnisse hatten, finden Wege zur Bewältigung, die damals möglicherweise sehr gut gepasst haben, jetzt im Erwachsenenalter jedoch weniger hilfreich sind. Diese „Kompensationsstrategien" sind mit konditionierten Überzeugungen assoziiert, die die nicht-konditionell negativen Überzeugungen abschwächen.

Zum Beispiel könnte die Person, deren Mutter unter Depressionen litt, schlussfolgern, „Wenn ich mich auf Menschen verlasse, werde ich enttäuscht werden", und so eine eigenständige Art entwickeln, damit umzugehen. Die Person, die ständig kritisiert wurde, könnte schließlich davon überzeugt sein, „Wenn ich es absolut richtig mache, werde ich nicht beschimpft" und auf diese Weise perfektionistisch werden.

Diese Strategien können im Erwachsenenalter tatsächlich recht gut funktionieren – wenn man selbstständig ist, ist man sicher, und Perfektionismus führt zum Erfolg.

Die Diagnose einer lebensbedrohlichen Krankheit untergräbt jedoch dieses alt ausgetretene Sicherheitsverhalten. Wenn eine Person Krebs hat, muss sie sich auf andere Menschen verlassen, auch wenn es sich dabei nur um das betreuende Fachpersonal handelt. Wenn die Person ein Perfektionist ist, wird sie alles über ihre Behandlung wissen wollen und versuchen sicherzustellen, dass man diese haargenau befolgt. Natürlich wird sie dazu tendieren, dieselben Strategien anzuwenden, die in der Vergangenheit funktioniert haben, doch diese sind möglicherweise hier nicht so effektiv. So kann eine Person, die in ihrer Kindheit schwerwiegende Trennungen oder Misshandlungen erlebt hat, die Grundüberzeugungen haben, dass die Welt ein gefährlicher und unberechenbarer Ort ist, an dem sie hilflos und verletzlich ist und wo niemandem vertraut werden kann. Um damit fertig zu werden, hat sie damals möglicherweise Überzeugungen entwickelt wie „Wenn ich Menschen nahekomme, werden sie mich verletzen" und „Wenn ich mein Leben kontrollieren kann, bin ich in Sicherheit", und hat Ausgleichsstrategien der Vermeidung von engen Beziehungen angewendet wie Wachsamkeit zur Vermeidung von Verletzungen durch andere und übermäßige Kontrolle. Wenn diese Person nun eine Krebsdiagnose erhält, könnten ihre Befürchtungen, dass die Welt gefährlich und unberechenbar ist, ebenso wie das Gefühl ihrer Verwundbarkeit bestätigt werden, möglicherweise ist jedoch der Spielraum zur Anwendung ihrer früheren Kontrollstrategien begrenzt. Darüber hinaus wird sie gezwungenermaßen bei der Behandlung und Pflege von anderen Menschen abhängig werden. Daher können ihre negativen Überzeugungen, verletzt zu werden und außer Kontrolle zu sein, zusammen mit Angstgefühlen und Depressionen aktiviert werden.

Grundüberzeugungen und Persönlichkeitsstörung

Glücklicherweise haben die meisten von uns positive Überzeugungen und Ressourcen, und die Kompensationsstrategien, die wir anwenden, sind zwar nicht ideal, funktionieren aber sehr oft gut. Obwohl Perfektionismus, Kontrolle, Abhängigkeit von anderen, Eigenständigkeit usw. uns manchmal bis zu einem gewissen Grad einschränken, können wir trotzdem mit unserem Leben gut klarkommen. Nur wenn ein großer Stressor wie Krebs auftritt, lassen solche Strategien zu wünschen übrig. Menschen, die als Kind ernsthafte Störungen erfahren haben, werden sehr ausgeklügelte negative Überzeugungssysteme und eher dürftige positive Überzeugungen und effektive Bewältigungsstrategien haben. Bei diesen Menschen sind ihre negative Grundüberzeugungen fast allgegenwärtig, und eine lebensbedrohliche Krankheit bestätigt schlicht alle ihre Ansichten. Sie können möglicherweise Probleme nur schwer lösen und befinden sich in schwierigen oder missbräuchlichen Beziehungen oder sind nicht in der Lage, einer Arbeit nachzugehen und leiden vielleicht unter sozialer Isolation. Krebs ist dann der letzte Tropfen, der das Fass zum Überlaufen bringt..

Die allgegenwärtigen negativen Grundüberzeugungen über das Selbst, die Welt und andere Menschen sind meist mit der Diagnose einer Persönlichkeitsstörung assoziiert. Menschen mit Borderline-Persönlichkeitsstörung haben in der Kindheit häufig emotionalen, physischen oder sexuellen Missbrauch erlebt und glauben, dass sie schlecht und inkompetent sind und dass andere sie missbrauchen oder verlassen. Folgende Beispiele führen automatische Gedanken auf, die sich aus diesen Überzeugungen ergeben:

„Ich habe es verdient, an Krebs zu erkranken"
„Dies ist eine Strafe"
„Ich kann damit nicht umgehen"
„Die Leute werden mich ausnutzen"
„Es ist nicht fair – mir passieren immer schlimme Dinge"
„Die Leute werden mich wegen meines Krebses ablehnen"
„Ich habe niemanden, der mir hilft."

Da sie sich zwischen entgegengesetzten Grundmustern bewegen, durchleben diese Menschen schnelle Veränderungen der Emotionen und des zwischenmenschlichen Verhaltens, was sich innerhalb einer einzigen Konsultation in Form von verwundbarer Hilfesuche bis hin zu wütender Ablehnung äußern kann. Die Ausgleichsstrategien, die sie anwenden, sind häufig fehlangepasst (z. B. Menschen aus ihrem Leben entfernen, wenn sie von ihnen verletzt werden; sich selbst verletzen usw.). Wenn in der Onkologie Tätige auf jemanden mit einer Borderline-Persönlichkeitsstörung stoßen, können solche Reaktionen für sie sehr verwirrend sein.

Überzeugungen zu Krankheit und Unglück

Neben diesen allgemeineren Überzeugungen beeinflussen auch Einstellungen zu Gesundheit und Krankheit die Bedeutung, die Krebs für einen Menschen hat, und diese stammen normalerweise aus persönlichen Erfahrungen oder Dingen, die der Patient über Krebs gehört hat. Zum Beispiel wird eine Frau, die gesehen hat, wie eine Freundin infolge einer Chemotherapie ihre Haare verliert und sehr krank wird, wahrscheinlich die gleichen Folgen für sich fürchten. Die Wechselwirkung zwischen persönlichen Überzeugungen und Überzeugungen zu Krankheiten ist in diesem Zusammenhang sehr wichtig (Williams, 1997). Die weit verbreitete Überzeugung, dass Krebs Tod bedeutet, ist ein Beispiel dafür. Andere Komponenten des Überlebensschemas können ebenfalls mit zugrundeliegenden Annahmen verbunden sein. Einige unserer Patienten, die im Lauf der Jahre mehrere belastende Lebenserfahrungen gemacht haben, beschreiben die Überzeugung, dass sie einfach nicht gewinnen können, insbesondere dann, wenn die Krankheit erneut auftritt.

So war eine 40-jährige geschiedene Frau mit dem Rezidiv eines lokalisierten Brustkrebses konfrontiert. Ihr Vater war 1978 an einem Leberkarzinom gestorben, ihre Mutter 1979 an einem Mammakarzinom und ihre Schwester starb im Alter von 15 Jahren bei einem Verkehrsunfall. Im Lauf der Jahre hatte sie die Überzeugung entwickelt, dass jedes Mal, wenn sie das Leben für lebenswert hielt, etwas Schreckliches passieren würde. Sie hatte als Grundannahme: „Wenn ich zu übermütig werde, werde ich dafür bestraft." Dies störte ihre Therapie, denn jedes Mal, wenn sie daran dachte, angenehme Aktivitäten auszuprobieren oder etwas zu tun, um sich aufzumuntern, hatte sie auch den Gedanken, dass etwas schief gehen würde. Der Therapeut musste diese fatalistische Haltung in Frage stellen, bevor die Patientin die Therapie fortsetzen konnte.

Dies ist ein Beispiel für den langjährigen Glauben an die persönliche Unfähigkeit, Ereignisse zu kontrollieren, und es überrascht nicht, dass diese Frau eine hilflose/hoffnungslose Reaktion auf Krebs entwickelte.

Die Interaktion zwischen Krebs, anderen Ereignissen im Leben und dem Selbstwertgefühl kann komplex sein.

Ein Mann mittleren Alters hatte mit einer schweren Verletzung seiner Frau zu kämpfen gehabt und dann selbst Mundkrebs entwickelt. Aber erst als er aus der Arbeit entlassen wurde, wurde er depressiv. In diesem Fall stellte der kumulative Stress zusammen mit der besonderen Bedeutung des Verlustes der Existenzgrundlage die Bedrohung für sein Selbstwertgefühl dar.

10.2 Erarbeitung eines entwicklungsbezogenen Therapiekonzepts

Die emotionalen Probleme, denen man in der Onkologie begegnet, sind normalerweise weniger schwerwiegend und weniger chronisch als jene, die in der allgemeinen psychiatrischen Praxis auftreten. Die KVT wird bei den meisten Patienten in 5 bis 12 Sitzungen durchgeführt. Es ist während der Therapie nicht möglich, zu viel Zeit mit früheren Erfahrungen zu verbringen oder grundlegende Aspekte der Persönlichkeit zu verändern. Die in den vorangegangenen Kapiteln beschriebenen kognitiven Techniken sind im wesentlichen Bewältigungsmethoden, die der Patient während der Therapie lernt und die er nach Beendigung der Therapie anwendet. Problemlösungsstrategien, Zeitplanung und Bewertung negativer Gedanken können alle verwendet werden, um in Zukunft auch mit anderen Lebensbelastungen fertig zu werden. Innerhalb dieses kurzfristigen Rahmens kann sich die Erarbeitung eines Konzepts anhand der Lebensgeschichte (= Entwicklungskonzept) dennoch als hilfreich für die Therapieführung erweisen, auch wenn die Grundüberzeugungen und konditionellen Überzeugungen nicht direkt ins Visier genommen werden. Wenn Sie beispielsweise wissen, dass eine Patientin in der Kindheit einen Elternteil verloren hat, könnte das ein Hinweis sein, dass Überzeugungen des Verlassen-Seins und der Zugehörigkeit für sie wichtig sein könnten, was dabei hilft, die Reaktionen der Patientin auf die Therapie vorherzusagen. Indem man versteht, dass das Erleben eines alkoholkranken Elternteils eine Person fest zu dem Entschluss gebracht hat, niemals die Kontrolle zu verlieren, versteht man auch leichter ihre Versuche, die vollständige Kontrolle über ihren Krebs zu erlangen. Dieses Gedankenkonzept mit dem Patienten zu teilen, kann sehr nützlich sein. Das Verständnis für die Lebensgeschichte des Patienten und seine wesentlichen Überzeugungen kann möglicherweise auch unangemessenes Bewältigungsverhalten erklären. Diese mitfühlende, umfassende Konzeptualisierung kann dazu beitragen, die verwirrenden Erfahrungen negativer Anpassungsreaktionen sowohl für den Patienten als auch für den Therapeuten in einen Kontext zu setzen.

Ein Entwicklungskonzept gemeinsam erarbeiten

Wie bei allen Techniken der kognitiven Therapie ist dies am effektivsten, wenn es in Kooperation mit dem Patienten durchgeführt wird. Es gibt keine festen Regeln, wie dies erfolgen soll, aber ein guter Ausgangspunkt ist im allgemeinen der Bericht des Patienten darüber, wie er von seiner Krebsdiagnose erfahren hat.

10

- Haben Sie Symptome bemerkt? Was war Ihre erste Reaktion? Wie sind Sie damit umgegangen? Haben Sie es jemandem erzählt? Wie lange dauerte es, bis Sie Hilfe suchten?
- Wurden Sie bei Ihrer ersten Konsultation ernst genommen? Wie hat der Arzt Sie behandelt?
- Wie hat man Ihnen die schlechten Nachrichten mitgeteilt? Wie haben Sie reagiert?
- Wie verlief Ihre Krebsbehandlung? Wie sind Sie damit umgegangen? Haben Ihre Familie und Ihre Freunde sie unterstützt?

Die Themen, die auftauchen, können mit realen erfahrenen Problemen des Patienten in Zusammenhang stehen, können aber auch Hinweise auf Grundüberzeugungen geben (z. B. das Gefühl, völlig ohne Unterstützung zu sein, sich nicht gehört zu fühlen, sich missbraucht zu fühlen). Wie bereits angesprochen, kann das Erzählen seiner Geschichte für den Patienten allein schon therapeutisch sein und die emotionale Verarbeitung unterstützen. Um die Reaktion des Patienten in einen Kontext zu setzen, ist es hilfreich, als nächstes nach seiner Familien- und persönlichen Vorgeschichte zu fragen.

Familienanamnese

- Eltern, Brüder und Schwestern und weitere Verwandte.
- Gab es in der Familie Krebs oder andere Krankheiten? Wie steht die Familie zu Krebs und Krankheit?
- Wie würde der Patient seine Eltern beschreiben (z. B. „Können Sie Ihre Mutter/Ihren Vater in fünf Worten beschreiben?“).

10

Persönliche Anamnese

- Frühe Kindheit.
- Trennungen, Krankheiten, Krankenhausaufenthalte usw.
- Vorschulbeziehungen zu Eltern, Großeltern und Geschwistern.
- Schulausbildung (Freunde, Mobbing, Schulverweigerung, Schulerfolg).
- Beziehungen zur Familie in der Grundschulzeit und während der weiterführenden Schule sowie im Jugendalter.
- Beruflicher Werdegang:
  - kurze Darstellung der jeweiligen Jobs und ihrer Dauer
  - Beziehung zu Arbeitskollegen.
- Psychosexuelle Anamnese
  - Wie viele wichtige Beziehungen hatte der Patient? Wie lange haben sie gedauert?

  - Befindet sich der Patient derzeit in einer Beziehung? Wie ist die Art der Beziehung (z. B. „Könnten Sie Ihren Partner beschreiben?“)?
  - Wenn es noch nicht zur Sprache gekommen ist, fragen Sie, wie sich Krebs auf die Beziehung ausgewirkt hat. Gibt es mehr Streit? Ist der Partner distanziert oder übermäßig beschützend? Sprechen der Patient und sein Partner über die Zukunft?

Allgemeiner Bewältigungsstil

- Fragen Sie nach anderen stressigen Lebensereignissen in der Vergangenheit.
- Wie geht der Patient normalerweise mit Stress um?
- Was glaubt der Patient, was andere sagen würden, welches seine Stärken sind?
- Ruft der Patient jetzt diese Stärken ab? Wenn nicht, was hindert ihn daran, sie zu benutzen?

Diese Punkte liefern Informationen über allgegenwärtige und anhaltende Überzeugungen über sich selbst und andere, die Kernüberzeugungen sein könnten, sowie über die Art der Bewältigungsstrategien, die der Patient normalerweise anwendet.

Sobald diese Informationen vorliegen, können der Patient und der Therapeut gemeinsam ein Konzept entwickeln, möglicherweise mithilfe des Arbeitsblatts zur Konzeptualisierung (s. Abb. 10.1). Das Entwicklungskonzept umfasst Folgendes:

- Bedeutende Lebenserfahrungen, insbesondere frühe Erfahrungen
- Grundüberzeugungen über das Selbst, die Welt (einschließlich Krankheit und Tod) und über andere
- Regeln und bedingte Überzeugungen (sowohl allgemein als auch krankheitsbedingt)
- Bewältigungs-/Kompensationsstrategien, die sich aus diesen Überzeugungen ergeben
- Krebs oder damit verbundene Erfahrungen als kritischer Vorfall
- Wie werden die Überzeugungen und Strategien des Patienten durch Krebs in Frage gestellt?
- Wie können die aktuellen Probleme des Patienten ursächlich aus der Art und Weise verstanden werden, wie Krebs seine Überzeugungen und Bewältigungsstrategien in Frage stellt?

Abbildung 10.2 zeigt ein Beispiel für eine abgeschlossene Konzeptualisierung.

Diese Konzeptualisierung wird die Rolle des kritischen Ereignisses stärker betonen als bei herkömmlichen KVT-Formulierungen. Wie wir bisher gesehen haben, könnte das kritische Ereignis die Diagnose von Krebs oder seine Symptome oder die Bedeu-

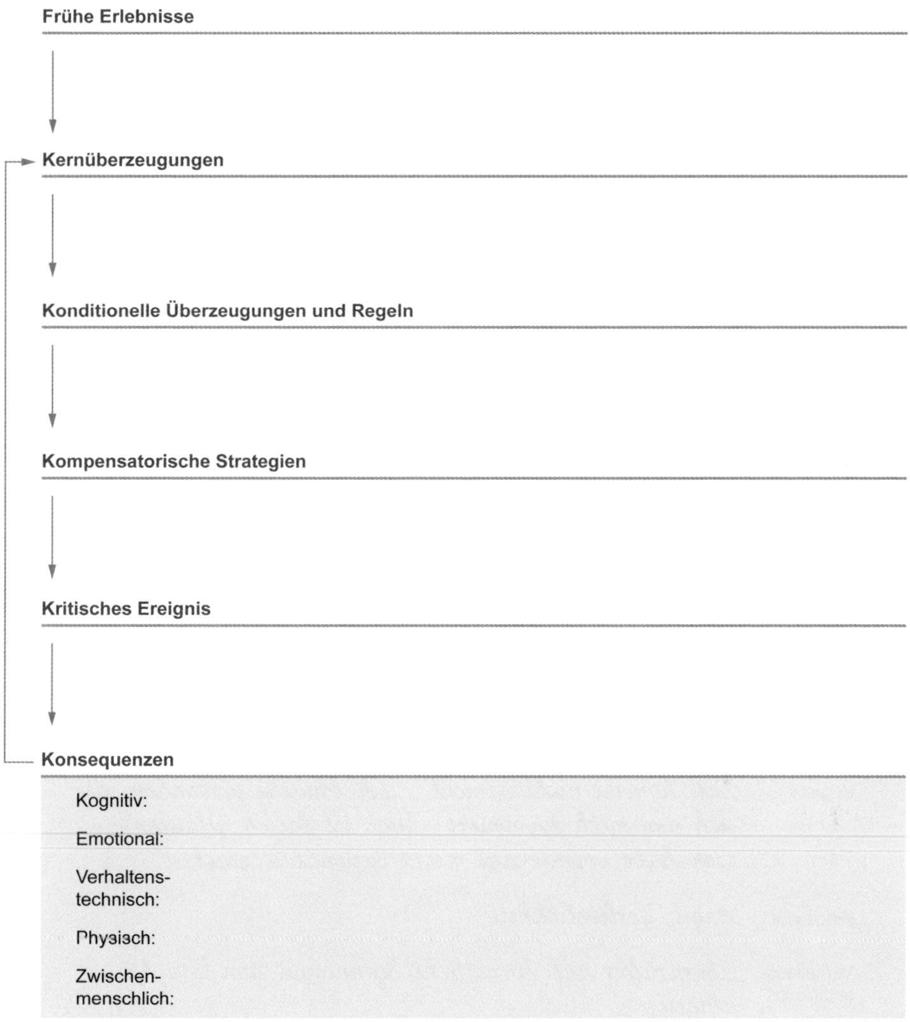

Abb. 10.1 Arbeitsblatt Konzeptualisierung (Download https://t1p.de/xw6g).
Feeling Good: The New Mood Therapy by David D. Burns, M.D. Copyright © 1980 by David D. Burns, M.D. Reprinted by permission of Harper Collins Publishers.

tung von Nebenwirkungen der Behandlung sein. Was auch immer von außen zur Dekompensation des Patienten beigetragen haben mag, ist es wichtig zu verstehen, wie dies in sein gesamtes Glaubenssystem passt.

Frühe Erlebnisse

Viel Krankheit in der Familie.
Eltern bringen sie gleich immer zum Arzt, wenn etwas nicht stimmt.
Eltern sind übervorsichtig.

Kernüberzeugungen

Ich bin zerbrechlich und verletzlich.
Die Welt ist gefährlich. Es wird immer jemand da sein, der mich beschützt.

Konditionelle Überzeugungen und Regeln

Wenn ich niemanden habe, der sich um mich kümmert, komme ich nicht zurecht. Bei Gesundheit kann man nie genug aufpassen.

Kompensatorische Strategien

Jemanden finden, der sich um mich kümmert. Wachsam sein in Hinblick auf meine Gesundheit. Kein Risiko eingehen.

Kritisches Ereignis

Diagnose Ovarialkarzinom

Konsequenzen

Kognitiv:	„Ich komme nicht zurecht", „Ich brauche jemanden, der sich um mich kümmert", „Was ist falsch gelaufen?", „Ich habe immer auf meine Gesundheit geachtet"
Emotional:	Angst, Verletzlichkeit
Verhaltens-technisch:	Überprüfen auf körperliche Symptome, den Bauchraum abtasten
Physisch:	Alle körperlichen Symptome wahrnehmen. Sehr bewusst auf Bauchbeschwerden achten
Zwischen-menschlich:	Beruhigung bei den Ärzten suchen. Den Partner mehrmals täglich in der Arbeit anrufen. Nicht allein aus dem Haus gehen

Abb. 10.2 Eine vollständig ausgearbeitete Konzeptualisierung für eine 63-jährige Frau mit Ovarialkarzinom. Einträge hier mit SAS 2014, Font von Jürgen Weltin und Ute Andresen.

10.3 Vier Arten, wie lebensbedrohliche Krankheiten mit Überzeugungen interagieren

1. Positive Überzeugungen und Coping werden in Frage gestellt

Viele Menschen kommen mit ihrem Leben effektiv sehr gut zurecht und haben viele Stürme überstanden, aber der Umgang mit einer Krankheit, die sie umbringen könnte, ist eine andere Sache, und zumindest für einige Zeit wird jeder Zweifel hegen. Werde ich damit fertig werden? Wie werden mich andere sehen? Werde ich die Hilfe bekommen, die ich brauche? Werde ich wieder gesund? Die meisten Menschen sind bemerkenswert belastbar und erholen sich wieder. Unsere Erfahrung hat gezeigt, dass das Erkennen der Stärken und Ressourcen des Patienten und das Erinnern daran, wie er mit früheren Herausforderungen umgegangen ist, oft dazu beiträgt, einen Teufelskreis in einen Erfolgszyklus zu verwandeln. Bei der Arbeit mit diesen Patienten geht es darum, ihnen zu helfen, das Geschehene zu verarbeiten und dann auf ihren alten Denk- und Bewältigungsstil zuzugreifen.

2. Starre Überzeugungen werden zerschlagen

Grundüberzeugungen wie, dass die Welt sicher ist, dass man selbst sicher ist oder dass alles gut wird, können durch eine schwere Krankheit untergraben werden. Der Schock der Entdeckung, dass die Welt nicht so gütig ist, wie man gedacht hatte, braucht Zeit, um verarbeitet zu werden. Auch hier besteht ein Teil der Arbeit darin, einen Trauerprozess zu ermöglichen. Es können dabei auch konditionelle Überzeugungen identifiziert und bearbeitet werden (z. B. „Wenn ich ein guter Mensch bin, werden mir keine schlimmen Dinge zustoßen“). Dies kann eine Gelegenheit für die Person sein, aus den Erfahrungen zu lernen und mit ausgewogeneren Überzeugungen zu experimentieren (z. B. „Die Welt ist im Allgemeinen ein sicherer Ort, aber es passieren auch schlimme Dinge, und wenn dies der Fall ist, werde ich in der Lage sein, damit umzugehen und Hilfe und Unterstützung zu finden“).

3. Die Fähigkeit zu Coping wird in Frage gestellt und die zugrundeliegenden negativen Überzeugungen werden bestätigt

Hier stellen wir fest, dass zugrundeliegende negative Überzeugungen durch konditionelle Überzeugungen und Kompensationsstrategien gemildert werden, aber durch einen Aspekt der Krebskrankheit kam es zu einem kritischen Zwischenfall, der die Annahmen in Frage stellte.

Ein Beispiel dafür könnte ein Junge sein, der in einer Familie aufwächst, in der schulischer Erfolg sehr geschätzt wird, er aber selbst kein guter Schüler ist. Er ist der festen Überzeugung, dass er nicht gut genug ist, entdeckt jedoch, dass er sehr gut im Sport ist und wünscht sich eine Karriere als Profifußballer. Er ist sich immer noch nicht sicher, ob seine Familie dies an ihm schätzt, aber der kompensatorische Glaube „Wenn ich ein herausragender Sportler werde, werde ich genauso viel wert sein" hilft, seine Zweifel in Schach zu halten. Als bei ihm ein Sarkom am Bein diagnostiziert wird und er sich einer Amputation unterhalb des Knies unterziehen muss, kann seine Kompensationsstrategie nicht mehr angewendet werden. Seine Überzeugung, dass er wertlos ist, wird bestätigt und er wird depressiv.

Das Entwicklungskonzept kann wie oben beschrieben angewendet werden, um die Auswirkungen von Krebs zu verstehen, und den Patienten kann dabei geholfen werden, die Nützlichkeit von kompensatorischen Überzeugungen und Verhaltensweisen schätzen zu lernen, sowohl durch geführte Entdeckung als auch durch Experimentieren mit neuen Überzeugungen und Verhaltensweisen.

10

4. Tiefgreifende negative Überzeugungen werden bestätigt

Patienten mit chronisch geringem Selbstwertgefühl oder Patienten mit Persönlichkeitsstörungen haben Grundüberzeugungen, die fast ständig gedanklich aktiv sind. Diese Schemata funktionieren wie Filter, die solche Aspekte der Umgebung auswählen, die die negative Ansicht bestätigen und Informationen ausschließen, die sie nicht bestätigen. Dies gilt für Krebs genauso wie für alle anderen Lebensbereiche, sodass der Patient automatisch beginnt, Geschichten zu weben, die Krebs in sein negatives Weltbild einbeziehen.

Zum Beispiel kann eine Frau mit einer abhängigen Persönlichkeit glauben, dass sie inkompetent ist und ohne Hilfe nicht überleben kann. Ein erneutes Auftreten von Brustkrebs wird dann als weiterer Beweis dafür angesehen, wie schwierig das Leben wirklich ist und dass von ihr ohne erhebliche Unterstützung durch Verwandte und klinisches Personal nicht erwartet werden kann, dass sie allein zurechtkommt. Eine Änderung dieser Grundüberzeugungen in einer Kurzzeittherapie ist nicht realistisch. Die Konzeptualisierung kann der Patientin helfen, den Sinn ihrer Erfahrungen zu verstehen. Sie könnte lernen, das Schema zu erkennen, wenn es aktiviert wurde (z. B. kann der Erhalt einer Stromrechnung Gedanken auslösen wie „Das ist alles zu viel. Ich weiß nicht, was ich tun soll. Warum tut das niemand für mich?“) und sie könnte lernen, sich von den Gedanken und Gefühlen zu lösen. Entspannung und andere Techniken der Stimmungsregulierung können dabei helfen, den ersten Sturm zu überstehen, wenn ihre Grundüberzeugungen starke emotionale Reaktionen hervorrufen. Die Konzeptualisierung kann angewandt werden, um zu identifizieren, welche Verhaltensweisen im Hier und Jetzt sich aus dem Schema ergeben und das Problem aufrechterhalten. Obwohl der Glaube „Ich bin hilflos und inkompetent“ nicht direkt angesprochen wird, kann mit der Strategie des Klammerns und der ständigen Suche nach Bestätigung gearbeitet werden. Zum Beispiel könnte zwischen der Patientin und ihrem Partner eine Vereinbarung getroffen werden, dass sie damit experimentieren wird, weniger nach Bestätigung zu suchen, woraufhin er davon künftig Abstand nimmt. Tabelle 10.1 fasst die vier Arten zusammen, wie Krebs mit Überzeugungen interagiert.

Tabelle 10.1 Auswirkung von Krebs auf vorherrschende Überzeugungen und Bewältigungsstrategien

Überzeugungen	Auswirkung von Krebs	Management
Mischung aus positiven und negativen Überzeugungen mit allgemein adaptiver Bewältigung	Positive Überzeugungen werden in Frage gestellt, aber Stärken und Ressourcen stehen zur Verfügung	Unterstützung bei der emotionalen Verarbeitung Identifikation und Förderung früher wirksamer Bewältigungsstrategien Erleichterung der emotionalen Verarbeitung
Übermäßig starre positive Überzeugungen	Annahmen sind zerstört	Unterstützung bei der emotionalen Verarbeitung Identifikation und Bewertung starrer Annahmen Unterstützung bei der Entwicklung ausgewogenerer Überzeugungen
Latente negative Grundüberzeugungen mit kompensatorischen Überzeugungen und Strategien	Kompensatorische Überzeugungen und Strategien werden in Frage gestellt, und die Grundüberzeugungen treten in den Vordergrund	Verwendung des Entwicklungskonzepts, um die Auswirkung von Krebs zu verstehen Bewertung der Nützlichkeit von kompensatorischen Strategien und Verhaltensweisen Experimentieren mit neuen Strategien und Verhaltensweisen Unterstützung bei neuen kompensatorischen Verhaltensweisen
Negative Grundüberzeugungen sind die meiste Zeit über vorhanden	Bestätigung der negativen Überzeugungen	Verwendung des Entwicklungskonzepts, um die Auswirkung von Krebs zu verstehen Verwendung von Dezentrierungs- und Emotionsregulationstechniken, um dem Patienten zu helfen, die „Schemaaktivierung" zu tolerieren Konzentration auf die Bewältigung des Hier und Jetzt

10

10.4 Arbeiten mit Annahmen und Kernüberzeugungen

Annahmen zu testen kann Teil der KVT in der Endphase sein, zusammen mit Vorbereitungen für die Beendigung der Therapie und die Rückfallpräventionsarbeit.

Sind diese „tieferen" Annahmen identifiziert, können kognitive Techniken und Verhaltenstechniken gleichermaßen zur Bewertung angewendet werden wie bei unserer Arbeit mit „Oberflächen"-Kognitionen. Ansätze wie die Prüfung von Beweisen, die den Annahmen widersprechen, das Abwägen der Vor- und Nachteile usw. können alle eine Rolle bei diesem Prozess spielen. Verhaltensexperimente können besonders nützlich sein zur Überprüfung von bedingten Überzeugungen. So wurde z. B. einer Patientin, die davon überzeugt war sich um Menschen kümmern zu müssen, damit sich ihr Leben lohne, geholfen, die positiven und negativen Folgen dieser Regel zu identifizieren (Tab. 10.2).

Tabelle 10.2 Positive und negative Konsequenzen von Annahmen und Kernüberzeugungen

Positive Konsequenzen	Negative Konsequenzen
Ich werde immer gebraucht	Ich habe nicht genug Zeit für mich selbst
Ich kann mich immer beschäftigen	Manchmal mache ich Dinge, weil ich denke, dass andere das so wollen, nicht weil sie das wirklich brauchen
Ich kann stolz sein auf das, was ich tue	Meine Familie hat keine Chance, selbst die Verantwortung für sich zu übernehmen Ich werde sauer, wenn die anderen nicht dankbar sind Wenn ich nichts für andere tun kann (wegen meiner Krankheit), werde ich depressiv

10

Sobald die Nachteile der Annahme festgestellt sind, besteht der nächste Schritt darin, eine alternative, gesündere Überzeugung zu schaffen (z. B. „Wenn ich andere und mich selbst respektiere, werden sie wachsen und ich werde wachsen"). Diese Patientin entwickelte daraufhin neue Verhaltensweisen, um zu testen, ob diese neue Regel gilt. Zu den Experimenten gehörte es, u.a. nicht immer gleich einzuspringen, um ihrem Sohn aus der Patsche zu helfen, wenn er wieder einmal sein gesamtes Geld ausgegeben hatte, oder z. B. die Leute zu fragen, was sie denn wollten, anstatt ihrer Annahme zu folgen, dass sie ohnehin wusste, was sie wollten, und letztendlich mehr Zeit für sich selbst einzuplanen.

Wenn man Überzeugungen in das bedingte „Wenn … dann …"-Schema einspannt, kann man sie mit Experimenten testen. Wird auf diese Weise eine neue adaptive Überzeugung bearbeitet, können Experimente durchgeführt werden, mit denen aktiv etwas Positives getestet wird, anstatt nur eine negative Überzeugung zu entkräften. Denn solche Überzeugungen sind oft tief verwurzelt und können in einer Kurzzeittherapie nicht dramatisch verändert werden. Wenn diese erst am Ende der Therapie angegangen werden, hat der Patient hoffentlich bereits Einblick in die von ihm verwendeten Wenn-dann-Regeln gewonnen und Strategien erlernt, um die Arbeit fortzusetzen und schlecht angepasste Regeln auch über die Therapie hinaus in Frage zu stellen. Wie wir gesehen haben, werden Kernüberzeugungen meist nicht direkt in Frage gestellt, aber diese nicht-konditionellen Vorstellungen über das Selbst, die Welt und andere Menschen können mit Patienten oft offen diskutiert und Strategien für die künftige Selbsthilfearbeit entwickelt werden.

10.5 Arbeiten mit Überzeugungen bezüglich Krankheit

Fehlangepasste Überzeugungen bezüglich Krankheit und anderen Widrigkeiten des Lebens tragen zur Bedrängnis des Patienten bei und können die medizinische Behandlung beeinträchtigen. Die Frau, die glaubte, jedes Mal, wenn sie sich positiv aufraffte, wieder einen Rückschlag zu erleben („Wenn ich zu übermütig werde, werde ich dafür bestraft"), profitierte von kognitiven Techniken und Verhaltensinterventionen. Geführte Entdeckung ergab, dass es tatsächlich einige Gelegenheiten gegeben hatte, bei denen sie hoffnungsvoll gewesen war und die Dinge gut gelaufen waren. Sie konnte auch erkennen, dass ihr Glaube irrational war. Der Therapeut schlug dann ein Verhaltensexperiment vor, bei dem diese Patientin an einem Tag das Schlimmstmögliche denken sollte und an einem anderen dann das bestmöglich Vorhersagbare. Sie zeichnete auf, wie sie sich fühlte und was tatsächlich geschah. Als Ergebnis des Experiments konnte die Patientin sehen, dass gute und schlechte Dinge unabhängig von ihrer Einstellung passierten, und dass diese Angst in den zwei Tagen des Experiments abnahm, obwohl sie sich beim positiven Denken sehr angespannt und beklommen fühlte. Obwohl die direkte Arbeit mit vorherrschenden Annahmen am besten den späteren Stadien der Therapie überlassen wird, wenn der Patient weniger belastet ist und eine vollständige Konzeptualisierung vorliegt, kann es manchmal angebracht sein, schon früh in der Therapie mit den Überzeugungen bezüglich Krankheit zu beginnen, da diese Überzeugungen die medizinische Behandlung beeinträchtigen können.

ZUSAMMENFASSUNG

Als Kurzzeittherapie ist die KVT nicht darauf ausgelegt, Persönlichkeitsveränderungen zu fördern, aber das Verständnis, wie Erfahrungen die Kernüberzeugungen und die konditionellen Annahmen und kompensatorischen Verhaltensweisen beeinflussen, kann sowohl für den Therapeuten bei der Planung der Behandlung als auch für den Patienten selbst hilfreich sein. Ein Entwicklungskonzept hilft dem Patienten, seine Reaktion auf Krebs in einem weiteren Kontext zu verstehen, und es kann eine umfassende Wirkung haben. Das Erkennen, wie die Krankheit oder ihre Behandlung mit den eigenen Überzeugungen interagiert hat, um so die ganz spezifische Bedeutung von Krebs für diese bestimmte Person zu schaffen, bietet einen wertvollen Weg zu verstehen, warum der Patient in Not ist, und ebenso einen Ausweg aus dieser Not.

11 Arbeit mit dem Patienten und seinem Partner

Die Probleme eines Lebens mit Krebs betreffen nicht nur den Patienten, sondern auch seine unmittelbare Familie, insbesondere seinen Partner. Die Bedürfnisse von Familienmitgliedern wurden in den letzten Jahren zunehmend erkannt, und dies ist ein wachsendes Forschungsgebiet. Frühe systematische Studien bestätigten den klinischen Eindruck einer unbekannten psychischen Morbidität bei Partnern von Krebspatienten (z. B. Lichtman und Taylor, 1986; Moynihan, 1987). Ähnliche Faktoren scheinen die Morbidität sowohl bei Patienten als auch bei ihren Partnern vorherzusagen, nämlich mangelnde soziale Unterstützung, Unsicherheit sowie Hoffnungslosigkeit und Sorge über Symptome (Northouse et al., 1996). Psychische Störungen beim Partner wirken sich nachteilig auf den Patienten aus. Es überrascht nicht, dass auch die Qualität der Beziehung das Wohlbefinden des Patienten beeinflusst. Partner, die eine engere Beziehung haben (Fuller und Swenson, 1993) oder die aktiv hilfreich sind (Pistrang und Barker, 1995), tragen zur Förderung des Wohlbefindens bei. Mellon et al. (2006) befragten Krebspatienten und Familienmitglieder 1 bis 6 Jahre nach der Diagnose. Die Patienten berichteten von einer besseren Lebensqualität, weniger Angst vor einem erneuten Auftreten von Krebs und mehr Unterstützung als ihre betreuenden Angehörigen. Soziale Unterstützung war bei beiden Gruppen der Prognosefaktor für Lebensqualität. Für Krebsüberlebende waren jedoch familiäre Stressfaktoren, die Bedeutung der Krankheit und der Berufsstatus die Prognosefaktoren für ihre Lebensqualität, während es bei den betreuenden Angehörigen die Angst vor einem erneuten Auftreten war. Es gibt eine Reihe von paarbasierten Therapiemöglichkeiten. Zaider und Kissane (2010) haben ihre Wirksamkeit bei Brust- und Prostatakrebs im Frühstadium und im Spätstadium überprüft.

Der Hauptzweck der Einbeziehung des Partners des Patienten in die KVT besteht darin, die psychische Belastung in der Beziehung beider Partner zu lindern. Dies kann in erster Linie durch eine Verbesserung der Qualität der Beziehung erreicht werden. Wenn die Beziehung bereits stark ist, kann der Partner als „Co-Therapeut" fungieren und insbesondere bei kognitiven und Verhaltensaufgaben außerhalb der Sitzung helfen.

Nicht alle Patienten wünschen, dass ihr Partner in die Therapie miteinbezogen wird. Einige bevorzugen es, ihre Gefühle und krebsbedingten Probleme allein mit dem Therapeuten zu erkunden. Natürlich sind die Wünsche des Patienten von zentraler Bedeutung. Während der ersten KVT-Sitzung wird die Möglichkeit der Einbeziehung des Partners beim Patienten angesprochen, und wenn der Patient zustimmt, wird der Partner zur Teilnahme an nachfolgenden Sitzungen eingeladen. Wir verfolgen einen flexiblen Ansatz, der es dem Patienten und seinem Partner ermöglicht zu entscheiden, wie viele gemeinsame Sitzungen sie haben möchten.

In diesem Kapitel stellen wir folgende Themen vor:

- Offene Kommunikation zwischen dem Patienten und dem Partner erleichtert das Wesen des Beziehungsschemas bei Krebserkrankungen
- Grundlegende kognitive Techniken für die Arbeit mit Paaren
- Beispiele von Paarproblemen und wie man damit umgeht
- Möglichkeiten, wie der Partner als Therapeut mit einbezogen werden kann
- Methoden, sexuelle Dysfunktion zu behandeln

11.1 Offene Kommunikation erleichtern

In den meisten Fällen werden partnerschaftliche Beziehungen durch die Erfahrung mit Krebs nicht beeinträchtigt; manche Beziehungen werden sogar besser, weil das Trauma der Krebserkrankung den Patienten und seinen Partner enger zusammenbringt (Morris et al., 1977; Hughes, 1987; Zucchero, 1998). Wie in Kapitel 1 erörtert, gibt es jedoch bei nicht wenigen Patienten offensichtlich eine Verschlechterung der intimen Beziehungen. Häufig ist fehlende Kommunikation eine Ursache dieser Entwicklung (Lichtman und Taylor, 1986). In einer Studie mit Paaren, bei denen aktuell die Diagnose Brustkrebs bei der Frau gestellt worden war, identifizierte Hilton (1994) drei Hauptgesprächsmuster zum Thema Ängste und Zweifel.

- Im ersten Muster bestand Konsens zwischen den Partnern, dass ein offenes Gespräch das beste Vorgehen sei.
- Im zweiten vereinbarten sie, nicht über die Krankheit zu diskutieren.
- Im dritten hatte das Paar unterschiedliche Ansichten darüber, ob sie ihre Gefühle offen aussprechen sollten; hier traten beträchtliche Kommunikationsprobleme auf.

Das selektive offene Gespräch wurde als das zufriedenstellendste Muster angesehen. Einige Kommunikationsbarrieren wurden von Wortman und Dunkel-Schetter (1979) beschrieben. Patienten und ihre Partner setzen oft eine fröhliche Fassade auf, die darüber hinwegtäuscht, wie sie sich wirklich fühlen. Die Reaktionen der Partner werden durch Angstgefühle vor Krebs und den Glauben bestimmt, dass sie fröhlich und optimistisch erscheinen müssen. Infolgedessen kann der Partner Diskrepanzen zwischen Wort und Tat aufweisen, indem er den Patienten verbal ermutigt, gleichzeitig aber jegliche Diskussion über Krebs oder sogar den Patienten selbst meidet. Die Auswirkung auf den Patienten ist wahrscheinlich ein Gefühl der Ablehnung und ein Verlust des Selbstwertgefühls. Um das Mitgefühl und die Liebe des Partners wiederzugewinnen, versucht der Patient dann vielleicht, alle seine negativen Gefühle im Zusammenhang mit Krebs zu unterdrücken.

11.2 Ausdruck von Gedanken und Gefühlen zur Krebskrankheit fördern

Um diese Kommunikationsbarrieren zu überwinden, ist es sehr wichtig, beide Partner dazu zu ermutigen, alle Gefühle, auch Wut, Angst und Traurigkeit frei auszusprechen. Die Techniken, die in Kapitel 5 beschrieben wurden, können angewendet werden, um die emotionale Ausdrucksfähigkeit zu fördern. Normalerweise beginnen wir damit, die krebskranke Person zu bitten, darüber zu sprechen, wie es ihr geht. Nachdem der Partner die wahren Gefühle des Patienten erfahren hat, wird er dazu ermutigt, seine Gefühle ebenfalls offen auszusprechen. Der Patient ist oft überrascht, wenn er herausfindet, dass sich hinter der fröhlichen Miene des Partners ängstliche Besorgnis und Traurigkeit verbergen. Diese Erkenntnis kann für den Patienten ein Beleg für das Ausmaß der Sorge des Partners sein. Darüber hinaus kann es dazu führen, dass sich der Patient weniger hilflos und wieder lebenstüchtiger fühlt, da er nunmehr etwas beitragen kann, um seinem Partner zu helfen und ihn zu trösten.

11.3 Zuhören und empathische Kommunikation

Wenn der Therapeut auf diese Weise eine emotionale Kommunikation in Gang bringt, wird es dem Paar ermöglicht, seine Bedenken und Ängste konstruktiv zu teilen. Wenn die Partner in der Vergangenheit bereits effizient miteinander kommuniziert hatten, können die Hindernisse, die im Zuge der Krebserkrankung entstanden sind, abgebaut werden und sie können auch außerhalb der Sitzung gemeinsam über ihre Gefühle sprechen. Manche Paare hatten jedoch schon vor der Erkrankung Kommunikationsprobleme. Dann müssen beide Partner im Rahmen der Sitzungen lernen zuzuhören und ihre Gefühle auszudrücken. Folgende Anzeichen sprechen dafür, dass mehr an der Kommunikation gearbeitet werden muss:

- Ein Partner unterbricht den anderen oder fällt ihm ins Wort, beispielsweise weil beide Probleme damit haben, starke Emotionen zu ertragen, oder ein Kontrollbedürfnis bezüglich ihres Partners haben.
- Ein Partner sagt dem anderen, was der andere fühlt (Gedankenlesen).
- Das Ausdrücken der Gefühle ist mit Anschuldigungen oder Schuldzuweisung an den Partner verbunden.
- Beide Partner sprechen gleichzeitig.

Der Therapeut bittet dann das Paar, sich gegenseitig abwechselnd ihre Gedanken und Gefühle zu beschreiben. Der zuhörende Partner wird angewiesen, Fragen zu stellen, damit beide so gut wie möglich verstehen, was der andere empfindet (die gemeinsame Wellenlänge finden). Der Therapeut zeigt ihnen, wie sie einfühlendes Verständnis signalisieren können durch nonverbale Gesten, durch Wiederholen und Umschreiben der Worte des Partners (gedankliche Empathie) und durch Feedback, wie sie die Gefühle ihres Partners verstehen (gefühlsmäßige Empathie). Der Therapeut kann zunächst als Modell fungieren, wie man zuhört und wiederholt, und dies dann vom Paar ausprobieren lassen. Der Partner, der seine Gefühle zum Ausdruck gebracht hat, kann darüber Feedback geben, ob er sich gehört und verstanden gefühlt hat oder nicht. Nach dem Feedback kann die Übung wiederholt werden.

Diese Art Kommunikationstraining kann besonders für den Partner eines Krebspatienten von Nutzen sein, der geneigt ist, die Erfahrung des Patienten zu kontrollieren, zu untergraben oder in Frage zu stellen, was oft in bester Absicht geschieht. Simonton et al. (1978) stellten fest, dass „das Wichtigste, das die Familie bieten kann, die Bereitschaft ist, die Erfahrungen des Patienten mit durchzumachen". Eine Gefahr besteht darin, bevormundend auf den Patienten einzuwirken:

Patient: Ich habe Angst vor der Behandlung. Ich will das eigentlich nicht. Ich glaube nicht, dass sie mir hilft.
Bevormundende Antwort: Du weißt doch jetzt, dass du diese Behandlung machen musst. Sie tut ja nicht weh. Sie ist gut für dich. Und damit Ende der Diskussion.

Simonton et al. schlagen eine alternative Antwort vor:

Unterstützende Antwort: Ich weiß, wie es dir geht. Die Behandlung macht mir auch Angst und ich verstehe nicht wirklich, was sie alles mit sich bringt. Aber es geht um uns beide und ich mache mit und helfe dir so gut ich kann.

Patient und Partner sollten sich vielleicht Zeit für das Miteinandersprechen und das Zuhören vornehmen und dies als Hausaufgabe üben.

11.4 Kognitive Techniken

Beziehungsschemata

Wie bereits in vorangegangenen Kapiteln dargestellt, bringen wir gewisse Annahmen und Erwartungen in unsere Beziehungen ein, die auf unsere Erfahrungen aus der Vergangenheit zurückzuführen sind. Wir haben stillschweigende Regeln dafür, wie Familien funktionieren sollten, die wir als Kinder von unseren eigenen Familien gelernt haben. Diese spiegeln kulturelle und soziale Normen wider, aber jede Familie hat darüber hinaus ihr ganz spezielles Regelsystem. Zu den kulturellen Stereotypen gehören Glaubenssätze wie: „Der Platz der Frau ist zu Hause." Die spezifischen Familienregeln sind vielgestaltig und schließen Annahmen ein, wie z. B. „Die Eltern sollten für ihre Kinder zu jeder Zeit alles ihnen Mögliche tun" oder „Eltern sollten von Kindern erwarten, dass sie selbständig werden, weil sie sonst nie auf ihren eigenen Beinen stehen". Diese Regeln werden selten hinterfragt. Sie sind Erwartungen darüber, wie die Dinge sein sollten. Einer der wichtigsten Glaubenskanons bezieht sich auf Krankheit und wie die Familie darauf reagieren sollte (Williams, 1997). Wenn der Patient und sein Partner unterschiedliche Glaubenskanons haben, kann dies zu Problemen führen. Diese Überzeugungen bringen oft Annahmen mit sich, wie der Krebspatient und seine Familie denken, fühlen und sich verhalten sollten (Tab. 11.1).

Tabelle 11.1 Mögliche unterschiedliche Annahmen über Gedanken, Emotionen und Verhalten zum Thema Krebs

Unterschiedliche Annahmen über die Einstellung zu Krebs	
Du solltest immer positiv denken	Du solltest dich darauf gefasst machen, dass du die ganze Zeit traurig bist, wenn du Krebs hast
Unterschiedliche Annahmen über den Ausdruck von Emotionen	
Es ist besser, wenn du nicht über deine Gefühle sprichst	Du solltest deine Gefühle so viel wie möglich herauslassen
Gefühle zum Ausdruck zu bringen, ist ein Zeichen der Schwäche	Negative Emotionen zum Ausdruck zu bringen, ist normal
Unterschiedliche Annahmen über krankheitsbedingtes Verhalten	
Wenn du krank bist, solltest du die Familie alles machen lassen	Ich muss eine perfekte Mutter sein, auch wenn ich krank bin
Wenn ich zu schnell wieder arbeite, kommt der Krebs vielleicht wieder	Alles muss so schnell wie möglich wieder normal werden

Wenn Familienmitglieder diese Überzeugungen nicht verbal zum Ausdruck bringen, nehmen sie meistens an, dass andere Familienmitglieder nach denselben Regeln vorgehen. Sie missdeuten dann oft das Verhalten der anderen und schreiben ihnen falsche Beweggründe zu. Wenn z. B. der Partner einer Frau mit Krebs glaubt, es sei ein Zeichen von Schwäche, intensive Gefühle zu zeigen, bringt er unter Umständen nicht zum Ausdruck, wie sehr er von den Ereignissen betroffen ist. Die Frau könnte sein stoisches Verhalten als ein Zeichen dafür interpretieren, dass es ihm egal ist. Die unten dargestellten Fallbeispiele 1 und 2 zeigen, wie Fehldeutungen und unzulässige Annahmen zu Partnerschaftsproblemen führen können.

Wenn die Qualität einer Beziehung schon eine Zeitlang schlecht war, verfestigen sich fehlangepasste Überzeugungen und Verhaltensweisen. Zuweisungen in Hinblick auf die Gründe für das Verhalten des Partners werden global und verallgemeinert. Fehlende Erinnerung an etwas wird der Dummheit zugeschrieben, ein gereizter Ausbruch wird als Eigensinn hingestellt, und wenn man sich für Hausarbeit zu müde fühlt, wird man als faul angesehen. Diese starren Schemata bilden ein Muster, bei dem das Paar ständig nach weiteren Informationen Ausschau hält, die das jeweilig negative Bild des anderen bestätigen, und Informationen ignoriert, die nicht in dieses Schema passen. Die Fallbeispiele 3 und 4 zeigen, wie negative Schemata ein sehr verzerrtes Partnerbild erschaffen können.

Fehldeutungen in Frage stellen

Der erste Schritt besteht darin, eine kognitive Verhaltensanalyse der Probleminteraktion des Paares aufzustellen. Der Therapeut befragt die Partner einzeln nach ihrer Sicht der Interaktion, was sie gedacht haben, was sie getan haben, was der Partner getan hat und was das für sie beide bedeutet hat. Die Interaktion kann graphisch aufgezeichnet werden (Abb. 11.1).

Fallbeispiel 1: Nach einer Mastektomie hatte eine junge Frau ihr Interesse an Sex verloren. Sie fühlte sich deprimiert und lethargisch. Ihre negativen Gedanken konzentrierten sich auf ihr gestörtes Körperbild: „Ich bin völlig unattraktiv. Er kann mich unmöglich noch wollen." Wenn sich ihr Mann ihr sexuell näherte, wies sie ihn zurück und dachte: „Er ist nur verständnisvoll. Er kann mich nicht wirklich wollen." In Unkenntnis ihrer automatischen Gedanken wurde ihr Mann das Opfer seiner eigenen Gedanken: „Ihre sexuellen Gefühle sind verschwunden. Sie ist frigide." Er gab es auf, weiter sexuelle Annäherungsversuche zu machen.

Allein mit Hilfe des folgenden Diagramms (Abb. 11.1) könnte das Paar seine Fehldeutungen korrigieren. Wenn weitere Arbeit notwendig ist, könnte der nächste Schritt die Identifizierung kognitiver Verzerrungen sein. Fallbeispiel 1 zeigt die häufige kognitive Verzerrung durch willkürliches Schlussfolgern. Die Partner nehmen jeweils an, dass sie die Beweggründe, die hinter den Handlungen des anderen stecken, verstünden, aber sie deuten sie falsch. Diese Voreingenommenheit durch „Gedankenlesen" kann man mit dem Paar diskutieren und man kann die Nachteile identifizieren, die voreilige Schlussfolgerungen nach sich ziehen.

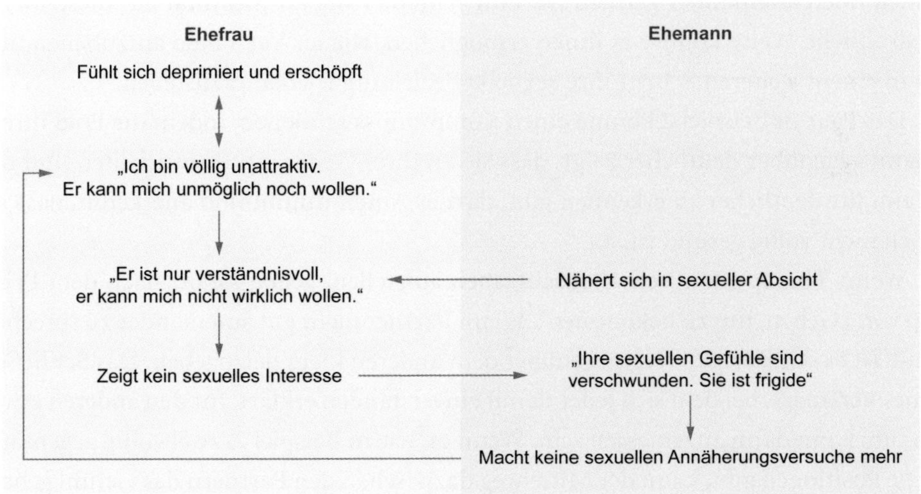

Abb. 11.1 Kognitive Verhaltensanalyse einer Interaktion zwischen einer Frau und ihrem Mann aus Fallbeispiel 1

In manchen Fällen kann es notwendig sein, kognitive Techniken anzuwenden, um die Gedanken und Annahmen des Paares auszuwerten. Alle Standardmethoden einschließlich Realitätsprüfung und Suche nach Alternativen usw. (s. Kap. 7) können angewendet werden. Wenn zwischenmenschliche Regeln aufgedeckt werden, können die Vor- und Nachteile untersucht werden, die sich ergeben, wenn nach diesen Regeln gelebt wird.

Fallbeispiel 2: Eine Frau mit Krebs war vor der Erkrankung immer der dominante Partner in der Beziehung gewesen. Ihr Mann war Bäcker, der sehr hart arbeitete. Am Ende des Arbeitstages kam er nach Hause und erwartete sein Abendessen. Er fand es jetzt schwierig, mit der Unselbstständigkeit seiner Frau zurechtzukommen, während sie sich durch seinen Unmut abgelehnt fühlte.

Beide Partner wendeten typische kognitive Verzerrungen an.

Mann: Wenn du nicht mehr in der Klinik bist, musst du doch gesund sein (Alles-oder-Nichts-Denken).

Patientin: Er liebt mich nicht mehr (willkürliche Schlussfolgerung).

Nachdem der Therapeut das Paar bei der Rekonstruktion der Situation unterstützt hat, erstellt er zusammen mit ihnen einen Aktionsplan. Was können sie jetzt mit diesen neuen Erkenntnissen tun? Das Paar in Beispiel 1 könnte sich z. B. vornehmen, einige Zeit mit Liebkosungen und anderen Bezeugungen von Zuneigung zu verbringen, ohne sexuell aktiv zu sein, um sich auf diese Weise gegenseitig zu zeigen, dass ihnen noch aneinander gelegen ist. Eine Annäherung an Intimität auf diese nichtbedrohliche Weise könnte es ihnen ermöglichen, wieder Vertrauen aufzubauen und so in einem weiteren Schritt ihre sexuelle Beziehung wiederherzustellen.

Das Paar in Beispiel 2 könnte einen Kompromiss schließen, indem die Frau ihrem Mann gegenüber deutlicher zeigt, dass sie an ihrer Genesung aktiv arbeitet, und der Mann ihr deutlicher zu erkennen gibt, dass er Anteil nimmt und anerkennt, dass sie noch nicht völlig gesund ist.

Wenn Therapeuten Verhaltensaufgaben aufstellen, gehen sie oft nach dem Prinzip vor: „Geben, um zu bekommen". Wenn Partner nicht gut aufeinander zu sprechen sind, ist es schwierig für sie, gegenüber dem anderen klein beizugeben. Das Schließen eines Vertrages, bei dem sich jeder damit einverstanden erklärt, für den anderen etwas zu tun, kann dann angemessen sein. Wenn es, wie in Beispiel 2, zwei völlig gegensätzliche Positionen gibt, kann der Mittelweg dazwischen den Partnern das Gefühl geben, von dem Austausch profitieren zu können.

In den Fallbeispielen 3 und 4 beschreiben wir weitere Arbeitsmethoden mit noch festgefahreneren Beziehungsschemata.

Fallbeispiel 3: Eine junge Frau erkrankte an therapieresistentem Brustkrebs. Ihr Mann hat sich am Tag zuvor den Knöchel verstaucht. Er bat sie, ihn zum Geschäft zu fahren, damit er Zigaretten kaufen könne. Sie dachte: „Warum kann er das nicht selbst machen? Er betrachtet mich als selbstverständlich." Anstatt ehrlich zu sein, erwiderte sie scharf: „Ich ziehe mich noch nicht an. Vielleicht warte ich bis heute Nachmittag." Dies führte dazu, dass ihr Mann seine Forderungen noch verstärkte und sie schließlich dazu zwang, ihn hinzubringen.

Es stellte sich heraus, dass beide Partner unveränderbare Schemata bezüglich des anderen hatten, sich für selbstverständlich zu halten und sich nicht vom anderen unterstützt zu fühlen. Die Therapie bestand darin, diese Schemata aufzuzeigen und das Paar dazu zu ermutigen, intensiver darüber nachzudenken, wie die Wahrnehmung der Situation durch den anderen sein könnte. Die andere Komponente der Therapie mit diesem Paar befasste sich damit, angemessenere Wege zu finden, ihre Gefühle zum Ausdruck zu bringen, wenn sie sich schlecht behandelt fühlten, ohne dabei gefühlsstarke Ausdrücke zu verwenden, die den Partner unweigerlich ärgerten.

Diese letzte Intervention bei diesem Paar kann auf der Verhaltensebene durchgeführt werden. Die Patientin sprach ständig von der Krebserkrankung und gab zu, dass sie wenig Zeit für andere Dinge hatte. Die Interaktionen in dieser Beziehung waren negativ geworden. Allein die Partner dazu zu bringen, einander zu sagen, was sie mögen, und dann den Austausch von erwünschten Verhaltensweisen zu fördern, kann zur Verbesserung der Beziehung beitragen.

Fallbeispiel 4: Eine Frau mit Zervixkarzinom wurde wegen Angstproblemen mit KVT behandelt. Im Frühstadium der Therapie wurde klar, dass sie ein negatives Schema in Bezug auf ihren Mann hatte, den sie als alt, langweilig und besitzergreifend wahrnahm (sie war 50 und er 60 Jahre alt). Diese generalisierte negative Sicht war so ausgeprägt, dass sie alle seine Versuche, sie zu unterstützen, auf eine sehr eigenwillige Weise uminterpretierte. Er wollte unbedingt für sie da sein und dafür sorgen, dass sie sich nicht überanstrengte – aber sie dachte dabei, dass er sie „wie eine alte Frau" behandelte, weil er – da er selbst alt war – auch eine ältere Frau wollte. Wenn er sie fragte, wie es ihr gehe, betrachtete sie dies als Beweis dafür, dass er sie eigentlich krank und abhängig halten wollte. Dieses allgegenwärtige negative Schema führte dazu, dass sie sämtliche Verhaltensweisen ihres Mannes negativ auslegte.

Im Rahmen der Therapie wurde versucht, sich auf das Eheproblem zu konzentrieren, und in den gemeinsamen Sitzungen stellte sich immer mehr heraus, dass der Mann sich sehr um seine Frau sorgte und Angst hatte. Die Patientin wollte dennoch von ihren Überzeugungen, die offenbar schon lange Zeit vor dem Krebs vorhanden gewesen waren, keineswegs abrücken, so dass die KVT keinen Erfolg zeitigte. Wenn Beziehungsprobleme schon sehr festgefahren sind, wirft dies Fragen hinsichtlich der Effektivität von KVT auf. Im Rückblick wäre es vielleicht besser gewesen, allein mit dieser Frau zu arbeiten und sich ausschließlich auf ihre eigenen Bewältigungsstrategien zu konzentrieren.

Der Partner als Co-Therapeut

Eine Arbeit an Kommunikation und kognitiver Restrukturierung ist nicht bei allen Paaren erforderlich. Wenn die Beziehung gut und der Partner hilfsbereit ist, kann seine bzw. ihre Anwesenheit in der Sitzung sehr hilfreich sein, und er bzw. sie können sogar als Co-Therapeut fungieren. Es gibt viele Möglichkeiten, wie ein Partner einen wertvollen Beitrag leisten kann:

- Dem Patienten ermöglichen, negative Gefühle in einer Atmosphäre gegenseitiger Akzeptanz auszudrücken
- An Selbsthilfeaufgaben teilnehmen
- Dem Patienten dabei helfen, Entscheidungen zu treffen
- Bei Bedarf praktische Unterstützung geben
- Zu gemeinsamen Aktivitäten ermutigen und selbst daran teilnehmen
- Den Patienten dabei unterstützen, sein Selbstwertgefühl und seine Kontrolle über sein Leben zurückzugewinnen, indem man ihn ermutigt, Aufgaben und Aktivitäten durchzuführen, die innerhalb seiner Möglichkeiten liegen
- Eine positive Einstellung zum Ergebnis einnehmen
- Informationen über Stärken, Interessen und positive Erfahrungen in der Vergangenheit geben, an die sich der Patient vielleicht nicht mehr so gut erinnern kann.

Behandlung von sexuellen Problemen

Es gibt dokumentierte Hinweise auf sexuelle Funktionsstörungen bei zahlreichen Patientinnen mit Brustkrebs (Wilmoth und Botchway, 1999), Darmkrebs (Devlin et al., 1971; Williams und Johnston, 1983), Krebs im Bereich des weiblichen Genitaltrakts (Wilmoth und Botchway, 1999; Jensen et al., 2004), Prostatakrebs (Potosky et al., 2005) und Hodenkrebs (Rieker et al., 1985; Moynihan, 1987). Die Hauptursachen für sexuelle Dysfunktion sind:

- Verlust des Selbstwertgefühls aufgrund entstellender operativer Eingriffe (z. B. Stoma nach Kolonresektion, Mastektomie) oder Gefühle der „Unreinheit“ oder Infektiosität aufgrund der Krebskrankheit
- Auswirkungen auf den Körper durch die Krankheit (z. B. Schmerzen, Blutungen, Gewichtsverlust) und die Krebsbehandlung (z. B. Nervenschädigung bei einer abdominoperinealen Resektion) oder Erschöpfung, Übelkeit, oder hormonelle Veränderungen aufgrund der Chemo- und Radiotherapie
- Krebsbedingte psychische Störungen, wie z. B. Depression, Gefühl der Hilflosigkeit, ängstliche Beschäftigung mit der Krankheit und ihrem Rezidiv
- Fehlende Kommunikation zwischen Patient und Partner (wie oben beschrieben)
- Vorbestehende Ehe- oder sexuelle Probleme.

Die genannten Ursachen können auch gleichzeitig zum Tragen kommen.

Die Behandlung von sexuellen Problemen im Rahmen der KVT kann folgendermaßen zusammengefasst werden:

- Eine Sexualanamnese des Patienten und seines Partners sollte im Rahmen der medizinischen/psychiatrischen Anamnese erhoben werden.
- Es ist wichtig, nach sexuellen Veränderungen zu fragen, die im Rahmen der Erkrankung erfolgt sind, da die meisten Patienten solche Probleme nicht von sich aus, sondern nur auf Befragung hin berichten.
- Wurde ein sexuelles Problem festgestellt, ist die nächste Frage, ob diese Störung für den Patienten oder den Partner eine psychische Bedrängnis verursacht.

Nach unserer Erfahrung und der Erfahrung anderer Forscher (Andersen, 1986) ist eine Störung der Sexualfunktion nicht notwendigerweise Ursache psychischer Bedrängnis für Patienten oder den Partner. Natürlich ist nur in solchen Fällen eine Therapie indiziert, bei denen die sexuelle Störung Probleme verursacht.

Die Therapie von Sexualproblemen basiert auf kognitiven und verhaltenstherapeutischen Methoden. Entscheidend für die Sexualtherapie ist – wie oben beschrieben – die Ermutigung zu offener Kommunikation und Artikulierung von Gefühlen zwischen dem Patienten und seinem Partner. Es werden präzise Informationen eingeholt, um Missverständnisse zu korrigieren und Ängste zu zerstreuen (z. B. die falsche Vorstellung, dass Geschlechtsverkehr zu einem Rezidiv des Krebses führen kann). Auf diese Weise können negative Erwartungen in Hinblick auf Geschlechtsverkehr in Frage gestellt werden. Die Wiederaufnahme von Geschlechtsverkehr, sobald dies erwünscht und medizinisch machbar ist, sollte ermutigt werden. Wenn medizinische Gründe gegen Geschlechtsverkehr sprechen, ist eine kognitive Umstrukturierung nützlich. Es sollten Möglichkeiten untersucht werden, um körperliche Nähe wiederherzustellen und ohne Verkehr eine sexuelle Befriedigung zu erfahren. Schließlich sind für einige Sexualstörungen wie psychogene Impotenz oder Vaginismus die Verhaltenstechniken von Masters und Johnson (1970) anzuwenden.

Das folgende Fallbeispiel zeigt, wie die Paararbeit in eine KVT-Behandlung integriert werden kann.

Fallbeispiel 5: Ein 32-jähriger Mann entwickelte eine schmerzhafte Schwellung am linken Hoden. Es wurde ein Seminom im Stadium I (frühe Erkrankung) diagnostiziert und eine Orchidektomie durchgeführt, mit anschließender Radiotherapiebehandlung. Trotz seiner ausgezeichneten Prognose wurde er zunehmend depressiv und wurde zwei Monate nach Ende der Radiotherapie zur psychiatrischen Beratung überwiesen.

Er hatte eine normale Kindheit gehabt. Ein Bruder wurde wegen eines Seminoms erfolgreich behandelt. Es gab keine psychiatrischen Erkrankungen, weder in seiner noch in der Vorgeschichte der Familie. Der Patient hatte 10 Jahre lang als Autolackierer gearbeitet. Er war seit acht Jahren verheiratet und hatte einen Sohn von fünf Jahren. Die Ehe wur-

de als einigermaßen glücklich beschrieben, bis ein paar Monate vor der Überweisung ein plötzliches Rückzugsverhalten und Wortkargheit des Patienten zur deutlichen Entfremdung führten. Seine Frau beschrieb die Persönlichkeit ihres Mannes vor der Erkrankung als vernünftig, ausgeglichen und eher passiv.
Bei der psychiatrischen Untersuchung stellte sich heraus, dass der Patient seit vier Monaten zunehmend an Depressionen, Unruhe, Apathie, Libidoverlust, Interessenverlust und Schlafstörungen litt. Er fühlte sich außerstande, weiter seiner Arbeit nachzugehen. Er zeigte eine motorische Verlangsamung, sprach mit tiefer, monotoner Stimme und war sichtbar depressiv. Er gab zu, suizidale Gedanken zu haben.
Es wurde eine Depression diagnostiziert, mit Verordnung von Fluvoxamin 100 mg abends. Aufgrund der Nebenwirkungen setzte der Patient dieses Mittel allerdings nach nur zwei Einnahmen wieder ab.

Die erste Sitzung erfolgte mit dem Patienten allein, die darauffolgenden fünf Sitzungen zusammen mit seiner Frau. Während der KVT wurden die automatischen Gedanken des Patienten und seiner Frau erfragt. Sie wurden instruiert, diese Gedanken in Frage zu stellen und ein Tagebuch zu führen (Tab. 11.2).

Tabelle 11.2 Tagebucheintrag eines Paares über die automatischen Gedanken und die rationalen Antworten

Automatische Gedanken	Rationale Antwort
Patient	
Ich bin nicht mehr derselbe Mensch, seit ich Krebs habe, also kann ich nicht mehr in die Arbeit gehen.	Meine Angst vor der Rückkehr zur Arbeit kam von meinen Gefühlen über mich selbst, seitdem ich Krebs habe, und nicht von der Krankheit selbst. Man hat mir gesagt, dass ich keine Anzeichen von Krebs mehr habe und dass meine Chancen sehr gut stehen.
Ehefrau des Patienten	
Er hat sich seit der Klinik völlig verändert. Durch diese Krebsgeschichte hat er sich völlig zurückgezogen. Und um ehrlich zu sein: ich glaube, er liebt mich nicht mehr.	Als er hörte, dass er Krebs hatte und ein Hoden entfernt werden musste, muss das ein furchtbarer Schock für ihn gewesen sein. Man braucht Zeit, um damit fertig zu werden.

Der Patient wurde angehalten, seine täglichen Aktivitäten zu planen und insbesondere an solchen Aktivitäten teilzunehmen, die ihm Vergnügen bereiteten oder ein Erfolgserlebnis vermittelten. Es wurden gemeinsam beträchtliche Anstrengungen unternommen, um die Stärken des Patienten herauszufinden und darauf aufzubauen. Als er zum Beispiel nach anfänglichem Widerstand protestierte, überhaupt etwas tun zu können, wurde er überredet, seinen Sohn zum Fußballspielen mitzunehmen und das Badezimmer zu renovieren. Er fand, dass diese Aktivitäten sein Selbstwertgefühl erhöhten und angenehm waren. Infolgedessen begann sich seine Stimmung zu heben. Seine Frau berichtete, dass er im Badezimmer pfiff, was er seit Monaten nicht mehr getan hatte.

Die Kommunikation zwischen dem Patienten und seiner Frau wurde in den gemeinsamen Sitzungen besser. Seine Frau konnte ihm sagen, dass sie sowohl deprimiert als auch wütend geworden war, weil er sich von ihr zurückgezogen und sich anscheinend aufgegeben hatte. Vor der Therapie war sie nicht fähig gewesen, ihm ihre Gefühle zu sagen, weil sie – angesichts der Krebserkrankung – glaubte, dass sie kein Recht darauf hätte, sich zu beschweren. Jedoch hatte sie von ihm erwartet, dass er wisse, wie es ihr ging, ohne dass sie ihm das hätte sagen müssen (Becks willkürliche Schlussfolgerung). Der Patient hatte davon in Wirklichkeit keine Ahnung.

Ein weiterer Aspekt, der zum Vorschein kam, war, dass der Patient seine Frau als übermäßig dominant betrachtete und dachte, dass das ihr Wesen sei und deshalb nicht geändert werden könne. Seine Frau wollte jedoch gar nicht dominant sein, glaubte aber, dass sie gezwungen sei, diese Rolle anzunehmen, weil er selbst keine Entscheidungen treffen wollte („Er überlässt alles mir"). Durch offene Kommunikation erkannten und lernten der Patient und seine Frau allmählich diese Probleme zu überwinden.

Die Unfähigkeit des Patienten, sich durchzusetzen, hatte nicht nur in seiner Ehe zu Problemen geführt, sondern auch seit mehreren Jahren schon an seiner Arbeitsstelle. Er war wütend, weil es keine Sicherheitsmaßnahmen gegen die Inhalation von Lackdämpfen gab. Er hatte seine Bedenken und Wut nie geäußert, weil er Angst hatte, die Fassung zu verlieren und deshalb entlassen zu werden.

In der KVT-Sitzung probten wir, wie er seine Bedenken angemessen seinem Vorgesetzten gegenüber zum Ausdruck bringen könnte. Er kehrte nach fünf Monaten Abwesenheit zur Arbeit zurück, kurz bevor er die KVT-Behandlung beendet hatte. Es gelang ihm, mit seinem Vorgesetzten zu sprechen und höflich auf der Notwendigkeit von Gesichtsmasken zu bestehen. Das Selbstbewusstsein des Patienten stieg daraufhin deutlich.

In den Tabellen 11.3 und 11.4 ist die Wirkung der KVT auf die Werte des Patienten und seiner Frau auf nachfolgenden Skalen dargestellt: Hospital Anxiety and Depression (HAD), Mental Adjustment to Cancer (MAC) und Psychosocial Adjustment to Illness Scale (PAIS). Es geht aus Tabelle 11.3 deutlich hervor, dass sich Angst und Depression des Patienten beträchtlich besserten, dass er weniger hilflos war, dass die meisten seiner Symptome verschwanden (gemessen mittels Rotterdam Symptom Checklist) und dass sich seine psychosoziale Anpassung gebessert hat (gemessen mittels PAIS – mit niedrigeren Punktzahlen, die auf eine bessere Anpassung hinweisen). Die Depression seiner Frau besserte sich, aber ihre Angst blieb gleich groß (Tab. 11.4). Es gab eine leichte Besserung ihrer psychosozialen Anpassung. Die Besserungen, die bei beiden Partnern nach sechs KVT-Sitzungen beobachtet wurden, konnten interessanterweise in den nachfolgenden Monaten aufrechterhalten werden.

Tabelle 11.3 KVT-Auswertung des Patienten in Fallbericht 5

	Vor der Therapie	Nach der Therapie	4 Monate nach der Therapie
Hospital Anxiety and Depression Scale (HADS)			
Depression	8	0	2
Angst	7	1	5
Mental Adjustment to Cancer Scale (MACS)			
Kampfgeist	44	51	52
Hilflosigkeit	13	6	7
Ängstliche Beschäftigung	21	21	17
Fatalismus	17	16	14
Rotterdam Symptom Checklist	19	5	4
Psychosocial Adjustment to Illness Scale (PAIS) – Gesamt	58	37	40

Tabelle 11.4 KVT-Auswertung der Frau des Patienten in Fallbericht 5.

	Vor der Therapie	Nach der Therapie	4 Monate nach der Therapie
Hospital Anxiety and Depression Scale (HADS)			
Depression	7	2	2
Angst	10	7	8
Psychosocial Adjustment to Illness Scale (PAIS) – Gesamt	52	46	44

HAD Scale: Zigmond und Snaith (1983); MAC Scale: Watson et al. (1988); Rotterdam Symptom Checklist: de Haes et al. (1987); PAIS: Derogatis (1983)

ZUSAMMENFASSUNG

Mit Zustimmung des Patienten und sofern die Umstände dies zulassen, sollte sein Partner in die KVT mit integriert werden. Gemeinsame Sitzungen sollten einige oder alle der folgenden Aufgaben umfassen:

- den offenen Ausdruck von Gefühlen fördern
- Erleichterung der Kommunikation zwischen den Partnern
- Identifizierung von Fehlanpassungsinteraktionen
- kognitive Verzerrungen erkennen und automatische Gedanken in Frage stellen
- gegenseitig belohnende Verhaltensweisen fördern
- gegebenenfalls Behandlung von sexuellen Funktionsstörungen.

12 Kognitive Verhaltenstherapie bei fortgeschrittener und terminaler Erkrankung

Die KVT wird heute zunehmend bei Patienten mit fortgeschrittenem Krebs und in der Palliativversorgung eingesetzt (Mannix et al., 2006; Sage et al., 2008; Moorey et al., 2009). In diesem Buch haben wir bisher versucht zu demonstrieren, wie kognitive Verhaltenstechniken einem breiten Spektrum von Patienten mit unterschiedlichen Krebsarten und unterschiedlicher Lebenserwartung helfen können. In diesem Kapitel nun werden wir einige der besonderen Probleme betrachten, die bei der Behandlung von Patienten mit fortgeschrittener Erkrankung auftreten.

Bei Patienten mit Krebs im Frühstadium können Behandlungen Hoffnung auf eine dauerhafte Remission oder Heilung bringen, und danach kann es zu maßgeblichen krankheitsfreien Perioden kommen. Psychische Probleme in dieser Phase sprechen gut auf die KVT an. Die negativen Gedanken, die erlebt werden, sind oft deutlich verzerrt, und es liegen Hinweise dafür vor, dass sie in Frage gestellt werden können. Der Patient kann unrealistische Vorstellungen über die Wirksamkeit der Behandlung, die Auswirkungen von Nebenwirkungen auf sein Leben oder seine Fähigkeit zur Bewältigung haben. Das Erkennen und Testen dieser Überzeugungen durch Zugriff auf geeignete Informationen oder der Einsatz von Verhaltensexperimenten ist meist sehr hilfreich. Sobald der anfängliche Schock der Diagnose überwunden ist, ist es nicht allzu schwierig, dem Patienten zu helfen, zu seinen alten Bewältigungsstilen zurückzukehren.

Wenn der Krebs jedoch nicht auf die Behandlung anspricht oder erneut auftritt, stellt die daraus resultierende Demoralisierung eine größere Herausforderung dar. Bei fortgeschrittenem Krebs gibt es drei Krankheitsprozesse, die die psychische Reaktion des Patienten beeinflussen können.

- Die Krankheit ist vorhanden, ruht aber oder ist nur langsam fortschreitend. Manche Menschen besitzen die Fähigkeit, die Existenz ihres Tumors fast völlig zu ignorieren, ohne ihn zu verneinen. Sie stellen selektiv die nicht krebsspezifischen Aspekte ihres Lebens in den Vordergrund. Andere Patienten empfinden es jedoch als angsterregend und frustrierend zu wissen, dass der Krebs noch immer da ist. Sie können nicht verstehen, warum er nicht herausgeschnitten werden kann oder warum keine Behandlung gefunden wird, um ihn zu zerstören. Dies führt zu einer ängstlichen Beschäftigung mit der aktuellen Erkrankung und ihrer potenziellen Ausbreitung.
- Eine fortschreitende Erkrankung bringt unweigerlich Ungewissheit über die Wirksamkeit der weiteren Behandlung und die Überlebenschancen mit sich.

- Bei manchen Krebsarten ist die Therapie wirksam, führt aber nicht zu anhaltender Remission. Dies ist häufig der Fall bei Myelom und Leukämie, kann aber auch bei soliden Tumoren vorkommen. Wenn es zu häufigen Rezidiven kommt, wird es zunehmend schwerer, den Kampfgeist aufrechtzuerhalten.

Es ist nicht notwendigerweise das Krankheitsstadium im Sinne des Onkologen, welches die emotionalen Reaktionen eines Patienten bestimmt, sondern das Krankheitsstadium aus der Sicht des Patienten selbst. Manche Menschen mit fortgeschrittener Krebserkrankung wurden unter Umständen nicht über ihre Prognose aufgeklärt oder wollen sie vielleicht nicht wissen. Ihre Reaktionen werden sich stark von denen anderer unterscheiden, die in vollem Maße aufgeklärt wurden, z. B. jenen, die wissen, dass metastasierender Brustkrebs nicht geheilt werden kann. Aber nicht nur die subjektiven Aspekte der Krebserkrankung in diesem Stadium verursachen verschiedene psychische Reaktionen. Unterschiedliche Krebsarten und sogar unterschiedliche Formen derselben Erkrankung können mit unterschiedlichen Prognosen einhergehen. So kann zum Beispiel ein metastasierender Brustkrebs mit Knochenbeteiligung mit einer viel längeren Überlebenszeit assoziiert sein, als wenn die Leber oder das Gehirn betroffen ist.

Man spricht von fortgeschrittener Krebserkrankung bei Patienten mit einer Lebenserwartungsspanne von 6 Monaten bis 6 Jahren. Menschen mit fortgeschrittener Erkrankung können schwere, kräftezehrende Symptome aufweisen oder aber ganz symptomfrei sein. Es ist deshalb schwierig, die Beziehung zwischen fortgeschrittener Erkrankung und deren Bewältigung zu verallgemeinern. Classen et al. (1996) untersuchten anhand einer Stichprobe von 101 Frauen die psychische Anpassung an fortgeschrittenen Brustkrebs. Wie bei Studien über Krebs im Frühstadium waren Kampfgeist und emotionale Ausdrucksfähigkeit mit besserer psychischer Anpassung assoziiert. Bloom und Spiegel (1984) stellten fest, dass bei Frauen mit fortgeschrittenem Brustkrebs vermeidende Bewältigungsstrategien mit schlechter sozialer Kompetenz assoziiert waren. In einigen wenigen Studien wurden direkte Vergleiche zwischen Bewältigungsstrategien von Patienten im frühen und im fortgeschrittenen Stadium der Krankheit gezogen. Greer und Watson (1987) fanden wenige Unterschiede in der Auswertung der MAC-Skala bei Patienten im Früh- und Spätstadium der Erkrankung: Beide Gruppen erzielten ähnliche Ergebnisse für Kampfgeist, Hilflosigkeit und Fatalismus. Die Ergebnisse für ängstliche Beschäftigung waren jedoch signifikant höher bei Patienten im fortgeschrittenen Stadium der Krankheit. Watson et al. (1990) stellten fest, dass bei einer kleinen Stichprobe an Patienten mit verschiedenen Krebsarten der Glaube, den Verlauf der Krankheit kontrollieren zu können, bei Patienten im Frühstadium, nicht jedoch bei Patienten im fortgeschrittenen Stadium mit Kampfgeist assoziiert war (Tab. 12.1).

Tabelle 12.1 Mittelwerte MAC (Mental Adjustment to Cancer) bei Patienten mit Erkrankung im Früh-und Spätstadium

	Frühstadium	Spätstadium	
Kampfgeist	52,3	53,1	NS
Ängstliche Beschäftigung	19,5	21,7	$P < 0{,}001$
Fatalismus	20,8	20,0	NS
Hilflosigkeit	9,4	9,6	NS
Vermeidung	1,9	1,9	NS

NS = nicht signifikant; die Wahrscheinlichkeit wurde mittels zweiseitiger t-Tests errechnet. Aus Greer und Watson (1987), MAC Scale: Watson et al. (1988)

Eine neuere Überprüfung von Studien zur positiven Einstellung bei fortgeschrittener Erkrankung ergab, dass eine positive Einstellung und Selbstwirksamkeit mit einer besseren emotionalen Anpassung verbunden sein können und dass eine aktive, problemorientierte Bewältigung adaptiv zu sein scheint, während eine vermeidende Bewältigungsstrategie schlecht angepasst ist (O'Brien und Moorey, 2010).

Längsschnittstudien bei Menschen mit fortgeschrittenem Krebs deuten darauf hin, dass die Mehrheit der Patienten gut damit zurechtkommt, aber eine Minderheit mit dem Fortschreiten zum Tod depressiv wird. Lo et al. (2010) untersuchten 365 Patienten mit metastasiertem Magen-, Darm- oder Lungenkrebs in Abständen von zwei Monaten. Insgesamt traten bei 16 % dieser Patienten mittelschwere bis schwere depressive Symptome auf, die bei mindestens einem Drittel davon fortdauerten. Mittelschwere bis schwere depressive Symptome waren in den letzten drei Lebensmonaten fast dreimal häufiger als noch ein Jahr vor dem Tod. Jüngeres Lebensalter, Einnahme von Antidepressiva vor Behandlungsbeginn, geringeres Selbstwertgefühl und geistiges Wohlbefinden sowie größere Bindungsangst, Hoffnungslosigkeit, körperliche Krankheitslast und das Nahen des Sterbens sagten depressive Symptome voraus. Lo und Kollegen beobachteten, dass gleichzeitiges Auftreten von größerem körperlichem Leid und psychosozialer Verletzlichkeit bei Betroffenen das höchste Risiko für eine Depression darstellte. Rabkin et al. (2009) befragten monatlich 58 Krebspatienten bis zu ihrem Tod. Insgesamt erreichten 76 % nie die Schwelle für eine depressive Diagnose, 3 % waren durchgehend depressiv und 14 % wurden zum ersten Mal während der Studie depressiv. Diejenigen, die depressiv wurden, wechselten fast ausschließlich beim letzten Therapeutenbesuch vor ihrem Tod in den klinischen Bereich.

12.1 Die psychischen Auswirkungen körperlicher Symptome

Trotz dieser Unterschiede bei den objektiven und subjektiven Folgen von Krebs im Spätstadium gibt es einige Faktoren, die das Spätstadium von früheren Stadien unterscheiden. Eine davon ist die größere Wahrscheinlichkeit von körperlichen Symptomen durch den Krebs selbst. In vielen Fällen, die wir zur Veranschaulichung der Therapie verwendet haben, führte der Patient ein aktives Leben mit wenigen oder keinen offensichtlichen Anzeichen von Krankheit. In anderen Fällen resultierten körperliche Symptome aus der Behandlung, die die Patienten erhielten. Bei Patienten mit fortgeschrittenem Krebs können Symptome wie Schmerzen, Atemnot, Übelkeit und körperliche Einschränkung auftreten. Es dürfte nicht überraschen, wenn gerade diese körperlichen Symptome eine größere psychische Belastung verursachen und tatsächlich scheint die physische Krankheitslast mit einem erhöhten Risiko für Depressionen verbunden zu sein (Lo et al., 2010). Jedoch leiden 76 % aller Krebspatienten an keinerlei klinischer Depression während ihrer letzten Lebensmonate (Rabkin et al. 2009). Im kognitiven Modell ist es seine Interpretation der physischen Auswirkungen der Krankheit, die dem Patienten Stress verursacht. Die Symptome von fortgeschrittenem Krebs werden oft als Zeichen eines dauerhaften Verlusts angesehen und erinnern den Patienten daran, dass er niemals zu seinem alten Selbst zurückkehren wird. Dieses Gefühl von Verlust kann mit allgemeinen Zuschreibungen über das Selbst verbunden sein. Der Verlust der Fähigkeit, normale Tätigkeiten auszuüben, kann als Zeichen von Faulheit oder Versagen angesehen werden. Diese Zuschreibungen implizieren normalerweise ein Verlieren des Selbstwerts aufgrund der Veränderungen, die die Krebskrankheit mit sich gebracht hat. Patienten mit fortgeschrittenem Krebs können sich wie „Nicht-Menschen" fühlen, die behandelt werden, als wären sie bereits tot. Dies ist nicht überraschend, wenn das den Patienten betreuende Personal die Krebskrankheit als schlimmer, unglücklicher und wertloser als den Tod einstuft (Crary und Crary, 1974). **Die Steigerung des Selbstwertgefühls des Patienten mit fortgeschrittener Krankheit kann einer der nützlichsten Beiträge der KVT sein.**

Burns (1980) beschreibt den Fall einer Frau Mitte vierzig, die ein ausgedehntes Lungenkarzinom hatte. Sie war geschwächt von einer Chemotherapie und musste die täglichen Aktivitäten aufgeben, die ihr für ihr Gefühl von Identität und Stolz sehr wichtig waren. Sie schrieb die folgenden negativen Erkenntnisse auf:

- Ich leiste keinen Beitrag zur Gesellschaft.
- Ich schaffe nichts mehr in meinem persönlichen Reich.

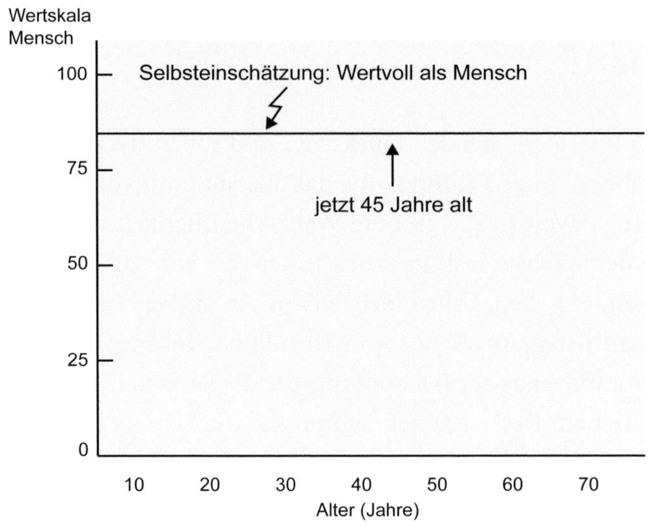

Abb. 12.1 Diagramm: zum Wert eines Menschen von der Geburt bis zum Tod, erstellt von einer Frau mit Lungenkrebs (aus einem von Burns beschriebenen Fall, 1980).

- Ich kann nicht aktiv teilhaben an Vergnügungen.
- Ich falle meinem Mann nur noch zur Last.

Burns forderte sie auf, ihren persönlichen „Wert“ vom Augenblick ihrer Geburt bis zum Augenblick ihres Todes graphisch darzustellen (Abb. 12.1). Sie betrachtete ihren Wert über die ganze Zeit als konstant. Er bat sie dann, ihre Produktivität über denselben Zeitraum einzuschätzen. Dies wurde als Kurve mit niedriger Produktivität in der Kindheit, Zunahme im Erwachsenenalter und Abnahme im späteren Leben dargestellt (Abb. 12.2).

12

Daraufhin fielen ihr zwei Dinge ein:

Erstens, obwohl die Krankheit ihre Produktivität vermindert hatte, leistete sie für sich selbst und ihre Familie immer noch zahlreiche kleine, aber nichtsdestoweniger wichtige und wertvolle Beiträge. Allein ein Alles-oder-Nichts-Denken war womöglich der Grund dafür, dass sie ihren Beitrag als nicht vorhanden einschätzte.

Zweitens und viel wichtiger bemerkte sie, dass ihr persönlicher Wert konstant und stetig war: Dieser Wert war „gegeben“ und hing nicht von ihren Leistungen ab. Dies bedeutete, dass sie ihren menschlichen Wert nicht verdienen musste und dass sie in ihrem geschwächten Zustand mindestens genauso wertvoll war. Ein Lächeln breitete sich über ihr Gesicht aus und ihre Depression schmolz in diesem Augenblick. Burns berichtet:

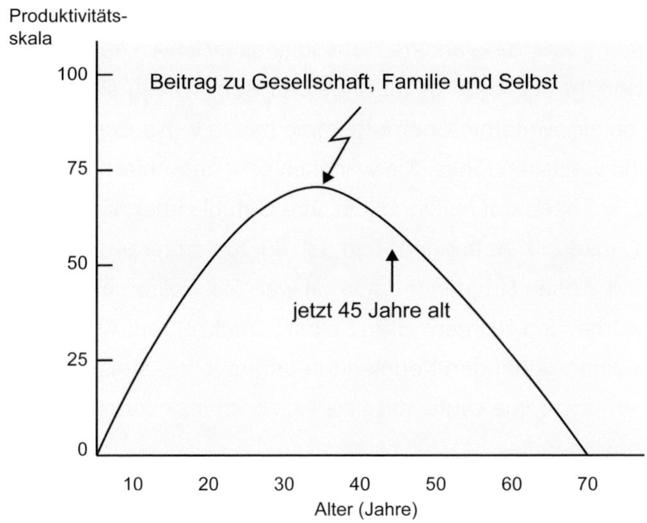

Abb. 12.2 Diagramm zur Produktivität eines Menschen in Bezug auf den Gesamtbeitrag zu Gesellschaft, Familie und Privatleben vom Zeitpunkt der Geburt bis zum Zeitpunkt des Todes, erstellt von einer Frau mit Lungenkrebs (aus einem von Burns beschriebenen Fall, 1980).

Es war eine wahre Freude für mich, dies zu erleben und an diesem kleinen Wunder teilzuhaben. Dies führte zwar nicht zu einer Beseitigung des Tumors, aber es hat ihr erschüttertes Selbstwertgefühl wiederhergestellt, und das veränderte ihre Gefühle grundlegend.

Diese kurze Intervention erwies sich als sehr wirksam für diese Frau. Burns schreibt weiter:

Sie starb unter Schmerzen, aber mit Würde sechs Monate später.

Das Konzept des persönlichen Wertseins als eine konstante, unveränderliche Tatsache kann für Patienten mit fortgeschrittener Erkrankung nützlich sein, die ihr Selbstwertgefühl aus ähnlichen Gründen verloren haben wie die von Burns beschriebene Patientin. Das folgende Beispiel zeigt, wie Verhaltenstechniken angewandt werden können, um die Hoffnungslosigkeit zu bekämpfen, die aus dem Gefühl der Unfähigkeit heraus entsteht.

Die 73-jährige Cathy litt seit 12 Jahren an einem Zervixkarzinom. Sie hatte einen großartigen Kampfgeist, der ihr über mehrere, größere Operationen hinweggeholfen hat. Sie hatte großes Vertrauen in den Chirurgen, der sie über die Jahre behandelt hatte. Dann kam der Moment, wo weitere Operationen nicht mehr in Frage kamen und die Wahrscheinlichkeit gering war, dass andere Behandlungsverfahren helfen würden. In der Vergangenheit hatten ihr die Ärzte gesagt, welche Behandlung sie erhalten würde; jetzt fragten sie sie, ob sie weiterhin Chemotherapie haben wolle. Dies führte dazu, dass sie sich ängstlich und verlassen fühlte. Sie war auch sehr deprimiert und konnte nicht aufhören zu weinen. Der Therapeut half ihr dabei, ihre Gefühle über die veränderte Einstellung ihrer Ärzte zum Ausdruck zu bringen, und gab ihr zu verstehen, dass ihr Weinen angemessen und unter diesen Umständen normal war. Sie wollte unbedingt ihre depressive Stimmung loswerden und zu ihrem alten Selbst zurückkehren. Als der Therapeut die mit ihrer Stimmung einhergehenden Kognitionen untersuchte, stellte sich heraus, dass sie sich als sinnlos empfand. Sie sagte, dass sie kein normales Leben führen könne und sich deshalb hoffnungslos fühle.

Zum Zeitpunkt des Gesprächs wurde sie parenteral ernährt und war sehr geschwächt. Es gab nur ein kleines Zeitfenster von wenigen Stunden, in denen es ihr gutging und sie sich stark genug fühlte frei herumzulaufen. Nachdem man herausgefunden hatte, was sie unter einem normalen Leben verstand, eröffnete sich ein therapeutischer Zugang. Der Therapeut listete die Dinge auf, die Cathy normalerweise Freude machten, und fragte sie dann, welche dieser Dinge sie immer noch tun könnte. Man erklärte ihr das Konzept des Alles-oder-Nichts-Denkens und zeigte ihr auf, dass sie einige, wenn auch nicht alle Dinge des normalen Lebens immer noch tun könnte. Sie begann mit einem Programm, das darin bestand, ihre Spaziergänge im Klinikbereich allmählich auszudehnen und Zeit für Lesen und Radiohören in den Tagesablauf einzuplanen. Nach dieser einfachen Intervention besserte sich ihre Stimmung schnell.

12

Für die Bekämpfung einer derartigen Hoffnungslosigkeit ist normalerweise eine Kombination aus kognitiven Techniken und Verhaltenstechniken erforderlich. Kognitive Techniken helfen, die Gedanken in Frage zu stellen, die den Patienten lähmen. Die Überwachung von automatischen Gedanken kann zeigen, wie Kognitionen wie „Was soll das Ganze?" der Entscheidung vorausgehen, im Bett zu bleiben, statt in der Früh aufzustehen. Das Abwägen der Vor- und Nachteile etwas zu tun oder nicht zu tun führt dazu, dass die Patienten zugeben, dass es ihnen besser geht, wenn sie aktiv sind – egal, ob es Sinn macht oder nicht. Durch Planung von Aktivitäten und Aufgaben werden die Hausaufgaben festgelegt, die sich aus dieser ersten kognitiven Intervention ergeben.

12.2 Verbesserung der Lebensqualität

Die Verbesserung der Lebensqualität ist das Hauptziel aller beteiligten Berufsgruppen bei der Betreuung von Patienten mit unheilbarem Krebs. Jede palliative Behandlung muss gegen toxische Auswirkungen abgewogen werden. Aggressive Behandlungsmethoden, die vielleicht gerechtfertigt sind, wenn noch die Möglichkeit besteht, die Lebenszeit zu verlängern, werden in diesem Stadium jedoch meist nicht mehr in Betracht gezogen wird. Psychosoziale Interventionen sind ein Teil der verschiedenen palliativen Behandlungsmöglichkeiten, die dem Onkologie-Team zur Verfügung stehen. Die KVT hat in diesem Zusammenhang einen besonderen Stellenwert, weil sie den Patienten zeigt, wie sie die Zeit planen und organisieren können, um ihre Lebensqualität im Rahmen der Einschränkungen durch die Krankheit zu optimieren.

12.3 Arbeiten mit „realistischen" negativen automatischen Gedanken

Viele negative Gedanken, die ein Patient mit fortgeschrittener Krebserkrankung hat, haben eine realistische Grundlage (z. B. die Möglichkeit des Versagens einer Behandlung, die Möglichkeit zu sterben). Obwohl diese „realistischen" negativen automatischen Gedanken auf den ersten Blick nicht als geeigneter Fokus für eine kognitive Restrukturierung erscheinen, gibt es verschiedene Methoden, die man anwenden kann, um Patienten zu helfen, damit umzugehen (Moorey, 1996).

12

Die persönliche Bedeutung verstehen

Der erste Schritt besteht darin, die persönliche Bedeutung der Gedanken für den Patienten zu verstehen. Wenn wir mit Tod, Schmerz und Behinderung zu tun haben, kommen Erinnerungen und Fantasien auf, die auf unserer eigenen Erfahrung mit Krankheit beruhen und die einem korrekten Verständnis und Empathie leicht im Wege stehen können. Unsere eigenen Überzeugungen können Gegenübertragungsreaktionen hervorrufen (Moorey, 2010), bei denen unsere Schemata mit denen des Patienten verflochten sind. Häufige Fallen sind etwa, in die schlechte Laune oder Hilflosigkeit und Hoffnungslosigkeit des Patienten hineingezogen zu werden und daraus zu schließen, dass nichts getan werden kann, oder sich vorzustellen „Wenn ich in dieser Situation wäre, wäre ich depressiv, weil ich dann denken würde ..." Moorey (2011) hat beschrieben, wie einige dieser Therapeutenfallen angegangen werden können. Es ist wichtig, dass der Therapeut keine Annahmen darüber macht, was der Patient denkt, sondern dass er sich wie bei allen Aspekten der kognitiven Therapie beim Patienten darüber erkundigt. Dies kann mitunter schwierig sein wegen der eigenen Angst davor, einen Patienten aufzuregen, wenn man vom Tod spricht. Dieses Thema kann man mit einer Aussage wie der folgenden angehen:

> *Sterben hat für uns alle unterschiedliche Bedeutungen. Für manche Menschen ist es der Prozess des Sterbens, für andere die Gedanken, wen Sie zurücklassen werden. Anstatt davon auszugehen, dass ich weiß, was Sie gerade durchmachen, möchte ich verstehen, was dies für Sie selbst bedeutet.*

Identifizieren und Testen von verzerrten Wahrnehmungen mithilfe von Realitätstests

Sobald die Gedanken eruiert sind, können sie anhand von Realitätstests untersucht werden. Die Bewertung der Evidenz für oder gegen diese Gedanken sollte sensibel erfolgen. Die Anwendung eines auf Rationalität basierenden KVT-Typs kann unter diesen Umständen zu Problemen führen, da sich unheilbar kranke Patienten verletzt und hinfällig fühlen könnten, wenn die KVT unsensibel angewendet wird (Moorey, 2011). Daher müssen die Gedanken, die auf diese Weise getestet werden, bei fortgeschrittenen Erkrankungen sorgfältiger ausgewählt werden als bei Erkrankungen im Frühstadium. Missverständnisse über Krankheit, Behandlung oder Schmerzkontrolle sowie Gedanken zu Schuld und Selbstbeschuldigung oder zur Schuldzuweisung an andere können häufig mit Standard-KVT-Methoden behandelt werden.

Entdecken alternativer Perspektiven

Viele der Gedanken von Patienten mit fortgeschrittener Krankheit sind weder realistisch noch unrealistisch und weder logisch noch unlogisch. Da der Patient mit einer unsicheren Situation konfrontiert ist, gibt es verschiedene Möglichkeiten, diese Situation zu betrachten. Menschen, die gut damit fertig werden, scheinen das Glas eher halb voll als halb leer zu sehen, und ein Großteil der kognitiven Arbeit mit Patienten mit fortgeschrittener Krankheit besteht darin, ihnen zu helfen, alternative Denk- und Handlungsweisen zu erforschen. Das Schlüsselprinzip hierbei ist, eine Situation zu betrachten, die hilfreich ist.

Beispiele für ein Umdenken anhand von Diskussion und Befragung könnten sein:

- beschließen, mehr lebens- als sterbensorientiert zu sein
- darauf konzentrieren, was der Patient kontrollieren kann, und nicht auf das, was er nicht kann
- auf das Beste hoffen und auf das Schlimmste vorbereitet sein.

Damit verbunden ist eine Entscheidung darüber, wie stark der Schwerpunkt auf der Krankheit und wie stark er auf anderen Aspekten des Lebens des Patienten liegen sollte (siehe unten). Ein Fokus auf Krankheit und Tod kann wertvoll sein, wenn er entweder zu einer Problemlösung (z. B. sein Testament machen) oder zu vorausschauender Trauer führt. Wenn er sich jedoch nicht dezidiert auf etwas konzentriert, bleibt es bei ständiger Grübelei.

„Ablenkung", Standortwechsel und Entschärfung

Der letzte Ansatz für realistische automatische Gedanken besteht darin, mit dem Prozess und nicht mit dem Inhalt der Erkenntnisse zu arbeiten. Das Testen der Realität und das Erforschen von Alternativen fixieren auf die Bedeutung der Situation, und es kann leicht passieren, dass man in einem Modus stecken bleibt, in dem versucht wird, nur die Probleme zu beheben oder zu lösen. Obwohl einige Aspekte des Lebens von Menschen mit fortgeschrittener Krankheit mit Methoden zur Problemlösung verbessert werden können, gelingt dies bei vielen anderen, insbesondere bei existenziellen Sorgen, nicht. Es besteht die Gefahr, dass eine Behandlung dieser Probleme Grübeln sogar fördert (d. h. Versuche zu verstehen, warum dies geschieht, oder vergeblich über Heilungsmöglichkeiten nachzudenken usw.).

Ablenkung oder Schwerpunktverlagerung auf konstruktive Aktivität

In diesem Buch haben wir durchgehend betrachtet, wie hilfreich es sein kann, den Fokus der Aufmerksamkeit zu ändern. Dies kann in Form von Ablenkung geschehen, aber noch nützlicher ist der Entschluss, sich um lebensverbessernde oder konstruktive Aktivitäten zu kümmern, die den Patienten in Richtung eines ersehnten Zieles führen. Es gibt nie genug Zeit, um all die Dinge zu tun, die man im Leben tun möchte. Zu wissen, dass man eine verkürzte Lebensdauer hat, unterstreicht dies noch weiter. Nichts zu tun, ist keine adaptive Lösung für dieses Problem. Zeiteinteilung, Festlegen von Prioritäten und Planen von Aktivitäten tragen dazu bei, die verfügbare Zeit effektiv zu nutzen und so die Lebensqualität zu verbessern. Der Partner des Patienten sollte immer in diesen Prozess mit einbezogen werden, da Entscheidungen darüber, wie das Paar Zeit miteinander verbringen will, am besten gemeinsam getroffen werden. Die Einbeziehung des Partners in die Aktivitätsplanung kann auch das unbeabsichtigte Untergraben von Hausaufgaben verhindern, wenn Familien nämlich versuchen, die Dinge zunehmend für den schwächeren und weniger leistungsfähigen Patienten zu übernehmen.

Das Setzen von Zielen hat eine weitere Funktion. Niemand kann einem Patienten mit fortgeschrittener Krankheit sagen, wie lange er noch lebt, nur dass seine Lebensdauer erheblich verkürzt ist. Fiktiv zu entscheiden, dass er in zwei Monaten noch am Leben sein wird, und ein Ziel zu planen, welches bis zu diesem Datum erreicht werden soll, hilft dem Patienten, mit dieser Unsicherheit umzugehen. Dadurch kann eine Einstellung, die sich im Augenblick ausschließlich auf das Sterben konzentriert, neu ausgerichtet werden auf eine andere, die auf ein lebensverbesserndes Ereignis gerichtet ist. Viele Patienten nehmen sich spontan ein wichtiges Ereignis in der Zukunft vor, für das sie am Leben bleiben wollen (z. B. die Hochzeit einer Tochter, ihr eigener Geburtstag).

Standortwechsel und Entschärfung

Wir neigen dazu anzunehmen, dass unsere Gedanken Realität sind. Die kognitive Therapie hilft den Patienten, eine Perspektive auf ihre Gedanken zu gewinnen, indem sie prüfen, wie realistisch oder hilfreich diese sind. Dies hilft, eine Distanz zu schaffen, so dass die Gedanken nicht im Zentrum ihres Erlebens stehen und nicht damit verschmolzen sind. Sie lernen, dass „Gedanken keine Tatsachen sind". Dies ist der zentrale Grundsatz einer auf Achtsamkeit basierenden kognitiven Therapie (Segal et al., 2002). Achtsamkeitspraxis stärkt zunehmend die Fähigkeit der Person, die eigenen Gedanken und Gefühle zu beobachten, ohne automatisch darin verwickelt zu sein. In Kapitel 5 haben wir einige einfache Achtsamkeitstechniken vorgestellt, die in KVT erlernt werden können. Die in Kapitel 9 beschriebenen Techniken sind auch nützlich, wenn es um Sorge und Grübeln im Zusammenhang mit fortgeschrittenen Krankheiten geht.

Kampfgeist und positive Vermeidung fördern

Die verschiedenen Anpassungsstile können auch im fortgeschrittenen Stadium von Krebs ihre Anwendung finden, obwohl sie sich nicht immer in derselben Form manifestieren mögen. Patienten mit fortgeschrittener Krebserkrankung zeigen immer noch Kampfgeist. Viele Menschen stellen sich der Herausforderung eines Versagens der Behandlung und des möglichen Todes, indem sie sich damit auseinandersetzen. Der Patient mit Kampfgeist konzentriert sich auf die noch vorhandene Lebensqualität und glaubt, dass er weiterhin selbst die Kontrolle hat. Manchmal kann das so weit gehen, dass er beschließt, so lange wie möglich zu leben.

Bei fortgeschrittener Krebserkrankung können sich die Grenzen zwischen Kampfgeist und Verleugnung verwischen. Die Entschlossenheit, den Krebs zu besiegen, kann angesichts der medizinischen Beweiskraft, dass die Krankheit unheilbar ist, als starker Kampfgeist oder Verleugnung ausgelegt werden. Bei vielen Patienten ist Verleugnung zumindest über eine gewisse Zeit in der Terminalphase zu beobachten. Zusammenfassend kann der Therapeut Kampfgeist und positive Vermeidung bei fortgeschrittener Erkrankung folgendermaßen fördern:

- Um den Kampfgeist zu fördern, wird die optimistischste klinische Prognose angenommen.
- Der Therapeut hilft dem Patienten dabei, sich auf das zu konzentrieren, was in seinem Leben erreicht werden kann, um die Lebensqualität zu optimieren. Dies kann auf folgende Weise geschehen:
  - „Sie haben die meiste Zeit versucht, über die Zukunft nachzudenken. Zu welchem Ergebnis sind Sie gekommen?"
  - „Was haben Sie zu verlieren, wenn Sie mehr Zeit damit verbringen, Ihre Lebensqualität zu verbessern?"
  - „Wir können Ihr Leben nicht verlängern, aber wir können seine Qualität verbessern."
- Die Techniken, die in diesem Buch noch beschrieben werden, werden zur Förderung von Aktivitäten angewendet, die nichts mit Krebs zu tun haben, aber für den Patienten wichtig sind.
- Kognitive Techniken können angewandt werden, um den Fokus zu verschieben von dem, was der Patient nicht mehr hat, zu dem, was er noch hat, z. B. „Obwohl ich Krebs habe, gibt es noch vieles an mir, das davon nicht betroffen ist. An dem werde ich nach bester Möglichkeit weiterarbeiten."

KVT als Teil der palliativen oder Hospiz-Versorgung

Durch die Hospizbewegung in den späten 1960er-Jahre machte die Entwicklung der Palliativmedizin große Fortschritte. Patienten mit Krebs im Endstadium und anderen Krankheiten werden nicht mehr mit einem bedauernden Achselzucken entlassen („Es tut mir leid, aber wir können nichts mehr für Sie tun"). Ärzte und Krankenschwestern achten nun genau auf die körperlichen und (immer mehr auch) auf die emotionalen Bedürfnisse von Patienten, die sich dem Ende ihres Lebens nähern, und versorgen den Patienten palliativ bis zu seinem Tod. Die Palliativmedizin muss mit viel weniger

Werbung und weitaus weniger Ressourcen auskommen als die glamouröseren medizinischen Fachgebiete, aber ihre Auswirkungen auf die Lebensqualität von Patienten mit unheilbarer Krankheit sind beträchtlich und äußerst vorteilhaft.

Die Weltgesundheitsorganisation (1990) hat Palliativversorgung definiert als „die aktive Gesamtversorgung von Patienten, deren Krankheit nicht auf eine kurative Behandlung anspricht, bei der die Kontrolle von Schmerzen, anderen Symptomen sowie psychischen, sozialen und spirituellen Problemen von allergrößter Bedeutung ist, mit dem Ziel der bestmöglichen Lebensqualität für den Patienten und seine Familie." Finlay (2000) hat eine wertvolle Checkliste mit häufigen Problemen in der Palliativversorgung aufgestellt, die im Folgenden zusammengefasst wird:

- **Körperliche Symptome** Schmerz, Übelkeit und Erbrechen, Verdauungsprobleme und andere Symptome; ein häufiges und extrem belastendes Symptom ist Atemnot (Ahmedzai und Shrivastav, 2000).
- **Emotionale Probleme** Depression, Angst, Zukunftsangst, Reaktionen auf Verlust.
- **Soziale Probleme** finanzielle Schwierigkeiten, Stress mit Pflegepersonen, Einsamkeit, Probleme am Arbeitsplatz.
- **Spirituelle Fragen** Fragen ohne Antwort („Warum ich?" „Gibt es ein Leben nach dem Tod?"), Schuldgefühle in Bezug auf Ereignisse in der Vergangenheit.
- **Familie/Pflegepersonen** Was müssen sie wissen? Was will der Patient, dass sie erfahren? Werden sie mit den körperlichen und emotionalen Anforderungen der Pflege fertig?

Viele Patienten im Endstadium einer Krankheit werden in Hospizen palliativ versorgt. Einem verbreiteten Missverständnis zufolge erfolgt die Aufnahme in ein Hospiz nur, wenn ein Mensch im Sterben liegt. Patienten können mehrmals aufgenommen werden, z. B. zur Symptomkontrolle oder um ihre Angehörigen, die sie zu Hause pflegen, zu entlasten. Hospize bieten sowohl Heimpflege als auch die Behandlung im Hospiz an, und palliative Betreuungs-Teams, die Patienten und ihre Familien zu Hause oder in der Klinik unterstützen, sind in ganz Großbritannien fest etabliert.

Studien von Hinton (1994) und Morize et al. (1999) haben gezeigt, dass im Endstadium der Krankheit bei Patienten wie auch bei ihren pflegenden Verwandten Angst und Depression besonders häufig vorkommen. Diese Symptome können bei beiden Gruppen mit KVT behandelt werden. Aber in Hinblick auf die psychologische Therapie bei Patienten ist eine enge Zusammenarbeit mit den Ärzten und dem Palliativ-Pflegepersonal erforderlich, weil die Kontrolle der körperlichen Symptome (z. B. Schmerz, Erbrechen, Atemstörungen) eine Voraussetzung ist, bevor die Patienten sich wieder auf die KVT konzentrieren und davon profitieren können.

12.4 Krankheit im Endstadium

Kausar und Akram (1998) untersuchten in Indien 60 Patienten im Endstadium einer Krankheit und 60 Patienten mit Krankheiten ohne tödlichen Ausgang. Patienten im Endstadium einer Krankheit empfanden, dass sie weniger Kontrolle über ihre Krankheit haben, wandten weniger problemfokussierte Strategien und mehr emotions- und religionsfokussierte Bewältigungsstrategien an als die Vergleichs-Patienten.

Das letzte Stadium der Krankheit beginnt, wenn der Zustand des Patienten sich sukzessive verschlechtert und der Tod in absehbarer Zeit, wahrscheinlich innerhalb von Wochen oder Monaten, eintreten wird. Viele der in dieser Zeit auftretenden Probleme decken sich mit solchen der Patienten mit fortgeschrittener Erkrankung. In diesen Fällen können ähnliche psychologische Techniken angewendet werden.

Ein großes Problem für die kognitive Verhaltenstherapie sind die zunehmenden Einschränkungen durch die Krankheit. Je eingeschränkter der Spielraum für Verhaltensexperimente ist, desto schwieriger ist es, Übungen zur Erprobung der Leistungsfähigkeit zu entwickeln. Menschen, die vorher gut mit ihrer Krankheit zurechtkamen und ein positives Selbstbild hatten, können nun durch ihre reduzierten funktionellen Fähigkeiten entmutigt werden. Sie sprechen unter Umständen noch gut auf kognitive Techniken an, die darauf ausgerichtet sind, zu zeigen, dass ihr Wert nicht allein von ihrer Funktionsfähigkeit abhängt. Andererseits reagieren Patienten, die früher schon ein geringes Selbstwertgefühl hatten oder deren Selbstwertgefühl stark von externen Faktoren abhing, wie z. B. ihrer Fähigkeit, in der Arbeit erfolgreich zu sein oder anderen zu helfen, möglicherweise nicht ausschließlich allein auf kognitive Techniken. Die Wirksamkeit der kognitiven Therapie basiert auf kognitiver Veränderung, die durch Änderungen des Verhaltens verstärkt wird und ihrerseits zu weiterer kognitiver Veränderung führt. Natürlich setzen die Umstände einer Krankheit im Endstadium dem, was durch die KVT erreicht werden kann, Grenzen, aber – wie unten beschrieben – ist es immer noch möglich, die emotionale Not der Patienten zu lindern, ohne auf Antidepressiva zurückzugreifen. Es sei zudem daran erinnert, dass Patienten im Endstadium ihrer Krankheit in der Regel selbst wenig über ihre psychische Not berichten, was dann mit Hilfe eines geschickt und einfühlsam geführten Gesprächs ergründet werden muss (Lloyd-Williams und Friedman, 1999).

12.5 Im Angesicht des Todes

Es gibt bis dato nur wenig systematische Forschung zur Erfahrung von Todesnähe (Teno, 1999). Dies überrascht kaum, angesichts der gewaltigen praktischen Probleme, die im Rahmen einer solchen Forschung auftreten. **Man kann jedoch viel von den Äußerungen von Patienten lernen, wie unten dargestellt wird.**

Gedanken eines sterbenden Mannes:
Habe ich genug gegeben?
Habe ich genug Menschen geholfen?
War ich in meinem Leben liebenswürdig?
Wenn die Antwort ja ist,
lasst mich in Frieden sterben.
(Patient GM, 1970, Persönliche Mitteilung)

Ich will nicht, dass mein kleiner Junge mich in diesem Zustand sieht … Ich will, dass er sich an mich erinnert, wie ich aussah, als es mir noch gut ging. Ich hoffe, er erinnert sich, dass ich ihn liebte. Ich fühle mich so schwach, ich habe nicht die Kraft, ihn auf meinem Schoß auf- und abhüpfen zu lassen. Ich hoffe nur, Charlie und meine Mutter passen gut auf ihn auf. Wenn ich das weiß, kann ich in Frieden sterben.
(B [1998] Persönliche Mitteilung)

Sobald wir also die Grenzen der Zauberkraft von Ärzten und Medizin erkannt haben – wo stehen wir dann? Wir müssen uns auf unsere eigene Zauberkraft zurückbesinnen, auf unsere Fähigkeit, unseren Körper zu „kontrollieren" … für Menschen mit Krebs nimmt dies die Form einer bewussten Entwicklung des Lebenswillens an … Eine Möglichkeit, dass wir alle vermeiden an den Tod zu denken, ist, sich auf die Einzelheiten unseres Alltagslebens zu konzentrieren. Die Arbeit, die wir jeden Tag machen, und die Menschen, die wir lieben – der Stoff, aus dem unser Leben besteht –, all das überzeugt uns, dass wir am Leben sind und dass wir am Leben bleiben … Wenn ich an einige der Talismane denke, die wir alle verwenden, um den Tod zu leugnen, will ich damit nicht sagen, dass diese Talismane aufgegeben werden sollten. Man muss jedoch ihre Grenzen anerkennen … Sosehr ich mich auf meine Talismane verlasse – meine Ärzte, mein Testament, meinen Mann, meine Kinder und meine Erbsen im Garten –, so weiß ich doch, dass ich mich gelegentlich mit dem auseinandersetzen muss, was Conrad als „den großen Schrecken" beschrieben hat. Ich weiß, dass wir – wir alle – diesem Schrecken gegenübertreten können und nicht von ihm zerstört werden, sondern dass er uns in gewissem Maß sogar stärker macht. Es erstaunt mich, dass wir diesem großen Schrecken ins Auge geschaut haben und weiterleben können, sogar mit viel Freude weiterleben können … Wir werden den Drachen nie töten. Aber wir treten ihm jeden Morgen gegenüber. Dann geben wir unseren Kindern das Frühstück, streuen ein wenig Dünger über die Erbsen und hoffen, dass wir den Drachen überreden können, noch ein wenig länger wegzubleiben. (Trillin, 1981)

Die größten Ängste von Sterbenden sind:
- Angst vor dem Prozess des Sterbens (z. B. unerträgliche Schmerzen)
- Angst vor den Folgen des eigenen Todes für geliebte Menschen
- Existenzielle Angst vor dem Tod selbst

Es ist hilfreich, die kognitiven Prozesse zu identifizieren, die bei der Bewertung von Tod mitwirken. Viele Patienten können klar ausdrücken, wovor sie Angst haben, z. B.:

„Mir graut vor einem langen, schmerzhaften Tod."

Anderen wiederum fällt dies schwerer. Man muss dann ganz vorsichtig erfragen, welche Hauptaspekte des Sterbens dem Patienten die größte Not verursachen. Die wertvollsten Informationen erhält man oft, wenn man den Patienten nach dem Bild fragt, das er sich vom Tod macht, z. B.:

„Ich sehe mich von allen meinen Freunden verlassen."

Diese Gedanken und die damit verbundenen Gefühle herauszufinden kann ein schmerzhafter Prozess sein, manchmal ermöglicht dies jedoch dem Patienten, sich darüber klar zu werden, was er wirklich fürchtet, und er kann dann mit vorausschauender Trauerarbeit beginnen.

Die Angst vor dem Prozess des Sterbens ist die bei weitem häufigste Angst und ist oft auf eine bedrückende Erfahrung in der Vergangenheit mit dem qualvollen Tod eines Verwandten oder Freundes durch Krebs zurückzuführen. Zum Glück wurden in den letzten Jahren große Fortschritte in der Schmerzkontrolle und Behandlung anderer Symptome erzielt (Turner, 1995), was uns die Möglichkeit gibt, diese Patienten zu beruhigen. Bestimmte Symptome im Endstadium von Krebs, wie z. B. Auszehrung und Schwäche, sprechen jedoch nicht gut auf aktuell verfügbare Therapiemaßnahmen an. Die Angst vor den Folgen des eigenen Todes für die geliebten Menschen zeigt die altruistische Haltung des Patienten. Man kann solche Ängste mittels kognitiver Verhaltenstherapie in gemeinsamen Sitzungen mit dem Patienten und seinen geliebten Mitmenschen bearbeiten.

Die existenzielle Angst vor dem Tod selbst wird mit der Frage ausgedrückt

„Was wird aus mir nach meinem Tod?"

Jede mögliche Antwort auf diese Frage wird von der geistigen/religiösen Einstellung des Einzelnen abhängen. Hinton (1967) berichtete in seiner bahnbrechenden Studie über Sterbende, dass streng religiöse Menschen und solche, die nicht gläubig waren, am wenigsten Angst vor dem Sterben hatten. Menschen mit schwankendem Glauben oder Zweifeln hatten dagegen die größte Angst. Wenn Patienten von religiösen Zweifeln gequält werden, kann es hilfreich sein, wenn sich ein Pfarrer oder Priester mit Erfahrung im Umgang mit Sterbenden ihrer annimmt. Natürlich hängt die Befragung über die Bedeutung von Tod von der Bereitschaft und Fähigkeit des Patienten ab, über den Tod zu sprechen. Prozesse der kognitiven und emotionalen Vermeidung können verhindern, dass Gedanken und Gefühle über den Tod anerkannt werden. Hinton (1967) beschreibt, wie Patienten zwischen Annahme und Verleugnung schwanken, je nachdem, wie sie sich fühlen und mit wem sie sprechen. Verleugnung ist in diesem Kontext nicht notwendigerweise ein Zeichen für schlechte Anpassung an die Situation.

> *Sterbende sprechen oder machen düstere Andeutungen über das, was ihnen bevorsteht, und sprechen gleichermaßen kurz darauf leichten Herzens über hoffnungsvolle Pläne. Manchmal sind die Andeutungen, die sie machen, ziemlich klare Anzeichen dafür, dass sie sich des nahenden Todes bewusst sind … Manchmal zeigen spontane Leugnungen der Angst oder die absichtliche Vermeidung von Andeutungen über die Zukunft, außer von ganz vagen, dass sie sich über ihre Situation im klaren sind. (Hinton, 1967)*

12

Der Therapeut muss sich vom Patienten leiten lassen und seine Arbeit danach ausrichten. Manchmal kann Tod ein Diskussionsthema sein, manchmal wird das Thema sorgfältig vermieden. In diesen Situationen ist es am besten, nur zuzuhören und zu unterstützen.

Nur wenige Menschen können angesichts des Todes scheinbare Ruhe bewahren, so wie beispielsweise Mozart, der an seinen Vater schrieb:

> *[...] da der Tod (genaugenommen) der wahre Endzweck unseres Lebens ist, so habe ich mich seit ein paar Jahren mit diesem wahren, besten Freunde des Menschen so bekannt gemacht, dass sein Bild nicht allein nichts Erschreckendes mehr für mich hat, sondern recht viel Beruhigendes und Tröstendes! [...] (Eissler, 1955)*

Für die meisten Menschen ist die Auslöschung der eigenen Person Angst erregend und unvorstellbar. Wenn wir gesund sind, leben wir unser Leben ohne einen Gedanken an den Tod. Aber wenn wir mit der Gewissheit unserer Sterblichkeit konfrontiert werden, kommen wir schwer mit der Tatsache zurecht, dass wir früher oder später aufhören werden zu existieren. Ein zeitgenössischer britischer Philosoph hat seine Gefühle anschaulich beschrieben:

> *Ich war fast buchstäblich überwältigt von einem Gefühl der Sterblichkeit. Diese Erkenntnis, dass ich unausweichlich sterben werde, hat mich wie die Abrissbirne eines Krans getroffen … wie in einem Albtraum fühlte ich mich gefangen und unfähig, dem zu entkommen, dem ich nicht entgegentreten konnte. Der Tod, mein Tod, die buchstäbliche Zerstörung meiner selbst, war ganz und gar unausweichlich und dies vom Augenblick meiner Zeugung an. … Angesichts des Todes sehnte ich mich danach, dass mein Leben einen Sinn hat. (Magee, 1997)*

Dabei ist zu beachten, dass Magee nicht krank war (im Endstadium einer Krankheit oder dergleichen), sondern etwas wie eine Midlife-Crisis durchmachte. Die Gefühle, die er so bildhaft beschreibt, werden von Menschen im Endstadium einer Krankheit selten so zum Ausdruck gebracht. Wie bereits erwähnt, ist es viel wahrscheinlicher, dass Patienten vielmehr Angst vor dem Prozess des Sterbens haben und sich Sorgen um ihre geliebten Mitmenschen machen. Der Tod selbst mag eine angstvolle Aussicht für einen Patienten im Endstadium sein – oder auch nicht. Die individuelle Wertung des Todes wird von verschiedenen Faktoren abhängen, wie z. B. von den persönlichen Umständen, geistigen/religiösen Glaubenseinstellungen und dem Grad einer adäquaten Symptomkontrolle.

Aber Magees Beobachtung, dass man einen Sinn in seinem Leben suchen muss, ist von besonderer Bedeutung für Patienten mit fortgeschrittener Erkrankung und mit Krankheiten im Endstadium, wenn sie versuchen, damit fertig zu werden. Folkman (1997) hat gezeigt, dass positive Sinnsuche und Sinnfindung ein entscheidender Punkt im Prozess der Bewältigung ist. Es gibt verschiedene Möglichkeiten, einen positiven Sinn zu kreieren, z. B., indem man seine verbleibende Zeit bestmöglich nutzt; oder indem man feststellt, dass die Krankheit das Band mit geliebten Mitmenschen verstärkt hat oder klargemacht hat, welche Ziele und Prioritäten wichtig oder nicht wichtig sind. Für Menschen mit Krebs, die kleine Kinder haben, gibt es spezifische Techniken, um Sinn zu kreieren, z. B. ein Buch über das eigene Leben oder Briefe an geliebte Menschen zu schreiben, oder Audio- oder Videobotschaften und Kisten mit Erinnerungsstücken vorzubereiten.

Eine weitere Methode, um positiven Sinn zu kreieren, ist, sich bestimmte Ziele zu setzen. Für Patienten im Endstadium einer Krankheit können sich solche Ziele erstrecken von einfachen Aufgaben, die bereits ein großer Erfolg sein können, wie z. B. eine Tasse Tee kochen oder ein Essen für den Partner zubereiten, bis zu dem Ziel, so lange leben zu wollen, bis die Tochter heiratet. In der Literatur gibt es viele Beispiele dafür, dass ein starker Lebenswille oder umgekehrt der Verlust des Lebenswillens die Dauer der Überlebenszeit über die klinisch erwartete Restlebenszeit hinaus offensichtlich verlängert oder verkürzt hat (z. B. Maguire, 1979; Selawry, 1979; Greer und Watson, 1987). Diese klinischen Beobachtungen werden gestützt durch eine epidemiologische Studie, die vom Hinauszögern des Todes bis zum Eintreffen symbolisch bedeutungsvoller Ereignisse berichtete (Phillips und Smith, 1990).

Alle diese Möglichkeiten, einen positiven Sinn zu schaffen, werden im Rahmen der KVT unterstützt und bilden einen integralen Bestandteil der Therapie.

Das folgende Beispiel demonstriert den Ansatz der KVT bei einem Patienten im Endstadium seiner Krankheit.

Fallbeispiel 1: K., ein 36-jähriger französischer Biochemiker mit Hodenteratom, wurde zwecks psychologischer Unterstützung überwiesen. Er hatte sich zuvor in Frankreich einer Orchidektomie, Chemotherapie und chirurgischen Resektion eines Bauchtumors unterzogen. Trotz dieser Behandlung schritt die Erkrankung fort, eine Tatsache, der sich der Patient voll bewusst war. Er war nach Großbritannien gekommen, um sich im Royal Marsden Hospital weiter medizinisch beraten zu lassen.

K. war verheiratet und hatte einen Sohn, der erst 14 Monate alt war. Die Ehe wurde als „stürmisch" beschrieben mit vielen Streitereien, besonders über Geld. Im Gespräch war K. verständlicherweise deprimiert und hatte Angst um seine Zukunft. „Habe ich eine Zukunft? Ich weiß es nicht." Er war auch sehr wütend über die Ärzte, die – nach seinen Worten – „mich dieser schrecklichen Behandlung (Chemotherapie) unterzogen haben, ohne irgendeine Besserung der Krebskrankheit. Wissen sie eigentlich, was sie tun?" Er war auch wütend auf Gott, weil er ihn an Krebs erkranken ließ, und auf seine Frau, weil sie nicht genug Anteilnahme zeigte und den Sohn vorzog.

Die zwei Hauptprobleme, die in der ersten KVT-Sitzung identifiziert wurden, waren:

- Die Unfähigkeit des Patienten, sich zu entscheiden, ob er sich einer weiteren Chemotherapie unterziehen würde.
- Die schwer gestörte eheliche Beziehung.

Um dem Patienten zu helfen, eine Entscheidung bezüglich weiterer Chemotherapie zu treffen, diskutierte der Therapeut mit dem Onkologen die Einzelheiten der vorgeschlagenen Arzneimittelbehandlung und die wahrscheinliche Prognose. Der Onkologe empfahl eine aggressive Chemotherapie, u. a. mit Cisplatin. Er schätzte die Heilungschancen mit

dieser Behandlung auf 50 %. Diese Details wurden dem Patienten mitgeteilt und er wurde dazu ermutigt, in Zusammenarbeit mit dem Therapeuten alle Vor- und Nachteile der erneuten Chemotherapie sorgfältig zu bedenken. K. entschied sich schließlich für diese Behandlung und wurde in die Klinik aufgenommen.
Anschließend wurde das zweite Problem, das identifiziert wurde, d. h. die gestörte eheliche Beziehung, in Angriff genommen. Ein ernsthaftes Hindernis war die Abwesenheit der Frau, die in Frankreich lebte. Sie und der Patient telefonierten täglich, und die Themen dieser Gespräche wurden in der KVT-Sitzung diskutiert. Es konnten keine großen Veränderungen erzielt werden. Es kam jedoch zu einer gewissen Verbesserung, als der Patient endlich damit einverstanden war, seine Finanzen in Ordnung zu bringen und Vorkehrungen für seine Frau und seinen kleinen Sohn zu treffen.
Beim ersten Gespräch bat K. den Therapeuten, ihm zu helfen, Kampfgeist zu entwickeln. Dies erfolgte mit Hilfe der in vorausgegangenen Kapiteln beschriebenen Techniken. Zusätzlich erhielt der Patient als Lektüre das Buch „The road back to health". Dieses Buch von Neil Fiore (1984) schien besonders geeignet, da der Autor seine eigene Genesung nach metastasierendem Hodenkrebs beschrieb. Leider stellte sich bald heraus, dass K. nicht auf die Chemotherapie ansprach.
Die Ziele der KVT wurden daraufhin geändert. Der Therapeut diskutierte mit K. seine Gefühle darüber, dass die aktive Therapie am Ende war, und der Tod nun ziemlich nah schien. Der Therapeut fragte den Patienten, welche Ziele er für wichtig hielt, die er noch vor seinem Tod erreichen wollte, und wie er dabei unterstützt werden könnte. K. machte es sich zur Aufgabe, finanzielle Vorkehrungen für seine Frau und seinen Sohn zu treffen. Kampfgeist bedeutete für ihn nun, den Lebenswillen so lange wie möglich aufrechtzuerhalten, um sein Ziel zu erreichen. Das erreichte er. Er wurde aus der Klinik entlassen, um bei seiner Mutter, die in London lebte, zu bleiben. Er wurde von einem Hospiz-Team zu Hause versorgt. Man bot ihm weitere psychologische Unterstützung an, aber er lehnte ab. K. starb zwei Wochen nach der Entlassung aus der Klinik.

12.6 Kämpfen und Akzeptieren

Das oben geschilderte Fallbeispiel verdeutlicht das Problem, den Kampfgeist des Patienten der Situation bei fortgeschrittener und unheilbarer Krankheit anzupassen. Der aktive Ansatz von KVT im Frühstadium von Krebs muss bei Fortschreiten der Krankheit modifiziert werden. Es wird ein Punkt erreicht, wo der Kampf um Heilung oder signifikante Verlängerung der Lebenszeit sowohl unrealistisch als auch kontraproduktiv wird. Einige Patienten können mit diesem Übergang ohne große

Schwierigkeiten umgehen. Für viele Patienten ist der Gedanke an Tod jedoch so Furcht erregend, dass sie versuchen, bis zum Ende weiterzukämpfen. Diesen Übergang von Kämpfen zu Akzeptieren zu schaffen, kann eine schwierige Aufgabe sein. Kath Mannix, eine Palliativmedizinerin, die auch KVT-Therapeutin ist, schlug vor, dass ein Ausweg aus dem offensichtlichen Zwiespalt zwischen Kämpfen und Nachgeben sowie zwischen Verleugnung und Akzeptanz darin besteht, den Prozess mit einem „Kämpfen für" neu zu formulieren. Das Ziel ist nicht, *gegen* den Tod, sondern *für* Lebensqualität zu kämpfen. Und dies kann natürlich unabhängig von der Länge der verbleibenden Lebenszeit erfolgen.

Für den Umgang mit Patienten in dieser schwierigen Phase schlagen wir folgende Leitlinien vor:

- Der Therapeut sollte so eng wie möglich mit dem Onkologen zusammenarbeiten, damit beide sich über die Prognose und die verfügbare Therapie im klaren sind.
- Die Wünsche des Patienten sollten so weit wie möglich berücksichtigt werden. Der Patient sollte nicht gezwungen werden, die Situation zu akzeptieren, wenn er zum Kämpfen entschlossen ist, selbst wenn die Chancen schlecht für ihn stehen.
- Der Partner sollte in diese Endphase mit einbezogen werden. Der Therapeut muss sicherstellen, dass das Paar sich einig ist über den Standpunkt, den es im Hinblick auf die Krankheit bezieht.
- Es ist zu erwarten, dass die Einstellungen des Patienten und seines Partners schwanken und nicht einem gleichförmigen Muster folgen.

Rennecker (1982) schlug vor, den Menschen dabei zu helfen, bis zum Lebensende zu kämpfen. Das kann sogar so weit gehen, dass behandelnde Ärzte gebeten werden, Placebo-Behandlungen zu verordnen. Bei der KVT richtet sich der Therapeut jedoch nach den Vorgaben des Patienten in Bezug auf die Haltung, die er oder sie einnehmen möchte. Patienten, die weiter gegen den Tod kämpfen, stehen häufig zunehmend unter emotionalem Stress. Rund 74 % der Patienten mit einer geschätzten Überlebenszeit von weniger als 6 Monaten geben an, ihre Situation zu akzeptieren, und rund 9 % berichten von mäßigen bis zu extremen Problemen mit der Akzeptanz dieser Situation. Die wenigen Patienten, die ihre Situation nicht akzeptieren können, erleben dagegen klinische Angstzustände und Depressionen (Thompson et al., 2009). Aus diesem Grund ist im Endstadium des Krebses Akzeptanz dem Kampfgeist vorzuziehen.

Fallbeispiel 2: Joan, 60 Jahre alt, war Sozialarbeiterin mit fortgeschrittenem Lungenkrebs. Sie und ihr Mann wollten ihrem Arzt nicht glauben, dass es keine Heilung für sie gäbe. Ihr Mann sagte immer: „Warum geben Sie ihr keine Hoffnung?" Sie wollte unbedingt gute Nachrichten hören und blühte auf, wenn jemand ihr sagte, dass sie gut aussehe. Dies hielt jedoch nur kurze Zeit und sie wirkte bald wieder niedergeschlagen. Sie war wütend auf Gott, dass er sie auf diese Weise bestrafte, und sie hatte große Angst vor dem Tod. Keine der üblichen KVT-Techniken half ihr. Die Konzentration auf Lebensqualität funktionierte nicht, weil sie ständig an den Tod denken musste. Es brachte eine zeitweilige Erleichterung, wenn sie ihre Gefühle äußern durfte, was aber im weiteren ihren Groll und ihre Verzweiflung noch mehr verstärkte. Sie weigerte sich, über den Tod nachzudenken, weshalb nichts unternommen werden konnte, um ihr bei der Auseinandersetzung damit zu helfen. Das Krankenpersonal fühlte sich angesichts der Angst dieser Frau hilflos. Sie blieb bis zu ihrem Tod total verzweifelt.

Derartige emotionale Stresserlebnisse sind zwar häufig, aber bei Patienten, die bis zum Ende kämpfen, nicht unvermeidlich.

Fallbeispiel 3: S., ein 65-jähriger Mann mit kleinzelligem Lungenkarzinom, hatte sich einer hochdosierten Chemotherapie mit autologer Knochenmarktransplantation unterzogen. Trotz dieser intensiven Therapie, die mit schweren Nebenwirkungen einherging, kam es zu keiner Besserung der Krebskrankheit. Sein Onkologe sagte ihm, dass keine weitere kurative Behandlung mehr zur Verfügung stehe. S. beharrte jedoch darauf, dass eine neue, experimentelle Behandlung, die er im Internet entdeckt hatte, ausprobiert werden sollte. Nach Gesprächen zwischen dem Therapeuten, dem Patienten und dem Onkologen war letzterer damit einverstanden, die experimentellen Arzneimittel zu verabreichen. S. ertrug stoisch die unangenehmen körperlichen Nebenwirkungen. Mit Unterstützung des Therapeuten plante S. verschiedene Aktivitäten, die für ihn wichtig waren und die er noch ausführen konnte (z. B. Briefe schreiben). Seine Frau unterstützte ihn ständig in seinem Wunsch, „den Krebs zu bekämpfen". Er blieb emotional ruhig, bis er eine zunehmende Atemnot entwickelte. Zwei Tage später starb er.

12.7 Mit Paaren arbeiten

Wir haben bereits darauf hingewiesen, wie wichtig es ist, den Partner des Patienten in die KVT mit einzubeziehen. Obwohl das Ziel der Therapie in erster Linie darauf ausgerichtet ist, die emotionale Bedrängnis beim Patienten zu mildern, kann das Einbeziehen des Partners bei der KVT auch ihm helfen, anschließend mit dem Tod des Patienten fertig zu werden. Wo immer möglich, wird der Therapeut das Paar dazu ermutigen, über den Tod und über die Ziele, die sie noch erreichen wollen, bevor sie getrennt werden, zu sprechen. Vachon et al. (1977) berichteten, dass 81 % der Witwen von Krebspatienten, die offen über den Tod gesprochen hatten, bevor ihre Ehemänner gestorben waren, feststellten, dass das Sprechen über den Tod es ihnen erleichterte, mit dem Verlust fertig zu werden. Nach dem Tod des Patienten sollte dem Partner Trauerbegleitung angeboten werden.

Die nachfolgende Beschreibung einer KVT zeigt, wie die Therapie im Terminalstadium angewendet werden kann.

Fallbeispiel 4: B., 28 Jahre alt, wurde mit Brustkrebs und Lebermetastasen in einem Hospiz aufgenommen. Sie wurde überwiesen, weil sie schwer depressiv war und sich weigerte zu essen. Bei der Erstuntersuchung wollte sie mit niemandem sprechen. Der Therapeut verbrachte mehr als eine Stunde mit ihr und überredete sie schließlich zu sprechen. Mit großen Schwierigkeiten beschrieb sie schließlich drei Hauptprobleme: (1) Gefühl der Hilflosigkeit, (2) „Ich kann einfach nicht essen", (3) Bauchschmerzen. Es war klar, dass die KVT in die palliative Behandlung integriert werden musste, was eine enge Zusammenarbeit zwischen behandelndem Arzt, Therapeut und Pflegepersonal erforderlich machte.

Zunächst wurde innerhalb von zwei Tagen eine adäquate Schmerzkontrolle erreicht. Dann wurde ihre Unfähigkeit zu essen, gemeinsam vom Therapeuten und dem Pflegepersonal in Angriff genommen. Die Untersuchung dieses Problems ergab, dass ihr unmittelbar nach dem Essen immer übel geworden war. Obwohl ihre Übelkeit (mit Hilfe eines Antiemetikums) inzwischen wieder verschwunden war, blieb die Unfähigkeit zu essen zunächst bestehen. Sie wurde nun in die Lage versetzt, auf den automatischen Gedanken „Ich kann nicht essen" die Antwort folgen zu lassen: „Die Übelkeit ist weg, ich kann also versuchen, wieder zu essen." Das Pflegepersonal konnte sie nun dazu verführen, wieder kleine Essensmengen zu sich zu nehmen.

Zuletzt wurde ihr Gefühl der Hilflosigkeit angesprochen. B. wusste, dass sie nicht mehr lange zu leben hatte. Sie war wütend, weil sie so jung sterben würde, und sie fühlte sich in Bezug auf ihren zweijährigen Sohn hilflos: „Er wird mich so nicht sehen wollen … Ich kann nichts mehr für ihn tun." Der Therapeut stellte diesen negativen automatischen Gedanken in Frage und schlug vor, ihn zu überprüfen, indem sie ihren Partner bat, ihren Sohn mitzubringen, damit er sie sehe. Nach anfänglichem Zögern stimmte sie zu. Als ihr Sohn sie sah, sprang er auf das Bett und umarmte sie. Sie war weniger depressiv, als sie erkannte, dass sie trotz ihrer Krankheit noch immer, wenn auch nur für kurze Zeiträume, ihrem Sohn eine Mutter sein konnte.

Weil sie sich zunehmend schwächer fühlte, mussten die Therapiesitzungen ihrem körperlichen Zustand angepasst und verkürzt werden (Dauer höchstens 30 Minuten). Dennoch war ihre psychische Reaktion offenkundig. Eine Hauptangst blieb, und zwar die, was mit ihrem Sohn nach ihrem Tod geschehen würde. Ihr Partner war nicht der biologische Vater und hatte ihn nicht offiziell adoptiert. Der Therapeut hielt eine gemeinsame Sitzung mit B. und ihrem Partner. Sie einigten sich auf eine offizielle Adoption, was am nachfolgenden Tag durch einen Rechtsanwalt legalisiert wurde. Man ermutigte sie dazu, ein Tonband für ihren Sohn zu besprechen. B. starb fünf Tage später.

12.8 Organische Ursachen für psychische Störungen

Am Ende dieses Kapitels sei noch ein wichtiger Hinweis gegeben. Psychische Störungen können durch die physiologischen Auswirkungen von Krebs selbst oder durch Nebenwirkungen von Opiaten und bestimmten Chemotherapeutika verursacht werden (s. Kap. 1). Delirium (akute Verwirrtheit) kommt häufig bei Patienten mit fortgeschrittenem Krebs und im Endstadium der Krankheit vor. Diese Störung, die oft mit Angst und Depression verwechselt wird (Levine et al., 1978; Breitbart und Cohen, 1988), macht dringend eine medizinische Behandlung erforderlich (Greer, 1995). Daher ist dem Therapeuten, der medizinisch nicht entsprechend qualifiziert ist, zu raten, vorsichtig vorzugehen, wenn er eine KVT-Behandlung bei Patienten mit fortgeschrittenem Krebs oder Krebs im Endstadium beginnt. Es ist wichtig, die Möglichkeit einer organischen Ursache für die psychischen Symptome des Patienten in Betracht zu ziehen und eine neuropsychiatrische Meinung einzuholen, wenn Zweifel bestehen.

ZUSAMMENFASSUNG

Als eine integrale Komponente der Palliativversorgung kann die kognitive Verhaltenstherapie angewandt werden, um die Lebensqualität von Patienten mit fortgeschrittenem Krebs und Krebs im Endstadium zu verbessern. Bei Fortschreiten der Erkrankung wird es wegen der zunehmenden Schwächung der Patienten schwieriger, die KVT formal durchzuführen. Es ist jedoch immer noch möglich, die emotionale Bedrängnis mit Hilfe der in diesem Kapitel beschriebenen kognitiven und verhaltensorientierten Methoden zu verringern.

13 Anhaltende Trauerstörung bei Hinterbliebenen

Dieses Kapitel basiert auf einem von Greer (2010) veröffentlichten Artikel.

Die psychologische Betreuung von todkranken Patienten endet nicht mit dem Tod des Patienten. Die Aufmerksamkeit sollte dann auf die Bedürfnisse des überlebenden Partners und manchmal auch anderer Familienmitglieder gerichtet werden, die dem Patienten besonders nahestanden. Eine häufige Angst bei sterbenden Patienten ist die Sorge um ihren Partner (d.h. was mit ihm oder ihr geschehen wird und wie er oder sie damit umgehen wird). Diese Angst, die für den sterbenden Patienten äußerst belastend sein kann, sollte in einer gemeinsamen Sitzung mit dem Patienten und seinem Partner besprochen werden, in der der Therapeut auch verspricht, bei Bedarf für den überlebenden Partner verfügbar zu sein. Ich habe in der klinischen Praxis festgestellt, dass ein solches Versprechen vom Patienten und seinem Partner geschätzt wird, insbesondere wenn zuvor gemeinsame Sitzungen stattgefunden haben. Wenn der Therapeut aus praktischen Gründen nicht mit jedem Partner, der dies wünscht, eine Trauerberatung durchführen kann, kann die Überweisung an einen ausgebildeten Trauerberater hilfreich sein.

Die meisten Hinterbliebenen bewältigen ihre Trauer ohne psychiatrische oder andere professionelle Hilfe durch verschiedene Aktivitäten, die ihre Bedrängnis meist lindern. Zu solchen Aktivitäten, die Colin Murray Parkes in seiner Pionierstudie (Parkes, 1986) gewandt beschrieben hat, zählen zum Beispiel, sich zu beschäftigen oder den Glauben zu bewahren, dass ihre verstorbenen Partner (in gewissem Sinne) immer noch da

Box 13.1

Zeichen für eine verlängerte Trauerstörung

A: Sehnsucht (z.B. Verlangen oder Sehnsucht nach dem Verstorbenen; körperliches oder emotionales Leiden infolge der gewünschten, aber unerfüllten Wiedervereinigung mit dem Verstorbenen)

B: Auftreten von mindestens fünf der folgenden Symptome oder in einem beeinträchtigenden Ausmaß täglich:

1. Verwirrtheit über die eigene Rolle im Leben oder ein vermindertes Selbstgefühl
2. Schwierigkeiten, den Verlust zu akzeptieren und weiterzuleben
3. Vermeidung der Realität des Verlustes
4. Gefühllosigkeit seit dem Verlust
5. Bitterkeit oder Wut
6. Unfähigkeit, anderen zu vertrauen
7. Vermeidung von Erinnerungen an die Realität des Verlustes
8. Das Gefühl, dass das Leben leer und bedeutungslos ist
9. Sich benommen oder geschockt fühlen

C: Symptome, die mindestens 6 Monate andauern und mit Funktionsstörungen verbunden sind

sind, und auf die Unterstützung der Familie und enger Freunde zurückzugreifen. Eine Minderheit der Hinterbliebenen kommt jedoch mit der Situation nicht zurecht. Sie befindet sich in einem chronischen Trauerzustand und scheint durch das Fehlen ihres Partners nicht in der Lage zu sein, die notwendigen Anpassungen an ihr Leben vorzunehmen (Prigerson et al., 2008), und sind manchmal Monate, ja sogar Jahre, gestresst und ausschließlich mit dem Verlust ihres Partners beschäftigt. Wenn diese Symptome länger als sechs Monate anhalten, führen sie zu einem klinischen Syndrom, das von Prigerson et al. (2008, 2009) beschrieben wurde, und zwar als eine *verlängerte Trauerstörung* (früher bekannt als *komplizierte Trauerreaktion*). Die Kriterien für diese Störung sind in Box 13.1 aufgeführt.

13.1 Häufigkeit

Die Yale Bereavement Study (Prigerson et al., 2008) befasste sich in einer Längsschnittstudie mit Hinterbliebenen in Connecticut, USA. 6 bis 12 Monate nach dem Trauerfall wurde eine Prävalenzrate der anhaltenden Trauerstörung von 3,3 % gemeldet. Die Autoren haben darauf hingewiesen, dass die tatsächliche Zahl mit ziemlicher Sicherheit höher liegt, da die Ergebnisse bei einer besonders robusten Bevölkerung erzielt wurden, deren Rate an psychischen Erkrankungen niedriger war als in anderen Trauerstudien.

Weitere Studien mit einer großen Anzahl an Probanden an unterschiedlichen Orten sind erforderlich. Unabhängig vom Endergebnis ist jedoch bereits jetzt klar, dass Trauer bei einer beträchtlichen Anzahl von Menschen zu schwerem und anhaltendem Leiden führt. Trauernde Menschen haben schlechtere gesundheitliche Resultate als Nicht-Trauernde (Stroebe et al., 2007; Lannen et al., 2008), und es werden höhere Sterblichkeitsraten bei Eltern nach dem Tod eines Kindes (Li et al., 2003) und bei verwitweten Personen festgestellt (Parkes, 1986).

13.2 Risikofaktoren für eine anhaltende Trauerstörung

Es wurde eine ethische Erlaubnis eingeholt, um die folgenden klinischen Fälle wiedergeben zu können. Es ist allgemein anerkannt, dass der Tod eines Kindes wahrscheinlich das traumatischste Ereignis ist, das ein Elternteil erleben kann (Sanders, 1979; Rosenblatt, 2000).

Der folgende Fall ist ein ergreifendes Beispiel.

Fallbeispiel 1: K, 46 Jahre alt, war verheiratet, doch lebte von ihrem Ehemann getrennt wegen seiner krankhaften Eifersucht. Sie war die alleinige Erziehungsberechtigte für ihre drei Kinder – eine Tochter im Alter von 13 Jahren und zwei Söhne im Alter von 11 und 10 Jahren. Sie erklärte, dass „ihre Welt zusammenbrach", als ihre Tochter plötzlich an den Folgen eines durch Erdnüsse verursachten anaphylaktischen Schocks starb. K fühlte sich schuldig aufgrund der Tatsache, dass sie nicht bei ihrer Tochter war, als sie starb, und sie war verbittert über die erfolglose medizinische Behandlung ihrer Tochter und den anschließenden Tod. Sie konnte nicht akzeptieren, dass ihre Tochter gestorben war, und deckte noch monatelang zu den Mahlzeiten einen Platz für sie, um mit ihr zu sprechen, so als wäre sie noch am Leben. Zu anderen Zeiten weinte sie über den Tod ihrer Tochter und fühlte, dass sie ohne sie nicht weitermachen konnte. Sie sehnte sich intensiv und ununterbrochen nach ihr. Obwohl sie sich um die körperlichen Bedürfnisse ihrer Söhne kümmerte, entfernte sie sich emotional von ihnen. Sie fühlte, dass das Leben bedeutungslos geworden war. Diese Symptome hatten schon 18 Monate angedauert, als sie zum ersten Mal in die Praxis kam.

Dieses klinische Beispiel wurde hier mit aufgenommen, obwohl die Tochter dieser Frau keinen Krebs hatte, weil es die verheerenden Auswirkungen des Todes eines geliebten Kindes deutlich zeigt. Am bedrückendsten für diese Mutter war die Tatsache, dass das Leben jeglichen Sinn verloren hatte. Diese Art von Sinnverlust wurde bereits anschaulich beschrieben (Currier et al., 2006; Neimeyer, 2006). Die persönliche Bedeutung von Verlust für Hinterbliebene ist ein wichtiger Bereich in der KVT (Fleming und Robinson, 1991).

Die Trauer der Mutter über den Verlust ihrer Tochter wurde durch die Tatsache noch verstärkt, dass der Tod plötzlich kam und völlig unerwartet war. Unter diesen Umständen kann sich der Hinterbliebene psychisch (d.h. im Sinne von vorweggenommener Trauer) nicht auf den Tod des geliebten Menschen vorbereiten. Es wurde beobachtet, dass ein plötzlicher unerwarteter Tod ein schlechtes Trauerergebnis zeitigt (Lundin, 1984). Umgekehrt hat eine Studie gezeigt, dass Personen, denen schon länger als 6 Monate vor dem Tod ihrer Partner bekannt war, dass diese an einer unheilbaren Krankheit litten, während der Trauerphase signifikant häufiger emotionale Akzeptanz verspüren (Maciejewski et al., 2007).

Ein weiterer Risikofaktor, der im Folgenden dargestellt wird, ist ein hohes Maß an Abhängigkeit von der verstorbenen Person (Johnson et al., 2006).

Fallbeispiel 2: F., 73 Jahre alt, lernte ihren Mann im Alter von 18 Jahren kennen. Er war 25, war ihr erster ernsthafter Freund, und sie heirateten einige Monate später. Sie hatten einen Sohn. F. und ihr Mann hatten eine enge Beziehung, aber keine engen Freunde: „Wir blieben für uns und mischten uns nicht viel unter die Leute, weil wir ja uns hatten." F. war immer schüchtern, hatte wenig Selbstvertrauen und verließ sich ganz auf ihren Ehemann, der alle wichtigen Entscheidungen in ihrem Eheleben traf.

Vor zwei Jahren entwickelte ihr Mann einen Hirntumor (Gliom), der zu zunehmender körperlicher Behinderung, Blindheit und schließlich zu Demenz führte. F. verbrachte jede freie Stunde damit, sich um ihn zu kümmern, mit nur gelegentlichen Unterbrechungen, wenn er in das Hospiz aufgenommen wurde. Ihr Sohn lebte zu weit weg, um praktische Hilfe leisten zu können.

Nach dem Tod ihres Mannes war F., eine praktizierende Christin, völlig verstört. Das Leben hatte für sie absolut keinen Sinn mehr. Sie war wütend und verbittert und meinte: „Das Leiden meines Mannes war wirklich grausam und schrecklich unfair. Er war ein freundlicher, liebevoller Mann, der niemals jemandem etwas zuleide tat. ... Warum sollte gerade er am Ende so viel leiden müssen?" Sie ging nicht mehr in die Kirche. Da sie ihr ganzes Eheleben von ihrem Ehemann abhängig gewesen war, fiel es ihr nun äußerst schwer, Entscheidungen zu treffen. Dies wiederum machte es schwierig, alles Nötige nach seinem Tod durchzuführen. Sie sprach jeden Abend mit ihrem verstorbenen Ehemann und sagte ihm, wie sehr sie ihn vermisste und brauchte. F. sehnte sich nach ihrem Ehemann und bei mehreren Gelegenheiten spürte sie seine physische Präsenz im Haus. „Ohne Jack", rief sie aus, „hat mein Leben keinen Sinn."

13.3 Trauererlebnis in der Kindheit und Trennungsangst

Der umgekehrte Fall zum Tod eines Kindes, nämlich ein Trauererlebnis in der Kindheit aufgrund des Todes eines Elternteils, ist ebenfalls ein hoher Risikofaktor. Dieses spezielle Thema wurde von Beverley Raphael in ihrer wegweisenden Arbeit (Raphael, 1984) ausführlich beschrieben, geht jedoch über den Rahmen dieses Kapitels hinaus, das sich mit Trauerfällen bei Erwachsenen befasst.

Basierend auf einer Studie mit 283 Hinterbliebenen wurde bei Erwachsenen ein statistisch signifikanter Zusammenhang zwischen komplizierter Trauer und Trennungsangst im Kindesalter festgestellt (Vanderwerker et al., 2006). Trennungsangst im Kindesalter selbst war nicht mit depressiven Störungen, posttraumatischen Belastungsstörungen oder generalisierten Angststörungen assoziiert. Wenn diese Ergebnisse bestätigt werden, deuten sie darauf hin, dass eine Vorgeschichte von Trennungsangst im Kindesalter ein Hauptrisikofaktor im Erwachsenenleben sein kann. In der Tat gehen einige führende Experten (Van Doom et al., 1998; Silverman et al., 2001; Grayling, 2002; Tomarken et al., 2007) davon aus, dass verunsicherte Bindungen in der Kindheit von zentraler Bedeutung für die Ursachen komplizierter Trauer (d. h. längerer Trauerstörung) sind (Prigerson et al., 2008).

Fallbeispiel 3: B., eine 61-jährige Künstlerin, verlor ihren Partner, der an Bauchspeicheldrüsenkrebs erkrankt war, vor 16 Monaten. Das Paar war 29 Jahre lang zusammen gewesen. Obwohl sie eine enge Beziehung hatten, gab es dabei ein ernstes wiederkehrendes Problem. B. war jedes Mal verzweifelt, wenn ihr Partner allein ausging, um seine männlichen Freunde zu sehen oder in seinen Club zu gehen. Sie verdächtigte ihn nicht der Untreue, konnte es aber einfach nicht akzeptieren, alleingelassen zu werden. Sie fing jedes Mal an zu weinen und bat ihn, sie nicht allein zu lassen. Dies verursachte viele Streitigkeiten.

B. war ein Einzelkind. Als sie 4 Jahre alt war, verließ ihr Vater das Haus. Sie wurde daraufhin sehr ängstlich, wann immer sie auch nur für ein paar Minuten von ihrer Mutter getrennt war. Sie klammerte sich während ihrer ganzen Kindheit und auch anschließend als Erwachsene noch an ihre Mutter, bis sie im Alter von 32 Jahren ihren Partner traf.

B. pflegte ihren Partner während seiner Krankheit, die mit Verdauungsstörungen, Anorexie und Bauchschmerzen begann. Er entwickelte Gelbsucht und schließlich einen Darmverschluss. Trotz Operation und Chemotherapie schritt seine Krankheit mit Gewichtsverlust und zunehmenden Schmerzen trotz Schmerzkontrollversuchen voran. B. bestand darauf, ihn aus dem Krankenhaus nach Hause zu bringen, und sie pflegte ihn selbst mit Unterstützung von Hospizkrankenschwestern bis zu seinem Tod 9 Monate später.

Als sie 16 Monate nach dem Tod ihres Partners in die Praxis kam, war B. verbittert und wütend und meinte, dass sie Ärzten nie wieder vertrauen könnte. Sie sehnte sich so sehr nach ihrem Partner, dass sie weder ihre Arbeit als Künstlerin wieder aufnehmen konnte noch ihre Freunde treffen wollte.

Box 13.2

Beschriebene Risikofaktoren für anhaltende Trauerstörung

- Tod eines Kindes
- Tod eines Elternteils
- Enge Beziehung zum Verstorbenen
- Hohe Abhängigkeit vom Verstorbenen
- Unsichere Bindungserlebnisse
- Sinnverlust im eigenen Leben
- Plötzlicher unerwarteter Tod
- Trennungsangst in der Kindheit
- Missbrauch in der Kindheit

Ihre Geschichte zeigt deutlich, welche Rolle die Trennungsangst aus ihrer Kindheit und die erlebte unsichere Bindung bei ihrer anhaltenden Trauerstörung einnahmen.

Die beschriebenen Risikofaktoren für eine anhaltende Trauerstörung sind in Box 13.2 aufgeführt. Es ist zu beachten, dass die Evidenz für diese Faktoren häufig auf Korrelationsstudien basiert. Es sind jedoch Längsschnittstudien erforderlich, um diese Ergebnisse zu überprüfen.

13.4 Behandlung von anhaltender Trauerstörung

Ein zeitgenössischer britischer Philosoph hat gesagt:

> *Die Welt ist nach einem Trauerfall nie wieder dieselbe. Wir kommen nicht über Verluste hinweg, wir lernen nur, mit ihnen zu leben. (Grayling, 2002).*

Diese Aussage stimmt mit unseren klinischen Beobachtungen überein. Ziel der Therapie ist es nicht, ein sogenanntes „Abschließen" zu erreichen, sondern es Hinterbliebenen zu ermöglichen, mit ihrem Verlust leben zu lernen. Das weiter gefasste Ziel der Therapie ist folglich, den Hinterbliebenen zu ermöglichen, mitten im Verlust einen Sinn zu finden (Neimeyer, 2006).

Schwerpunkt dieses Kapitels ist die anhaltende Trauerstörung nach einem krebsbedingten Tod. Dazu gehört auch, Zeuge der langsamen, schmerzhaften Auszehrung und schließlich des Todes eines geliebten Menschen zu sein, was eindeutig eine langanhaltende und belastende Erfahrung ist. Darüber hinaus hat der trauernde Überlebende häufig Zweifel an der Behandlung, die der Verstorbene erhalten hatte, insbesondere das quälende Hinterfragen der vermuteten oder tatsächlichen Verzögerung der Diagnose. Solche Zweifel erzeugen Wut und verstärken den Kummer und müssen vom Therapeuten angegangen werden.

Nützliche Richtlinien

- Vor Beginn der KVT sollte sich der Therapeut mit den Einzelheiten der Krankheit und der Behandlung des verstorbenen Patienten gründlich vertraut machen.
- Der erste Schritt besteht darin, den Hinterbliebenen zu bitten, einen detaillierten Bericht über die Monate und Wochen vor dem Tod des Patienten und dessen Auswirkung auf sein Leben zu geben.

- Es sollte eine persönliche und psychiatrische Anamnese erstellt werden, einschließlich aller Hinweise auf Trennungsangst in der Kindheit.
- Kognitive Techniken und Verhaltensverfahren sind angemessen. Die Therapieziele sollten gemeinsam mit dem Hinterbliebenen festgelegt werden.

Kognitive Techniken

Es ist wichtig, Denkfehler zu suchen und in Frage zu stellen. Häufige Gedankenfehler bei Hinterbliebenen sind u.a.:

- Ungerechtfertigte Schuldgefühle und Selbstkritik, oft gekennzeichnet durch „Konjunktiv"-Aussagen (z.B. „Ich hätte meine Frau früher zum Arzt bringen sollen, denn wenn ich es getan hätte, wäre sie heute vielleicht noch am Leben", „Ich hätte in dem Moment, als er gestorben ist, bei ihm sein sollen, aber ich habe telefoniert und als ich ins Zimmer zurückkam, war er tot").
  Für den Therapeuten ist es wichtig, zwischen situationsspezifischer Selbstkritik (d.h. beschränkt auf Ereignisse im Zusammenhang mit der unheilbaren Krankheit des geliebten Menschen) und jener Selbstkritik zu unterscheiden, die symptomatisch für eine allgegenwärtige negative Grundüberzeugung ist. Letzteres ist eindeutig schwieriger zu handhaben und erfordert eine längere Therapie, bei der die möglichen Ursachen solcher Überzeugungen untersucht und in Frage gestellt werden können.
- Alles-oder-Nichts-Denken (z.B. „Seit seinem Tod ist mein Leben zu Ende").
- Negative Vorhersagen (z.B. „Ich könnte nie wieder glücklich sein").
- Unangemessene Wut auf Ärzte und Krankenschwestern, die den sterbenden Patienten behandelten.
- Die Befürchtung, dass das Aussehen oder die Stimme des Partners nicht mehr genau abgerufen werden können und dass der Hinterbliebene den Verstorbenen möglicherweise irgendwann einmal vergessen wird. Der Therapeut muss versichern, dass die Erinnerung an den Verstorbenen auch dann zugänglich bleibt, wenn bestimmte Details langsam verschwimmen.

Verhaltenstechniken

Dazu gehören:

- Festlegung erreichbarer, gemeinsam vereinbarter Ziele, die ein Gefühl der Freude oder des Erfolgs vermitteln (z.B. mit Freunden ausgehen, im Garten arbeiten, oder finanzielle Angelegenheiten regeln, die sich aus dem Tod des Partners ergeben). Solche Ziele fördern die schrittweise Wiederaufnahme früherer Aktivitäten. Wenn sich der Hinterbliebene, wie so oft, schuldig fühlt, wieder Freude an Aktivitäten zu haben, kann er meist beruhigt werden, indem man ihn fragt, ob der verstorbene Partner solche Gefühle gutheißen würde.

- Tägliche Aktivitätspläne sollten aufgezeichnet und zu den Therapiesitzungen mitgebracht werden. Die Vorteile der Aufzeichnung der täglichen Aktivitäten wurden in Kapitel 6 ausführlich beschrieben.
- Der emotionale Ausdruck von Trauer sollte gefördert werden.

Fallbeispiel 4: P. ist ein 71-jähriger pensionierter Ingenieur, dessen Frau vor 9 Monaten an Brustkrebs gestorben ist. Sie hatten eine glückliche Ehe und beschlossen, keine Kinder zu haben. Sie genossen die Gesellschaft des jeweils anderen und hatten verschiedene gemeinsame Interessen sowie einen guten Sinn für Humor. Vor zehn Jahren entwickelte P.'s Frau eine depressive Krankheit, bei der ihr Mann sie unterstützte und ihr in dieser schwierigen Zeit half, die ein Jahr dauerte.

Ihr Krebs, der vor zwei Jahren diagnostiziert worden war, war trotz Behandlung mit Operation, Chemotherapie und Tamoxifen fortgeschritten. Sie wurde zunehmend müder und schwächer, verlor 9 Kilogramm an Gewicht und entwickelte schmerzhafte Knochenwirbelmetastasen, die schließlich zu einer Querschnittslähmung führten. Mit Hilfe von ambulanten Krankenschwestern aus einem Hospiz und zwei kurzen Einweisungen in das Hospiz kümmerte sich P. zu Hause um seine Frau, bis der sich gravierend verschlechternde körperliche Zustand es erforderlich machte, sie in ein Pflegeheim einzuliefern, wo sie 10 Tage später starb.

In den 9 Monaten nach dem Tod seiner Frau entwickelte P. klassische Symptome einer anhaltenden Trauerstörung. Er sehnte sich nach ihrer Gegenwart, empfand tiefe Trauer, konnte nicht glauben, dass sie tot war, und fühlte sich wie betäubt und unfähig weiterzuleben, weil es für ihn keinen Sinn mehr machte. Er traf keine Freunde mehr und ging nicht mehr ans Telefon. Er beschrieb sich selbst als „völlig leer, ohne jegliches Gefühl".

Die Therapie begann mit Versuchen einer geführten Trauer, wie von Mawson et al. (1981) beschrieben, bei der der Patient aufgefordert wurde, sich an das Endstadium der Krankheit seiner Frau und die Umstände ihres Todes zu erinnern und diese wiederholt detailliert zu beschreiben. Dieses Verfahren führte zu keinerlei Verbesserung.

Die KVT erwies sich als erfolgreicher. Die vereinbarten Ziele der Therapie waren, seine intensive Trauer zu lindern und ihm zu ermöglichen, sein normales Leben von zuvor wieder aufzunehmen. P. akzeptierte das kognitive Modell problemlos als vernünftig, was ihm wichtig war. Zusammen mit dem Therapeuten konnte er eine Reihe von Denkfehlern identifizieren und anschließend in Frage stellen (z. B. „Ich habe versagt [bei der Verstorbenen], weil ich sie niemals ins Pflegeheim hätte geben sollen – sie wollte nicht gehen", „Vielleicht hätte sie länger gelebt, wenn ich sie zu Hause behalten hätte ... vielleicht wäre sie sogar noch am Leben."). Diese negativen automatischen Gedanken plagten ihn und führten zu erheblicher Schuld, Selbstkritik und Bedrängnis.

Während der KVT-Sitzungen stellte P. fest, dass diese belastenden Symptome gelindert werden konnten, indem die zugrunde liegenden negativen Gedanken in Frage gestellt und rationale Reaktionen angenommen wurden (z. B. „Aus medizinischen Gründen war es unmöglich, sie weiter zu Hause zu pflegen, weshalb die Aufnahme in ein Pflegeheim erforderlich war", „Es gab keinen Anhaltspunkt dafür, dass sie länger gelebt hätte, wenn sie daheim geblieben wäre"). Er hatte seine Frau jeden Tag mehrere Stunden lang besucht und gab zu, dass die medizinische und pflegerische Versorgung tatsächlich „erstklassig" war.

Die Verhaltenskomponente der KVT bestand darin, Ziele zu setzen, die realistisch und erreichbar waren. Er stimmte zu, dass eine vernünftige Aufgabe sein könnte, Anrufe zu tätigen und zu beantworten, stellte jedoch fest, dass er dies nicht konnte. Der Grund dafür war, wie sich während der Therapie herausstellte, dass er befürchtete, emotional überwältigt zu werden, wenn Verwandte oder Freunde nach dem Tod seiner Frau und seinen gegenwärtigen Gefühlen fragten. Der Therapeut schlug vor, dass P. selbst darüber entscheiden könnte, welche Themen er diskutieren wollte und welche nicht, und dies würde seine Angst vor einem Gefühlsausbruch beseitigen. Er wurde ermutigt, seine Schwester anzurufen, mit der er den Kontakt am wenigsten fürchtete. Zu seiner Überraschung konnte er das Gespräch wie vorgeschlagen unter Kontrolle halten. Daraufhin fühlte er sich in der Lage, mit anderen Verwandten und Freunden zu sprechen. In der Folge verlor er seine Angst, was ein wichtiger Schritt zur Überwindung seiner sozialen Isolation war.

P. verbrachte jedoch immer noch einen Großteil seiner Zeit damit, voller Trauer zu Hause zu sitzen und nichts zu tun. Er wurde gebeten, eine Liste von Aufgaben zu erstellen, die ihm ein Gefühl der Leistung und/oder des Vergnügens vermitteln könnten, und in einem Tagebuch festzuhalten, was er jeden Tag geschafft hatte (Aktivitätsplanung). Er unternahm eine Reihe von Aktivitäten, die von einfachen Aufgaben (z. B. Pflanzen von Zwiebeln im Garten) bis zu schwierigeren reichten (z. B. Aussortieren der Kleidung seiner Frau, damit er sie zu einem Wohltätigkeitsladen bringen konnte), was zu einer allmählichen Rückkehr zum normalen Alltagsleben führte. Am Ende der KVT nach 10 Sitzungen hatte sich vieles für P. verbessert. Obwohl er seine Frau immer noch vermisste und um sie trauerte, litt er nicht mehr unter den Symptomen einer komplizierten Trauerreaktion und hatte begonnen, sein normales Leben wieder aufzunehmen. Er hatte seine erzielten Fortschritte bei einer Nachuntersuchung nach 6 Monaten aufrecht erhalten (s. Tab. 13.1).

Tabelle 13.1 HADS-Werte (Hospital Anxiety and Depression Scale) für den überlebenden Partner P. in Fallbeispiel 4

	Erste KVT-Sitzung	Ende der KVT	Follow-up nach 6 Monaten
Angst	11	6	5
Depression	15	8	7

Die Anwendung der KVT bei länger anhaltender Trauerstörung ist ein relativ neues Gebiet. Es sollten kontrollierte randomisierte Studien in großem Maßstab durchgeführt werden, in denen die KVT mit anderen psychologischen Therapien verglichen wird. Ein Anfang wurde von Shear et al. (2005) gemacht, wobei 16 Sitzungen der „komplizierten Trauertherapie", die teilweise auf kognitiven Techniken und Verhaltenstechniken basierten, mit einer ähnlichen Anzahl von Sitzungen der standardmäßigen zwischenmenschlichen Psychotherapie verglichen wurden. Die Autoren berichteten, dass ihre kognitive/verhaltensbasierte Therapie der zwischenmenschlichen Psychotherapie bei der Reduzierung belastender Trauersymptome deutlich überlegen war. Die andere kontrollierte randomisierte Studie, die bislang hierzu veröffentlicht wurde, berichtete, dass die KVT der unterstützenden Beratung bei der Reduzierung von Symptomen einer anhaltenden Trauerstörung überlegen ist (Boelan et al., 2007).

Die Behandlung von Menschen mit länger anhaltender Trauerstörung ist eine wichtige klinische Aufgabe, die evidenzbasiert sein sollte. Daher müssen weitere Untersuchungen zu psychologischen Therapien durchgeführt werden, die speziell für Patienten mit anhaltender Trauerstörung entwickelt wurden.

ZUSAMMENFASSUNG

Hinterbliebene von Krebspatienten benötigen eine psychologische Behandlung, wenn festgestellt wird, dass sie eine anhaltende Trauerstörung entwickelt haben. Die diagnostischen Kriterien für diese Störung und deren Auftreten sowie mögliche Hauptrisikofaktoren wurden aufgezeigt. Es wurden einige klinische Beispiele vorgestellt und die Behandlung mittels KVT zusammen mit einigen klinischen Richtlinien beschrieben. Der Mangel an randomisierten kontrollierten Studien unterstreicht die Notwendigkeit solcher Behandlungsstudien.

14 Gruppentherapie

14.1 Einzeltherapie versus Gruppentherapie

David Spiegel, ein Pionier der Gruppentherapie für Krebspatienten, hat drei Vorteile der Gruppentherapie aufgezeigt (Spiegel et al., 1999):

- Soziale (emotionale) Unterstützung, die sich Patienten gegenseitig gewähren
- „Helfer-Therapie-Prinzip – das heißt, die Patienten gewinnen durch ihre Fähigkeit, anderen in der Gruppe zu helfen, an Selbstwertgefühl
- Wirtschaftlichkeit

Der letztgenannte Vorteil versteht sich natürlich von selbst. Aber trotz des zunehmenden Drucks (sowohl in Großbritannien wie in den USA) von Seiten jener, die die Finanzen kontrollieren und die Kosten, aber nicht den Wert der Dinge kennen, sollte Geld nicht der entscheidende Faktor sein. Wir sind uns einig, dass die ersten beiden Vorteile, die Spiegel aufgelistet hat, zweifellos wichtige Argumente für eine Gruppentherapie sind. Andererseits hat aber auch die Einzeltherapie bei Patienten und ihren Partnern – in der KVT, wie wir sie beschrieben haben – gewisse Vorteile:

- Erstens ist allgemein anerkannt, dass die Auswirkungen der Krebskrankheit nicht nur den Patienten, sondern auch seine Angehörigen treffen (z. B. Baider et al., 1996) und dass es wichtig ist, die Partner bei der Krebsversorgung des Patienten mit einzubeziehen (Speice et al., 2000). Dies kann mit KVT erreicht werden.
- Zweitens gibt es eine unliebsame Tatsache, die in der Literatur über Gruppentherapie nicht erwähnt wird, dass nämlich keineswegs alle Patienten einer Gruppe beitreten wollen. Einige ziehen die Einzeltherapie vor. Tatsächlich ist es oft sehr schwierig, Krebspatienten für eine Gruppentherapie zu gewinnen. Ablehnungsquoten von 69 % (Ford et al., 1990) und sogar 80 % (Edelman et al., 1999b) wurden berichtet.

Semple et al. (2006) befragten Patienten mit Krebs im Kopf- und Halsbereich nach ihrer bevorzugten Form der KVT. Sie stuften die Einzeltherapie an erster Stelle ein, gefolgt von der Bibliotherapie. Die Gruppentherapie war die am wenigsten beliebte Option. Die Antwort darauf ist eindeutig: Sowohl Einzel- als auch Gruppentherapie sollten zur Verfügung gestellt werden, und die Patienten sollten wählen dürfen.

In Kapitel 16 zeigt unser Bericht über klinische Studien, dass die psychologische Therapie die Lebensqualität (psychosoziale Anpassung) von Patienten mit Krebs signifikant verbessern kann und dass diese Verbesserung in Studien zu Gruppen- und Einzeltherapie mit KVT dokumentiert wurde. Direkte Vergleiche von Gruppen- und Einzeltherapie sind selten. Cain et al. (1986) haben per Zufallsauswahl eine konsekutive Reihe von Frauen mit gynäkologischen Krebsformen einer routinemäßigen Versorgung, einer Einzelberatung und einer Gruppenberatung zugeordnet. Die Beratungen bestanden aus acht Sitzungen, in denen die Patientinnen ihre Ängste diskutierten, über ihre Krebserkrankung informiert wurden und Ratschläge in Hinblick auf Ernährung, körperliche Bewegung und sexuelles Verhalten bekamen. Sie erhielten auch ein Entspannungstraining, wurden ermutigt, ihre Gefühle den Pflegepersonen und ihrer Familie gegenüber zum Ausdruck zu bringen sowie kurz und langfristige Ziele zu entwickeln. Sechs Monate nach Beginn der Beratung zeigten die Patientinnen in den beiden Beratungsgruppen im Vergleich zur Kontrollgruppe eine bessere psychosoziale Anpassung. Es wurde festgestellt, dass die Einzel- und Gruppenberatung gleichermaßen förderlich war.

Fawzy et al. (1996) ordneten 104 Patienten mit frisch diagnostiziertem malignem Melanom entweder sechs Sitzungen Gruppenbehandlung mit KVT, sechs Sitzungen Einzelbehandlung mit KVT oder einer Individualbehandlung zu. Wieder erwiesen sich Gruppen- und Einzeltherapie mit KVT als gleich wirksam und der Kontrollgruppe überlegen. Bei der Nachuntersuchung nach einem Jahr zeigte sich – gemessen an der Bewältigungskompetenz – bei den Patienten der Gruppenbehandlung mehr Verbesserung als bei den Teilnehmern der Einzeltherapie.

In einer Metaanalyse von Studien mit dem Ziel, Angst und/oder Depression bei Patienten mit Krebs zu verringern, stellten Sheard und Maguire (1999) fest, dass Gruppen- und Einzeltherapie gleich wirksam waren (s. Kap. 16).

14.2 Modelle der Gruppentherapie

Es wurden verschiedene professionell durchgeführte Formen der Gruppentherapie mit Krebspatienten beschrieben.

Die psychoedukative Gruppentherapie konzentriert sich darauf, Patienten über ihre Krebskrankheiten und ihre Behandlung zu informieren. Dazu kommen oft noch Anleitungen zu Bewältigungsstrategien, Stressmanagement und Entspannungsübungen. Die Therapie ist kurz und dauert normalerweise 6 bis 8 Wochen. Beispiele der psychoedukativen psychotherapeutischen Programme, die in randomisierten Studien ausgewertet wurden, finden sich in den Studien von Weisman et al. (1980), Johnson (1982), Cain et al. (1986), Cunningham und Tocco (1989), Fawzy et al. (1990 a, b) und Berglund et al. (1994).

Die *supportiv-expressive Gruppentherapie (Selbsthilfegruppe)* wurde von Spiegel und Mitarbeitern entwickelt (Spiegel et al., 1981, 1989), und die Einzelheiten der Techniken sind als Handbuch veröffentlicht worden (Spiegel und Spira, 1991). Kurz zusammengefasst trafen sich Gruppen von 7–10 Frauen mit metastasierendem Brustkrebs über einen Zeitraum von einem Jahr einmal pro Woche. Bei diesen Treffen diskutierten die Patientinnen über ihre Krebsbehandlung, Probleme mit der Familie und mit Kommunikationsproblemen, sowie über die Herausforderung, mit einer Krankheit im Endstadium leben zu lernen, und über Sterben und Tod. Man legte großen Wert auf den Ausdruck von Gefühlen und Ängsten über die Krankheit und auf gegenseitige Unterstützung und ein Lernen voneinander, das sogenannte „Helfer-Therapie-Prinzip".

Kognitive verhaltenstherapeutische Methoden wurden modifiziert, um auf die besonderen Bedürfnisse von Krebspatienten in Form von Einzeltherapien (Moorey und Greer, 1989) und danach in Form von Gruppentherapien (Kissane et al., 1997; Edelman et al., 1999b) einzugehen. Die Charakteristika einer Einzeltherapie mit KVT – wie oben ausführlich beschrieben – gelten auch für die Gruppentherapie. Dazu gehören die Fokussierung auf besondere aktuelle Probleme, die Identifizierung und Infragestellung von negativen automatischen Gedanken, das Setzen von Zielen, die Entwicklung von Bewältigungsstrategien, die Planung von Aktivitäten, die ein Gefühl von Leistungsfähigkeit und/oder Vergnügen vermitteln, Entspannungstraining und die Ermutigung zum Ausdruck von Emotionen.

Die drei weit gefassten Kategorien von Gruppentherapie, die hier beschrieben wurden, sind weder klar abgegrenzt noch schließen sie sich gegenseitig aus. In der Pra-

Box 14.1

Interventionen bei Krebspatienten in KVT-Gruppentherapien

- Aufklärung über Krebs (Heinrich und Schag, 1985; Fawzy et al., 1990a,b, 1993)
- Entspannung (Heinrich und Schag, 1985; Telch und Telch, 1986; Cunningham und Tocco, 1989; Fawzy et al., 1990a,b, 1993; Edelman et al., 1999a,b; Edmonds et al., 1999)
- Positive mentale Bilder (Cunningham und Tocco, 1989; Edmonds et al., 1999)
- Zielsetzung (Cunningham und Tocco, 1989; Edelman et al., 1999a,b; Edmonds et al., 1999)
- Körperliche Aktivität (Heinrich und Schag, 1985)
- Planen angenehmer Ereignisse (Telch und Telch, 1986)
- Lifestyle-Magement (Cunningham und Tocco, 1989; Edmonds et al., 1999)
- Problemlösung (Telch und Telch, 1986; Fawzy et al., 1990a, b, 1993)
- Kommunikation und Durchsetzung (Telch und Telch, 1986; Edelman et al., 1999a ,b)
- Gefühlsmanagement (Telch und Telch, 1986)
- Stressmanagement (Telch und Telch, 1986)
- Training von Bewältigungskompetenzen (Fawzy et al., 1990a,b, 1993)
- Kontrolle und Infragestellung negativer automatischer Gedanken (Telch und Telch, 1986; Cunningham und Tocco, 1989; Edelman et al., 1999a,b; Edmonds et al., 1999)
- Psychologische Unterstützung (Telch und Telch, 1986; Fawzy et al., 1990a,b, 1993)

xis kombiniert der Kliniker manchmal Elemente von mehr als einer Therapieform. So kombinierten z. B. Cunningham und Tocco (1989) in ihrer Gruppentherapie psychoedukative Methoden mit unterstützender Diskussion und einigen verhaltenstherapeutischen Methoden. Ein offensichtlicher Unterschied zwischen den verschiedenen Arten von Gruppentherapie ist die Dauer der Behandlung: Psychoedukative und kognitive Verhaltenstherapien sind normalerweise kurze Interventionen (etwa 6–12 Sitzungen), wohingegen die supportiv-expressive Gruppentherapie von Spiegel über einen Zeitraum von einem Jahr fortgesetzt wurde. An dieser Studie waren jedoch Frauen im fortgeschrittenen Stadium ihrer Erkrankung beteiligt (Spiegel et al., 1989). 1999 passten Spiegel et al. eine supportiv-expressive Gruppentherapie für Frauen mit neu diagnostiziertem Brustkrebs auf nur 12 wöchentliche Sitzungen an.

In Box 14.1 sind die Techniken zusammengefasst, die bei sieben der Ergebnisstudien mit KVT-Gruppentherapie für Patienten mit Krebs angewandt wurden. Die häufigsten Interventionen waren Entspannung, Kontrolle und Infragestellung automatischer Gedanken, Aufklärung über Krebs, Zielsetzung, Problemlösung, Kommunikation und Durchsetzung, Stressmanagement und psychologische Unterstützung.

14.3 Gemeinsamkeiten von Gruppentherapien

Nach der Beschreibung der verschiedenen Modelle von Gruppentherapie ist anzumerken, dass sie in der Regel bestimmte wichtige Merkmale gemeinsam haben. Diese können wie folgt zusammengefasst werden.

- Die *gegenseitige Unterstützung* der Patienten ist die Grundlage aller Formen von Gruppentherapie. Eine praktische Folge davon ist, dass – anders als bei Gruppentherapien in der psychiatrischen Praxis – Krebspatienten dazu ermutigt werden, den Kontakt auch außerhalb der Gruppensitzungen zu pflegen.
- Der Therapeut fokussiert sich zusammen mit der Gruppe auf *aktuelle Probleme.*
- Der Therapeut hilft bei der *Interaktion zwischen den Gruppenmitgliedern.*
- Der offene *Ausdruck von Gefühlen* wird gefördert.
- Im Verlauf des Gruppenprozesses fördert der Therapeut die *Entwicklung von aktiven Bewältigungsstrategien.* Dies beginnt meist (wie in der Einzeltherapie) mit informations- und emotionsorientierter Bewältigung, gefolgt von problemorientierter Lösung von aktuellen Sorgen der Patienten (Spiegel et al., 1999) und schließlich mit der Ermutigung zur Bewältigung mittels Sinngebung, um psychisches Wohlbefinden zu erreichen (Folkman und Greer, 2000).

14.4 Therapie für alle oder nur für ausgewählte Patienten?

Sollten alle Patienten, die Krebs haben, eine psychologische Therapie erhalten oder nur diejenigen mit Anzeichen emotionaler Not? Diese immer wieder gestellte Frage sollte mit gesundem Menschenverstand beantwortet werden. Nach unserer klinischen Erfahrung (in Großbritannien) neigen Krebspatienten, die nur wenige oder gar keine Anzeichen psychischer Morbidität haben, eher dazu, Einladungen zur Teilnahme an einer Psychotherapie abzulehnen. Den Bedürfnissen dieser Patienten wird man am ehesten gerecht durch geschulte onkologische Berater – meist Pflegepersonal –, die je nach Bedarf informieren oder erklären. Im Gegensatz dazu sind Patienten, die eine psychologische Therapie brauchen und wahrscheinlich davon profitieren können, diejenigen in permanenter emotionaler Not, die sich hilflos und hoffnungslos fühlen und die klinisch ängstlich oder deprimiert sind. Die Studien, die diese Hochrisikogruppen beschrieben haben, scheinen nach vorliegender Datenlage tatsächlich bessere Ergebnisse zu zeitigen (Sheard und Maguire, 1999). Solche Patienten können mittels psychologischer Screening-Instrumente, wie sie z. B. von Weisman et al. (1980), Greer und Watson (1987), Zabora et al. (1990) und Watson et al. (1994) entwickelt wurden, identifiziert werden.

14.5 Praktische Überlegungen

Will man eine Gruppentherapie organisieren, muss eine Reihe praktischer Probleme berücksichtigt werden:

- Wie viele Patienten sollten in der Gruppe zugelassen werden?
- Sollte die Gruppe offen sein (d. h., es können jederzeit neue Patienten beitreten) oder geschlossen (wenn die Gruppe einmal gebildet ist, dürfen für die Dauer der Therapie keine neuen Patienten zugelassen werden)?
- Sollten Patienten mit verschiedenen Krebsarten in verschiedenen Stadien der Krankheit zugelassen werden oder sollte eine Gruppe beschränkt werden auf Patienten mit derselben Krebsform und demselben Stadium der Krankheit?
- In welchen Stadien einer Krebserkrankung sollte Therapie angeboten werden?
- Wie lange sollte die Therapie fortgesetzt werden?

Auf diese Fragen gibt es noch keine definitiven, evidenzbasierten Antworten. Es gibt jedoch mehrere detaillierte, informative Beschreibungen der Gruppentherapie in der

Literatur (z. B. Spiegel und Spira, 1991; Kissane et al., 1997; Spira, 1998; Edelman et al., 1999a,b; Feigin et al., 2000) mit nützlichen Leitlinien.

Die Therapie wird normalerweise mit 6 bis 12 Patienten in geschlossenen oder halbgeschlossenen Gruppen durchgeführt. In beiden Fällen verpflichten sich die Patienten zu einer vereinbarten Anzahl von Sitzungen. Geschlossene Gruppen eignen sich eher für die Kurzzeittherapie. Wenn jedoch eine Langzeittherapie geplant ist (insbesondere bei Patienten mit fortgeschrittener Erkrankung), schließt die Wahrscheinlichkeit einer hohen Abbrecherquote aufgrund zunehmender Gebrechlichkeit oder gar von Tod eine geschlossene Gruppe aus. Unter diesen Umständen ist eine halbgeschlossene Gruppe die beste Option, zu der neue Patienten anstelle derjenigen, die aus der Gruppe ausscheiden, eingeladen werden können.

In Bezug auf Diagnose und Krankheitsstadium bevorzugen fast alle Therapeuten (mit Ausnahme von Weisman et al., 1980) Gruppen, die aus Patienten mit demselben Krebs in einem ähnlichen Krankheitsstadium bestehen. Die Vorteile homogener Gruppen, deren Mitglieder viel gemeinsam haben, liegen auf der Hand. Bei ungewöhnlichen Krebsarten ist es jedoch vielleicht nicht möglich, eine ausreichende Anzahl von Patienten zu finden, um solche Gruppen zu bilden (Spira, 1998). Um dieses praktische Problem zu lösen, plädiert Spira für die Verwendung gemischter Gruppen, die aus Patienten mit einer Vielzahl von Krebsarten in verschiedenen Krankheitsstadien bestehen. Gemischte Gruppen stellen jedoch erhebliche Schwierigkeiten dar, da diese Personen häufig sehr unterschiedliche Bedürfnisse haben. Eine bessere Lösung ist aus unserer Sicht die Einzeltherapie für diese Patienten.

Wir wenden uns nun dem Thema Zeitpunkt und Dauer der Therapie zu. Obwohl diese beiden Faktoren das Ergebnis der Therapie beeinflussen können, wurde keiner dieser beiden Faktoren bisher in kontrollierten klinischen Studien untersucht. Die klinische Erfahrung lässt vermuten, dass die Therapie unter folgenden Umständen am meisten gebraucht wird:

- Direkt nach der Erstdiagnose
- Nach Rezidiv oder bei Hinweisen auf ein Fortschreiten der Krankheit
- Im Endstadium der Erkrankung

Da der einzelne Patient jedoch zu verschiedenen Zeiten eine psychologische Intervention benötigt, in Abhängigkeit von den spezifischen Umständen, sollte Psychotherapie in jedem Stadium der Krebserkrankung zur Verfügung gestellt werden (Sellick und Crooks, 1999). Was die Dauer der Therapie betrifft, gibt es eine große Bandbreite zwischen wöchentlichen Sitzungen über vier Wochen (Weisman et al., 1980) bis zu einem ganzen Jahr (Spiegel et al., 1981). Die optimale Anzahl von Sitzungen ist empirisch nicht bestimmt, aber es liegt auf der Hand, dass diese Anzahl je nach individuellen Bedürfnissen des Patienten und je nach Stadium der Krankheit variieren wird. Bei einer systematischen Überprüfung von Gruppenbehandlungen stellten Sherman et al. (2004) fest, dass sowohl kurze strukturierte Inverventionen wie auch längerfristige interaktive Gruppen Wirkung zeigten. Im Allgemeinen ist eine Kurztherapie für Patienten mit Krebs im Frühstadium geeignet, während Patienten in fortgeschrittenem Stadium der Krankheit eine längere Therapie benötigen werden.

14.6 Vergleich von Gruppentherapien

Wir haben Studien beschrieben, die die Auswirkungen einer psychologischen Therapie (Einzel- und Gruppentherapie) auf die Lebensqualität und auf die Überlebenszeit untersucht haben. Es stellt sich die Frage, welches Modell der Gruppentherapie die besten Ergebnisse erzielt. In Hinblick auf Überlebenszeit gibt es noch keine Studien, die die verschiedenen Arten von Gruppentherapie miteinander verglichen hätten. In Hinblick auf Lebensqualität zeigte eine umfassende metaanalytische Studie über psychologische Interventionen (Einzeltherapie und Gruppentherapie zusammengenommen), dass solche Interventionen die emotionale Anpassung und die funktionelle Anpassung sowie krankheits- und behandlungsbedingte Symptome signifikant verbesserten, aber es gab keine signifikanten Unterschiede zwischen den verschiedenen Interventionsarten (Meyer und Mark, 1995). Die Autoren weisen jedoch darauf hin, dass ihre Ergebnisse auf Studien zurückgehen, die psychologisch behandelte Patienten mit nichtbehandelten Kontrollpatienten verglichen. Sie empfehlen Studien, die verschiedene Therapieformen direkt miteinander vergleichen.

Cunningham und Tocco (1989) verglichen eine psychoedukative Gruppentherapie einschließlich Training von Bewältigungsstrategien mit einer unterstützenden Therapie einschließlich unterstützendem Gespräch, Ausdruck von Gefühlen und Informationsaustausch. Die Patienten litten an verschiedenen Krebsarten, die meisten an Brustkrebs. Eine deutlichere Besserung der affektiven Symptome wurde bei der Gruppe festgestellt, die ein Training von Bewältigungsstrategien erhielt, im Vergleich zu Patienten, die nur eine unterstützende Intervention erfuhren. Ähnliche Ergebnisse wurden von Telch und Telch (1986) berichtet, die Patienten mit unterschiedlichen Krebsarten und a) Gruppentraining für Bewältigungsstrategien mit b) einer Selbsthilfegruppe und c) einer nichtbehandelten Gruppe mit deutlichen Anzeichen psychosozialer Not verglichen. Die Ergebnisse zeigten konsequent eine Überlegenheit von a) über b) und c), d. h. der Intervention mit Bewältigungsstrategien gegenüber der Selbsthilfegruppe und der nichtbehandelten Kontrollgruppe.

In einer kleinen Pilotstudie ordneten Bottomley et al. (1996) frisch diagnostizierte Krebspatienten in psychischer Not entweder einer kognitiven Verhaltenstherapiegruppe, einer Selbsthilfegruppe oder einer Gruppe ohne Behandlung zu. Die Ergebnisse zeigten, dass die KVT-Gruppe in Hinblick auf die Bewältigungskompetenzen der Patienten der Selbsthilfegruppe überlegen war.

Diese wenigen Studien liefern einige vorläufige Hinweise dafür, dass Methoden der kognitiven Verhaltenstherapie vielleicht erfolgreicher sind als supportive Gespräche in der Selbstgruppe. Jedoch reichen solche Hinweise nicht aus, um definitive Schlüsse ziehen zu können.

Eine Studie an 353 Frauen, ein Jahr nach Diagnose eines primären Mammakarzinoms, die nach dem Zufallsprinzip entweder einer supportiv-expressiven Gruppentherapie oder einer instruierten Kontrolle zugeteilt wurden, zeigte keinerlei Hinweise auf eine Verringerung der Belastung im Zusammenhang mit der supportiv-expressiven Gruppentherapie (Classen et al., 2008).

Ein interessanter Gedanke wurde von Bloch und Kissane (1995) zur Diskussion gestellt. Sie argumentieren, dass kognitive Verhaltenstherapie eher im Frühstadium der Krankheit angewendet werden sollte, um Patienten zu helfen, sich auf ein mögliches „Überleben" einzustellen. Andererseits ermutigt die supportiv-expressive Therapie dazu, Gefühle über existenzielle Sorgen zu teilen und könnte aus diesem Grund für Patienten mit Metastasen besser geeignet sein. Die bisherigen Erkenntnisse aus zwei randomisierten Studien stützen den Vorschlag von Bloch und Kissane. Während bei Frauen mit metastasierendem Brustkrebs eine supportiv-expressive Gruppentherapie die emotionale Belastung lindert (Classen et al., 2001), wurde bei Frauen mit primärem Brustkrebs kein solcher Effekt festgestellt (Classen et al., 2008). In Bezug auf die individuelle KVT zeigen die von uns durchgeführten randomisierten Studien jedoch, dass die KVT sowohl bei Patienten mit überwiegend primärem Krebs (Greer et al., 1992) als auch bei Patienten mit fortgeschrittenem Krebs zu einer signifikanten Verbesserung der Lebensqualität führt (s. Kap. 10).

Ein anderer Ansatz ist von einem führenden Forscher und Therapeuten empfohlen worden, der selbst Krebs hatte und ihn überlebte:

Es ist sicherlich sinnvoll, Therapien einzusetzen, die alle Modalitäten kombinieren, die verantwortungsbewusste Therapeuten als hilfreich für Patienten beschrieben haben. Parteilichkeit für eine bestimmte Therapie ist hier nicht angebracht. (Cunningham, 1999).

Die geringe Anzahl von Studien, in denen eine supportiv-expressive Gruppentherapie mit einer KVT bei Frauen mit Brustkrebs kombiniert wurde, hat nicht durchgehend positive Ergebnisse gezeigt (Boutin, 2007).

ZUSAMMENFASSUNG UND SCHLUSSFOLGERUNGEN

- Sowohl Einzel- als auch Gruppenpsychotherapien sollten Krebspatienten zur Verfügung gestellt werden, die beim psychologischen Screening Anzeichen einer anhaltenden emotionalen Belastung aufweisen (klinische Angst, Depression und/oder Hilflosigkeit / Hoffnungslosigkeit).
- Die mit Krebspatienten durchgeführte Gruppentherapie kann in drei Kategorien eingeteilt werden: psychoedukativ, supportiv-expressiv und kognitiv-verhaltensbezogen, obwohl es einige Überschneidungen zwischen diesen Modellen gibt.
- Es gibt nur wenige Studien, in denen die verschiedenen Modelle der Gruppentherapie verglichen wurden. Vorläufige Ergebnisse deuten auf einen Vorteil für KVT hin, aber weitere Studien sind erforderlich, bevor endgültige Schlussfolgerungen gezogen werden können.
- Es werden homogene Gruppen (d. h. Patienten mit demselben Krebs und demselben Krankheitsstadium) empfohlen, die aus 6 bis 12 Mitgliedern bestehen.
- Die Therapie ist am häufigsten nach der Diagnose von Krebs, beim Wiederauftreten und in der Endphase der Krankheit erforderlich, sollte jedoch während des gesamten Krebsverlaufs verfügbar sein.
- Die in der Literatur dokumentierte Therapiedauer ist sehr unterschiedlich. Die klinische Erfahrung zeigt, dass Patienten mit Krebs im Frühstadium von einer Kurztherapie profitieren können, während bei Patienten mit fortgeschrittener oder unheilbarer Krankheit eine längere Therapie erforderlich ist.
- Studien sind erforderlich, um die vergleichende Wirksamkeit verschiedener Modelle der Gruppentherapie, die optimalen Zeiten für psychologische Interventionen und die optimale Dauer solcher Interventionen zu bestimmen.

15 Schlussbemerkungen zur Praxis der KVT

In diesem Buch haben wir versucht, ein Gleichgewicht zwischen Theorie, Forschung und praktischen Beobachtungen herzustellen, wobei wir die erste Auflage in jedem Gebiet aktualisiert haben. Der Schwerpunkt liegt jedoch nach wie vor auf der klinischen Anwendung der kognitiven Verhaltenstherapietechniken bei Patienten mit Krebs. Trotz der zahlreichen Studien, die die Wirksamkeit von Techniken der kognitiven Verhaltenstherapie bei Patienten mit Krebs aufzeigen, gibt es immer noch relativ wenige praxisorientierte Lehrbücher, die beschreiben, „wie es geht".

Zwangsläufig konnten wir natürlich nicht das gesamte Gebiet der Psychoonkologie umfassend darstellen. Und wir haben nicht versucht, einen Überblick über alle Studien zur psychischen Morbidität bei Krebserkrankung zu gewinnen. Ebenso wenig haben wir versucht, die wachsende Zahl an Daten zum Thema Krebsbewältigung zusammenzufassen. Stattdessen haben wir im ersten und zweiten Kapitel einige Daten aus der Forschung benutzt, um das Modell der Anpassung an Krebs zu erläutern, welches die Ausgangsbasis der KVT in der Onkologie („adjuvante psychologische Therapie", APT) darstellt. In Kapitel 16 und 17 finden sich umfassende Hinweise auf die Literatur zur Wirksamkeit von kognitiven Interventionen bei Krebs und Nachweise, dass psychologische Anpassung den Verlauf der Erkrankung beeinflussen kann. In Teil II des Buches wurde das im ersten Teil beschriebene Modell als Rahmen für einen praktischen Leitfaden zur Psychotherapie bei Patienten mit Krebs verwendet.

Obwohl die Wirksamkeit der kognitiven Verhaltenstherapie bei Krebs gezeigt werden konnte, gibt es noch weitere Fragen, für die es noch Antworten braucht. Dies sind zum Beispiel Fragen darüber, welches die wirksamen Komponenten des Therapiepakets sind, und ob die KVT – wie die Studien vermuten lassen – wirksamer ist als andere Therapieformen wie z. B. Beratung, und welche Patienten am ehesten davon profitieren können. Es wäre vielleicht am wichtigsten, einen Weg zu finden, den Techniken, die sich in randomisierten, kontrollierten, von klinischen Experten durchgeführten Studien als am wirksamsten erwiesen haben, zur Verbreitung zu verhelfen. Die Arbeit auf diesem Gebiet bewegt sich in zwei spannende Richtungen. Erstens werden Onkologen mit einfacheren „Erste Hilfe"-Methoden versorgt, und zweitens werden neue Techniken zur Anwendung von KVT-Spezialisten noch verfeinert, die sich mit schwierigeren und komplexeren Fällen befassen. Dieses Buch sollte für beide Gruppen gleichermaßen hilfreich sein, damit die Anwendung kognitiver Verhaltenstherapie bei Menschen mit Krebs in ihre nächste Phase eintreten kann.

Teil III
Studien zur kognitiven Verhaltenstherapie bei Patienten mit Krebs

16 Kann kognitive Verhaltenstherapie die Lebensqualität verbessern?

Es gibt inzwischen zahlreiche Beweise für die Wirksamkeit von Psychotherapie bei Patienten mit Krebs – von klinischen Fallberichten und Einzelfallstudien bis zu großen, gut geplanten, randomisierten Kontrollstudien. Die Auswertung dieser Daten bereitet mitunter Probleme, weil in den Studien nicht dieselben Fragen gestellt wurden und sich die Patientenzielgruppen in vielerlei Hinsicht unterscheiden können, so dass direkte Vergleiche nicht immer möglich sind. Die Frage „Kann kognitive Verhaltenstherapie die Lebensqualität verbessern?", erweist sich als zu allgemein.

Die meisten Studien haben Angst, Depression und Anpassung an die Krankheit als Indikatoren in Hinblick auf Lebensqualität untersucht, aber andere Faktoren wie interpersonelle und soziale Funktionalität wurden weniger sorgfältig untersucht. In letzter Zeit fokussierten sich die Untersuchungen auf Gruppen spezifischer Symptome wie z. B. Schlafstörungen oder Erschöpfung. Eine Psychotherapie könnte sich mehr auf einige dieser Faktoren als auf andere auswirken. Aspekte der Krankheit und der Patientengruppe könnten die Wirksamkeit der Therapie ebenfalls beeinflussen. In vielen Studien wurde eine gemischte Gruppe von Krebspatienten untersucht. Bei einem solchen Design können unterschiedliche Wirkungen der Behandlung auf unterschiedliche diagnostische Gruppen verwischt werden und eine Analyse der Untergruppen kann erst durchgeführt werden, wenn die Stichprobe groß genug ist.

Edgar et al. (1992) fanden zum Beispiel, dass die Überlegenheit einer frühen Intervention gegenüber einer späten Intervention, die sich auf die ganze Stichprobe bezog, bei Patientinnen mit Brustkrebs nicht zutraf. Wenn man jedoch nur eine einzelne diagnostische Gruppe untersucht, kann es schwierig sein, die Ergebnisse auf andere Gruppen zu übertragen. Eine zweite wichtige Variable ist der Grad der psychischen Not. In den meisten Studien wurden alle Patienten ohne Rücksicht auf ihre psychische Morbidität aufgenommen. Es scheint jedoch Hinweise zu geben, dass Psychotherapie gerade für Menschen in psychischer Bedrängnis von größerem Nutzen ist (Sheard und Maguire, 1999). Tatsächlich berichtete eine Studie zur Gruppenpsychotherapie bei Patienten mit primärem nicht metastasiertem Brustkrebs, dass die Therapie bei gut angepassten (d. h. psychisch nicht belasteten) Patienten keinen signifikanten Effekt hatte (Vos et al., 2007).

Nebenwirkungen der Behandlung und das Krankheitsstadium könnten die Wirkung der Psychotherapie ebenfalls beeinflussen. Die Therapie könnte sehr gut für Patienten im Frühstadium der Krankheit und mit guter Prognose geeignet sein, nicht aber für Patienten im Spätstadium. Da in den Studien Patienten mit verschiedenen Krebsdiagnosen untersucht wurden und die Intervention in verschiedenen Krankheitsstadien begann, können diese Studien nicht ohne weiteres miteinander verglichen werden, und Schlussfolgerungen sind derzeit vorläufig. Mit Ausnahme bestimmter Forschungsgruppen, die ein systematisches Untersuchungsprogramm durchgeführt haben (z. B. Fawzy und Mitarbeiter, Cunningham und Mitarbeiter, und Greer und Mitarbeiter), wird meist über Einzelstudien berichtet. Unsere Kenntnisse auf diesem Gebiet werden also Stück für Stück zusammengetragen.

Weil unsere Intervention eine kognitive Verhaltenstherapie ist, werden wir uns hauptsächlich auf den Nachweis der Wirksamkeit der kognitiven Verhaltenstherapie konzentrieren. In diesem Überblick haben wir nur randomisierte kontrollierte Studien berücksichtigt.

16.1 Einzeltherapie mit kognitiver Verhaltenstherapie

Weissman und Worden (Weissman et al., 1980) gehörten zu den Ersten, die Psychotherapie bei Patienten mit Krebs systematisch untersucht haben. Zunächst entwarfen sie ein psychologisches Screening-Instrument, mit dessen Hilfe emotionale Bedrängnis vorausgesagt werden konnte (Weisman und Worden, 1977), und dann untersuchten sie Patienten mit kurz zuvor diagnostiziertem Karzinom im Bereich von Brust, Dickdarm, Lunge, des weiblichem Genitalsystems, Hodgkin-Erkrankung und malignem Melanom. Bei einem Drittel der Patienten (n = 125) wurde ein hohes Risiko für emotionale Bedrängnis festgestellt, aber nur 59 erhielten schließlich eine Psychotherapie, da 28 die Teilnahme verweigerten und 38 aus anderen Gründen ausgeschlossen wurden.

Die Patienten wurden per Zufallsauswahl dann vier Sitzungen mit Beratungstherapie oder Training kognitiver Fähigkeiten zugeteilt. Die Beratungstherapie bestand daraus, den Patienten zu helfen, ihre Probleme zu identifizieren, sie dazu zu ermutigen, ihre Gefühle in Zusammenhang mit diesen Problemen auszudrücken und Lösungsmöglichkeiten möglichst durch direkte Konfrontation zu finden. Die persönliche Kontrolle und Kompetenz des Patienten standen dabei im Vordergrund. Dieser patientenzentrierte individualisierte Ansatz wurde mit dem Training kognitiver Fähigkeiten verglichen, welches auf den allgemeinen Prozess der psychosozialen Problemlösung fokussiert war. Der Therapeut erklärte zunächst schrittweise die Methode der Problemlösung mit Hilfe von Kartenpaaren, wobei eine Karte die Probleme im Zusammenhang mit Krebs aufzeigt und die andere, wie diese gelöst werden könnten.

Die Patienten übten diese Methode und lernten, wie sie diese auf ihre individuellen Probleme anwenden könnten.

Zu diesem Training kognitiver Fähigkeiten gehörte auch Entspannungstherapie. Die Patienten bekamen Hausaufgaben zur Entspannung und Problemlösung. Beide Therapien enthielten Elemente der kognitiven Verhaltenstherapie (KVT): Das Training kognitiver Fähigkeiten beinhaltete Struktur und spezifische Techniken der kognitiven Verhaltenstherapie, und Bestandteile der Beratungstherapie waren Problemlösung, emotionaler Ausdruck und Förderung der persönlichen Kontrolle.

Die Patienten der Behandlungsgruppe wurden mit unbehandelten Patienten aus einer früheren Studie verglichen, bei denen ein hohes Risiko für emotionale Bedrängnis bestand. Bei der Untersuchung 2 bis 6 Monate nach der Diagnose waren beide psychologischen Behandlungsmethoden in der Erleichterung von emotionaler Bedrängnis und der Verbesserung psychosozialer Problemlösung gleich wirksam. Diese Studie war bahnbrechend in der psychosozialen Forschung der Onkologie, bei der Entwicklung eines Screening-Instruments für emotionale Bedrängnis, durch detaillierte Beschreibung dieser Therapie, durch die randomisierte Zuteilung zur Therapie und durch den Einsatz einer unbehandelten Kontrollgruppe. Es gab jedoch zwei methodologische Mängel:

- Die unbehandelte Kontrollgruppe wurde aus einer früheren Studie rekrutiert und war deswegen nicht randomisiert zugeteilt.
- Von der Gesamtzahl der Studie (n = 125) nahmen insgesamt weniger als 50 % (n = 59) an der Therapiestudie teil.

Linn et al. (1982) untersuchten den Einfluss von Beratung auf die Anpassung an Krebs bei Männern, bei denen man von einer Lebenserwartung von noch 3 bis 12 Monaten ausging. Die Patienten wurden per Zufallsauswahl einer Behandlungsgruppe und einer nichtbehandelten Kontrollgruppe zugeteilt. Obwohl nicht als kognitive Verhaltenstherapie bezeichnet, enthielt die Beratung eine Mischung aus nichtdirektiven und kognitiven Verhaltensstrategien, ähnlich denen der KVT. Ziel der Therapeuten war es, Verleugnung zu reduzieren und Hoffnung aufrechtzuerhalten, sinnvolle Aktivitäten zu fördern, Leistungen zu verstärken und das Selbstwertgefühl zu erhöhen. Unter Berücksichtigung des späten und oft terminalen Krebsstadiums der Patienten bestand die Therapie bei diesen Studien oft auch einfach nur darin, *beim* Patienten zu sein, statt *etwas für* den Patienten zu tun:

> *Einfach nur zuhören, verstehen und manchmal auch nur still beim Patienten sitzen, waren Elemente der Behandlung ... der Therapeut war oft im Augenblick des Todes beim Patienten.*

Drei Monate nach Beginn der Beratungstherapie waren die behandelten Patienten weniger deprimiert, hatten ein höheres Selbstwertgefühl und ein stärkeres Gefühl der Kontrolle im Vergleich zur unbehandelten Kontrollgruppe.

Mit einem interessanten Studienansatz verglichen Edgar et al. (1992) im ersten Jahr der Diagnose früh angewandte kognitive Verhaltenstherapie mit später angewandter kognitiver Verhaltenstherapie. Insgesamt wurden 205 Patienten mit verschiedenen Krebsarten so bald wie möglich nach der Diagnose kontaktiert und per Zufallsauswahl zwei Gruppen zugeordnet: einer Frühinterventionsgruppe, die eine sofortige Behandlung bekam, und einer Spätinterventionsgruppe, die die Behandlung erst 4 Monate später erhielt. Die Frühinterventionsgruppe begann ihre Therapie im Durchschnitt 11 Wochen nach der Diagnose, die Spätinterventionsgruppe 28 Wochen nach der Diagnose. Die Intervention bestand aus fünf Behandlungssitzungen von je einer Stunde mit einer Schwester oder einem Pfleger. Zu den angewandten Techniken gehörten unter anderem Problemlösung, Zielsetzung, kognitive Neubewertung und Entspannungstherapie. Ein multidisziplinärer Workshop über effektive Ressourcennutzung wurde den Patienten ebenfalls alle 4 Monate angeboten.

Vier Monate nach Diagnosestellung (die Frühinterventionsgruppe wurde bereits behandelt, die Spätinterventionsgruppe jedoch noch nicht) gab es keine Unterschiede zwischen den Gruppen. Acht Monate nach der Diagnosestellung war die Spätinterventionsgruppe signifikant weniger deprimiert, ängstlich und besorgt. Bei der Untersuchung nach 12 Monaten zeigte die Spätinterventionsgruppe weniger Besorgnis über die Krankheit, sonst gab es keine weiteren Unterschiede zwischen den Gruppen.

Leider umfasste diese Studie keine Gruppe mit normaler Behandlung. Deswegen haben wir kein Bild vom natürlichen Anpassungsprozess und wissen also nicht, ob die zwei Behandlungsmethoden irgendeinen langfristigen Vorteil gegenüber keiner Psychotherapie haben. Aus diesen Ergebnissen könnte geschlossen werden, dass späte kognitive Verhaltenstherapie im ersten Jahr nach Diagnosestellung psychische Bedrängnis rascher vermindert als frühe kognitive Verhaltenstherapie (obwohl eine Analyse der Untergruppen zeigte, dass es Brustkrebspatientinnen in beiden Gruppen gleich gut ging). Die Autoren vermuteten, dass die emotionale Arbeit, die nach der Diagnosestellung geleistet werden muss, zu überwältigend ist, als dass die Patienten vom Training der Bewältigungskompetenzen in den ersten Monaten profitieren würden. Sie schlagen vor – sollte die Behandlung in den ersten Monaten angeboten werden –, dass diese Behandlung länger fortgesetzt werden sollte, bis der Patient Coping-Strategien anwenden kann. Eine Alternative wäre, eine mehr emotionsorientierte Arbeit in das traditionelle Gerüst der kognitiven Verhaltenstherapie mit einzuschließen, wie wir es bei der KVT vorgenommen haben (s. Kap. 5).

Elsesser et al. (1994) führten eine kleine Studie durch, in der sie eine Gruppe mit Angstkontrolle und Stressimpfungstraining mit einer Gruppe von Patienten, die auf ihre Behandlung warteten und unterschiedliche Krebsdiagnosen aufwiesen, verglichen. Es gab leichte Verbesserungen der psychologischen Variablen in der Behandlungsgruppe.

16.2 Randomisierte Kontrollstudien zur kognitiven Verhaltenstherapie (KVT)

Die erste Bewertung unserer eigenen Behandlung war eine prospektive, randomisierte Kontrollstudie, in der KVT mit normaler Behandlung verglichen wurde (Greer et al., 1992). Es wurden Patienten zwischen 18 und 74 Jahren, die das Royal Marsden Hospital zur Zeit der Diagnose oder des ersten Rezidivs aufsuchten, auf psychische Morbidität untersucht. Um eine ausreichend große Stichprobe für Nachfolgeuntersuchungen sicherzustellen, standen nur Patienten mit einer Lebenserwartung von mindestens 12 Monaten zur Wahl. Die Teilnehmer füllten die Hospital Anxiety and Depression Scale (HADS) und die Mental Adjustment to Cancer Scale (MACS) aus. Patienten mit 10 oder mehr Punkten auf der Angstskala der HADS, mit 8 oder mehr auf der Depressionsskala oder mit hoher Punktzahl auf der Hilflosigkeits-/Hoffnungslosigkeitsskala und niedriger Punktzahl auf der Kampfgeistskala der MACS wurden eingeladen, an der Studie teilzunehmen. Diejenigen Probanden, die teilnehmen wollten, wurden per Zufallsauswahl zwei Gruppen zugeordnet: einer Gruppe mit 6 KVT-Sitzungen und einer Kontrollgruppe ohne Behandlung. Den Probanden der Kontrollgruppe stand das Standardprogramm der Klinik zur Verfügung, nicht jedoch die strukturierte Intervention.

Die Bewertungsparameter waren die HADS, die MACS, die Rotterdam Symptom Checklist (RSCL) und die Psychosocial Adjustment to Illness Scale (PAIS). Bewertungen wurden vor der Therapie, nach 8 Wochen und nach 4 Monaten durchgeführt. 174 Patienten begannen die Studie, 156 (90 %) Patienten schlossen die 8-wöchige Studie ab; Follow-up-Daten nach vier Monaten wurden bei 137 Patienten (79 %) gesammelt.

Nach 8 Wochen hatten die Patienten mit Behandlung signifikant höhere Punktzahlen als die Kontrollpatienten für Kampfgeist und signifikant niedrigere für Hilflosigkeit, ängstliche Beschäftigung und Fatalismus, psychische Symptome und Orientierung in Hinblick auf Gesundheitsvorsorge. Nach vier Monaten hatten die Patienten der Therapiegruppe signifikant niedrigere Punktzahlen bezüglich Angst, psychischer Symptome und psychischer Bedrängnis als die Patienten der Kontrollgruppe. Klinisch sank der Anteil der schwer ängstlichen Patienten von 46 % am Anfang der Behandlung auf 20 % nach acht Wochen und 20 % nach vier Monaten in der Therapiegruppe und von 48 % auf 41 % und schließlich 43 % in der Kontrollgruppe. Der Anteil der Patienten mit Depression betrug 40 % am Anfang der Behandlung, 13 % nach acht Wochen und 18 % nach vier Monaten in der Therapiegruppe und 30 %, 29 % und 23 % in der Kontrollgruppe.

Nach einem Jahr gab es in der Psychosocial Adjustment to Illness Scale einen signifikanten Unterschied gegenüber dem Beginn der Studie und eine Tendenz in der Therapiegruppe zu größerer Veränderung bei den Parametern für Hilflosigkeit und Angst (Moorey et al., 1994). Nur 19 % der behandelten Patienten bewegten sich klinisch im Bereich von Angst, verglichen mit 44 % der Kontrollpatienten (Abb. 16.1 und 16.2).

Ein auffälliges Merkmal dieser Studie war die hohe Rate an Patienten, die die Teilnahme verweigerten. Bei der Untersuchung der Gründe dafür stellte sich heraus, dass es Patienten im Stadium I waren, die sich am ehesten weigerten. Die Wahrscheinlichkeit einer Teilnahme war geringer bei Patienten mit einer weniger schwerwiegenden Erkrankung, die keine weitere Behandlung erhielten oder weniger körperliche Symptome

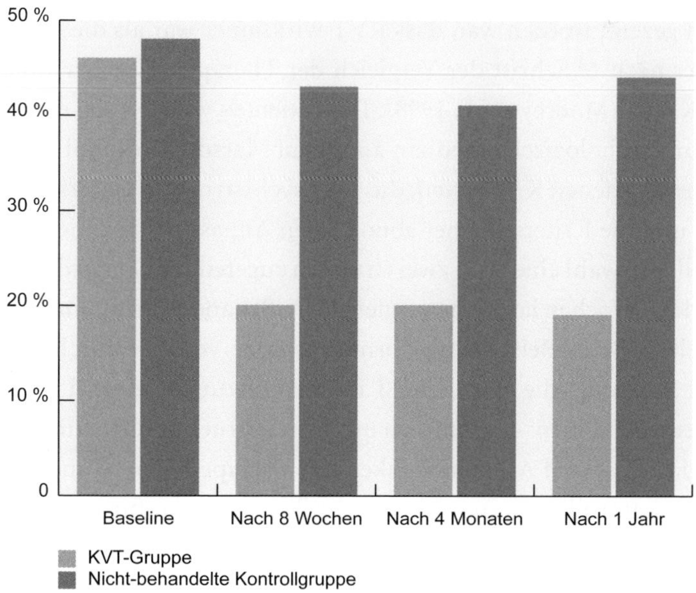

Abb. 16.1 Prozentualer Anteil der Patienten in den Therapie- und Kontrollgruppen mit mehr als 10 Punkten auf der Angst-Skala der HADS

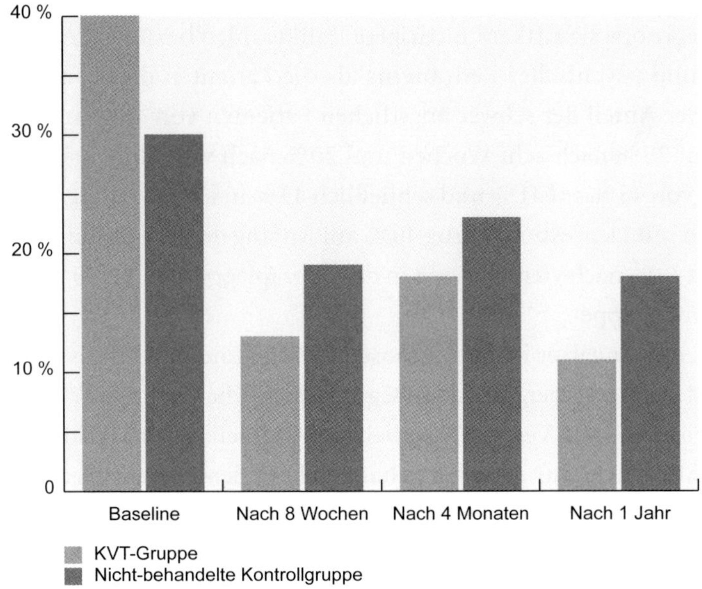

Abb. 16.2 Prozentualer Anteil der Patienten mit mehr als 8 Punkten auf der Depressionsskala von HADS in der Therapie- und Kontrollgruppe

hatten. Bei Menschen mit hohen Punktzahlen für ängstliche Beschäftigung lag die Wahrscheinlichkeit höher, dass sie zur Teilnahme bereit waren.

Nachdem gezeigt worden war, dass KVT wirksamer war als die normale Behandlung, war der nächste Schritt der Vergleich der Therapie mit einer Kontrollbehandlung in der Klinik (Moorey et al., 1998). Die Patienten wurden von der Ambulanz der Abteilung für Psychologische Medizin am Royal Marsden Hospital ausgewählt. Patienten mit verschiedenen Krebsarten, die zur psychiatrischen Untersuchung überwiesen wurden und die Kriterien einer abnormalen Anpassungsreaktion erfüllten, wurden per Zufallsauswahl einer von zwei Gruppen zugeteilt, die entweder 8 Wochen lang eine KVT oder 8 Wochen lang eine vergleichbare Behandlung mit unterstützender Beratung erhielten. Beide Behandlungsformen wurden von uns durchgeführt. Die unterstützende Beratung (die wie die KVT in Einzelsitzungen einmal pro Woche und – wenn dies geeignet schien – zusammen mit dem Partner durchgeführt wurde) war so konzipiert, dass Zeit und Aufmerksamkeit des Therapeuten und andere nichtspezifische Faktoren kontrolliert waren, aber Techniken, die man für wesentliche Bestandteile der KVT hielt, ausgeschlossen waren.

Es wurden nichtdirektive Techniken angewandt, um den Ausdruck von Gefühlen in einer empathischen therapeutischen Beziehung zu fördern. Informationen über die Krebskrankheit und die Art der emotionalen Reaktionen auf die Krankheit wurden dem Patienten vermittelt, wenn er darum bat oder wenn dies in der Sitzung notwendig war. Die Beratungssitzungen waren ohne Struktur und Tagesordnung. Verhaltensorientierte und kognitive Techniken wurden nicht angewandt und es wurden keine Hausaufgaben zwischen den Sitzungen aufgegeben. Da beide Therapeuten einen starken Bezug zur kognitiven Verhaltenstherapie hatten und in keiner anderen Psychotherapie ausgebildet waren, wie z. B. klientenzentrierte Psychotherapie nach Carl Rogers, kann dies nicht als ein vollwertiger Vergleich von KVT mit einer anderen Therapie betrachtet werden. Wir glauben jedoch, dass unser Ansatz mit dieser Selbsthilfegruppe am ehesten der routinemäßigen Beratung entspricht, die viele Krebspatienten in psychischer Bedrängnis vom Pflegepersonal und von anderem medizinischem Personal erhalten könnten.

Es wurden ähnliche Bewertungsparameter wie in der ersten Studie verwendet. Zusätzlich zu HADS und MACS füllten die Patienten eine Skala aus, die die Formen der Bewältigungsstrategien in der KVT misst (Cancer Coping Questionnaire, CCQ). Andere in der kognitiven Verhaltenstherapie häufiger verwendete Skalen für Angst und Depression wie das Spielberger State Trait Anxiety Inventory (STAI) (Spielberger et al., 1970) und das Beck Depression Inventory (BDI) (Beck et al., 1961) wurden ebenfalls verwendet, um Vergleiche mit anderen Studien zur kognitiven Verhaltenstherapie zu ermöglichen.

Acht Wochen nach der ersten Untersuchung hatte die KVT in Hinblick auf Kampfgeist, Hilflosigkeit, Krebsbewältigung, Angst und individuelle Probleme des Patienten eine signifikant größere Änderung herbeigeführt als die Beratungsintervention. Vier Monate nach Beginn hatte die KVT eine signifikant größere Veränderung in Bezug auf Kampfgeist, Krebsbewältigung, Angst und individuelle Probleme des Patienten bewirkt, als die Beratungsintervention. Leider standen für die Nachfolgeuntersuchung nicht ausreichend viele Patienten zur Verfügung (aufgrund schlechter Gesundheit oder weil Patienten ausgeschieden waren). Diese Ergebnisse sind ermutigend, weil sie zeigen, dass die KVT ihre Wirkung nicht allein durch unspezifische Faktoren erzielt.

Die Änderung in den CCQ-Punktzahlen bei der kognitiven Verhaltenstherapie, aber nicht bei der Beratung, bestätigt, dass Patienten lernen, in kognitiven Begriffen zu denken und Strategien dieser Therapie anzuwenden.

Moynihan et al. (1998) bewerteten die KVT bei Männern mit Hodenkrebs. Während in der ersten Studie Patienten mit verschiedenen Krebsarten in psychischer Bedrängnis untersucht wurden, konzentrierte sich diese Studie auf eine einzige Diagnosegruppe und ging der Frage nach, ob die KVT allen Patienten, gleichgültig, ob in psychischer Bedrängnis oder nicht, helfen könnte. Patienten, die die Abteilung für Hodenkrebs am Royal Marsden Hospital aufsuchten, wurden per Zufallsauswahl

Gruppen mit 6 Sitzungen von KVT oder Gruppen mit der Standardbehandlung zugeordnet. 73 von 184 (40 %) geeigneten Patienten waren bereit, daran teilzunehmen, und 81 (44 %) wollten nicht teilnehmen, waren aber damit einverstanden, sich weiteren Untersuchungen zu unterziehen. 30 Patienten wollten keinen weiteren Kontakt mit den Untersuchern. Nur die Ergebnisse der HADS wurden berichtet.

Zwei Monate nach Beginn gab es eine größere Veränderung zugunsten der Therapiegruppe in der Unterskala Angst, aber nach Korrektur in Hinblick auf krankheits-

Tabelle 16.1 Randomisierte Kontrollstudien einzelner kognitiver Verhaltenstherapien bei Krebs

Studie	Interventionen	n	Krebsart	Krankheitsstadium
Linn et al. (1982)	Beratung versus keine Behandlung	120	Männer mit verschiedenen Krebsarten	Fortgeschrittenes Stadium, Lebenserwartung 3–12 Monate
Weissman et al. (1980)	4 Sitzungen, Vergleich von 2 KVT-Interventionen: Training der kognitiven Fähigkeiten versus Beratungstherapie	59	Verschiedene Krebsarten	Neu diagnostiziert
Edgar et al. (1992)	5 Sitzungen Training der Coping-Fähigkeiten im frühen (EI) oder späten Stadium (LI)	205	Verschiedene Krebsarten	Neu diagnostiziert
Greer et al. (1992); Moorey et al., (1994)	6 Sitzungen KVT versus normale Behandlung	168	Verschiedene Krebsarten	Neu diagnostiziert und Rezidiv
Elsesser (1994)	6 Sitzungen Angstmanagement-Training und Stressimpfungstraining	27	Verschiedene Krebsarten	Alle Stadien
Fawzy et al., (1996)	6 Gruppensitzungen KVT versus Einzeltherapie KVT versus nur Untersuchung	104	Malignes Melanom	Neu diagnostiziert
Moynihan et al., (1998)	6 Sitzungen KVT	73	Hodenkrebs	Neu diagnostiziert
Moorey et al., (1998)	8 Sitzungen KVT versus Selbsthilfegruppe	47	Verschiedene Krebsarten	Alle Stadien
Doorenbos et al., (2005)	10 Sitzungen über 18 Wochen (5 ambulant, 5 per Telefon) versus normale Behandlung	237	Verschiedene Krebsarten	Frühstadium mit Chemotherapie

KVT: kognitive Verhaltenstherapie, ST: supportive therapy (unterstützende Therapie), NTC: nichtbehandelte Kontrollgruppe;

bezogene Faktoren blieb diese Veränderung nicht bestehen. Zwölf Monate nach Beginn der Studie schien die Kontrollgruppe besser abzuschneiden. Die Autoren zogen daraus den Schluss, dass Männer mit Hodenkrebs beträchtliche Coping-Fähigkeiten besitzen und dass eine routinemäßige psychologische Unterstützung nicht indiziert war. In Tabelle 16.1 sind die Ergebnisse aus den Studien zur individuellen KVT bei Menschen mit Krebsdiagnose zusammengefasst.

Auswahl	Ergebnis	Follow-up	Studie
Alle Patienten	KVT > NTC	–	Linn et al. (1982)
Patienten mit einem hohen Risiko an emotionaler Bedrängnis	2–6 Monate nach der Diagnose: CST = CT	–	Weissman et al. (1980)
Alle Patienten	4 Monate: EI = LI	Nach 8 Monaten LI > EI, nach 1 Jahr LI > EI	Edgar et al. (1992)
Große Angst oder Depression bei den untersuchten Patienten	KVT > NTC	Nach 1 Jahr KVT > NTC	Greer et al. (1992); Moorey et al., (1994)
Alle Patienten	KVT > NTC; Wirkung nur gering	–	Elsesser (1994)
Alle Patienten	(Gruppen KVT = Einzel-KVT) > NTC	Nach 1 Jahr Gruppen-KVT > (Einzel-KVT = NTC); Copingfähigkeiten und Verwirrtheit	Fawzy et al., (1996)
Alle Patienten	KVT = NTC	Nach 1 Jahr Kontrolle > KVT	Moynihan et al., (1998)
Patienten, die an den Psychoonkologen überwiesen wurden	KVT > ST	Nach 2 Monaten KVT > ST	Moorey et al., (1998)
Patienten ambulant im Onkologie-Zentrum	KVT > NTC zur Symptombegrenzung	-	Doorenbos et al., (2005)

CST: cognitive skills training (Training der Coping-Fähigkeiten); CT: consultation therapy (Beratungstherapie); EI: early intervention (Frühstadium), LI: late intervention (Spätstadium)

16.3 Psychoedukative Gruppen

Heinrich und Schag (1985) verglichen ein psychoedukatives Programm für Patienten und ihre Partner mit der üblichen Behandlung. 494 Patienten wurden untersucht, von denen 92 Patienten die Screening-Kriterien erfüllten (Karnofsky-Index > 70, Alter 25–70 Jahre, keine schweren kognitiven Defizite, keine ernsthaften psychischen Erkrankungen, wohnhaft im Umkreis von ca. 80 Kilometer von der Klinik). 81 dieser Patienten wurden kontaktiert und 70 nahmen schließlich an der Studie teil. Nur 51 Patienten vollendeten die Vor- und Nachuntersuchungen. Die meisten Patienten hatten Krebs bereits über einen Zeitraum von mehr als 2 Jahren.

Die Therapie bestand aus einem strukturierten Kleingruppenprogramm. Das Ziel der Gruppe war, die Patienten und ihre Partner über den Krebs und seine Auswirkung aufzuklären und Coping-Fähigkeiten zu vermitteln. Die Gruppentherapie beinhaltete Aufklärung und Information über den Krebs, Entspannungstherapie, abgewandelte kognitive Verhaltenstherapie (Weissman et al., 1980), Problemlösung und Aktivitätsplanung. Die Aktivitätsplanung bestand unter anderem aus einem Spaziergang und einem Abkommen zwischen dem Patienten und seinem Partner, mehr von beiden geschätzte individuelle und gemeinsame Aktivitäten zu unternehmen.

Beiden Gruppen ging es im Verlauf der Studie besser und es gab keine signifikanten Unterschiede in der Anpassungsskala. Die Patienten und ihre Partner zeigten verbesserte Punktwerte auf dem Cancer Information Test, was zeigte, dass die edukative Komponente der Behandlung erfolgreich war. Bei der ersten Nachuntersuchung und bei der Nachfolgeuntersuchung nach 2 Monaten war bei der behandelten Gruppe eine positive Auswirkung auf die Coping-Fähigkeit in medizinischen Situationen und das Erreichen von Zielen festzustellen. Patienten und Partner berichteten, dass die Aufklärung über Krebs und das Entspannungstraining die hilfreichsten Komponenten der Therapie waren. Obwohl diese Intervention sowohl auf Partner als auch auf Patienten ausgerichtet war, beendeten nur 12 Partner in der Behandlungsgruppe und 13 in der Kontrollgruppe die Studie (von 51 möglichen Partnern).

Telch und Telch (1986) ordneten per Zufallsauswahl 41 ambulante Patienten mit unterschiedlichen Krebsarten und in verschiedenen Stadien einer von drei Gruppen zu: Training von Coping-Fähigkeiten, Selbsthilfegruppe und eine nichtbehandelte Kontrollgruppe. Das Training von Coping-Fähigkeiten bestand aus 6 Sitzungen von je 90 Minuten Dauer. Eine von fünf unterschiedlichen Unterrichtsformen wurde jede Woche vermittelt:

- Entspannung und Stressmanagement
- Kommunikation und Selbstbehauptung

- Problemlösung und konstruktives Denken
- Gefühlsmanagement
- Planung von angenehmen Tätigkeiten

Die Teilnehmer probten ihre Fähigkeiten in der Sitzung mit Hilfe von strukturierten Übungen, die sie dann als Hausaufgaben übten. Die Selbsthilfegruppe war im Gegensatz dazu nicht strukturiert. Der Gruppenleiter agierte als Moderator, indem er die Diskussion über Gefühle förderte und zugrundeliegende Themen, wie Hilflosigkeit und Kontrollverlust, identifizierte.

Die Patienten der Selbsthilfegruppen zeigten wenig Verbesserung, wohingegen die unbehandelte Gruppe gar eine Verschlechterung der psychischen Anpassung verzeichnete. Die Gruppe mit Training von Coping-Fähigkeiten zeigte gegenüber den beiden anderen wesentlich größere Verbesserungen. Diese Verbesserungen bezogen sich auf Bereiche wie Affekt, Zufriedenheit in der Arbeit, Geselligkeiten, körperliches Aussehen und Intimsphäre, Kommunikation und das Zurechtkommen mit medizinischen Untersuchungen. Die Patienten führten ein Tagebuch über ihre Hausaufgaben, und ihre Aufzeichnungen bestätigten, dass die meisten ihre Coping-Fähigkeiten jeden Tag anwandten. Die Autoren meinten, dass die Selbsthilfegruppe weniger effizient war, weil die Patienten zu heterogen waren und die Intervention zu kurz dauerte, um die Entwicklung eines Zusammengehörigkeitsgefühls in der Gruppe entstehen zu lassen. Obwohl dies in vielerlei Hinsicht eine ausgezeichnete Studie ist, ist das Fehlen von Nachfolgeuntersuchungen nach Beendigung der Therapie ein schwerwiegender Mangel, weil es eine Spätwirkung auf die Funktionalität der Patienten hätte geben können (wie Fawzy und Fawzy [1994] herausfanden).

Über einen Zeitraum von 20 Jahren entwickelten und bewerteten Cunningham und Mitarbeiter systematisch ein psychoedukatives Gruppenprogramm zur Bewältigung von Krebs. Ihre kurze Intervention besteht aus 6 wöchentlichen Sitzungen, die jeweils 2 Stunden dauern. Die erste Stunde jeder Sitzung ist didaktisch (Erlernen einer bestimmten Coping-Fähigkeit, Entspannung, Anwendung von Visualisierung, kognitive Restrukturierung, Zieldefinition und Problemlösung) und die zweite Stunde ist solidarisch unterstützend (Teilen von Erfahrungen und Gefühlen). Die Teilnehmer erhalten ein Arbeitsbuch und zwei Tonbänder und werden dazu ermutigt, als Hausaufgabe die Fähigkeiten, die sie in den Stunden erlernt haben, zu üben.

In ihrer ersten kontrollierten Studie mit diesem Ansatz (Cunningham und Tocco, 1989) wurde eine Gruppe mit dieser Mischung aus Selbsthilfe und psychoedukativer Therapie mit einer Selbsthilfegruppe allein über einen Zeitraum von 6 Wochen verglichen. Die ersten 60 nacheinander überwiesenen Patienten wurden dem Programm mit Training von Coping-Fähigkeiten zugeführt. Die Stichprobe war heterogen (verschiedene Diagnosen, eine Hälfte mit rezidivierender Erkrankung, die andere Hälfte bekam zu dem Zeitpunkt eine Krebsbehandlung). Die Bewertungen wurden am Anfang und am Ende der Therapie und 2–3 Wochen nach Ende der Therapie durchgeführt. Insgesamt beendeten 53 Patienten die Studie. Beide Gruppen zeigten signifikante Verbesserungen in der psychischen Anpassung, aber die Verbesserung bei der psychoedukativen Gruppe war ausgeprägter. Eine separate Gruppe von 39 Patienten erhielt ein Training in Coping-Fähigkeiten und wurde nicht randomisiert – die Verbesserung des Gemütszustandes hielt auch bei der Nachfolgeuntersuchung nach drei Monaten größtenteils noch an.

Diese Veränderungen scheinen durch Veränderungen in der wahrgenommenen Selbsteffektivität vermittelt zu werden (Cunningham et al., 1991) und beziehen sich auf verschiedene Krebsarten und Krankheitsstadien und können von Therapeuten mit unterschiedlichem Berufs-Hintergrund herbeigeführt werden (Cunningham et al., 1993).

Wegen der oftmalig großen Entfernung zum Behandlungszentrum oder der Nebenwirkungen der Behandlung ist es für die Patienten oft schwierig, an wöchentlichen Sitzungen über einen Zeitraum von sechs Wochen teilzunehmen. Das Forschungsteam entwarf deswegen eine intensive Wochenendvariante des Programms. Beide Interventionen zeigten statistisch signifikante Verbesserungen, die bei den Nachfolgeuntersuchungen nach drei Monaten noch vorhanden waren, obwohl sich der Gesundheitszustand vieler Teilnehmer verschlechtert hatte (Cunningham et al., 1995).

Nach den vielversprechenden Ergebnissen der Studie von Spiegel et al. (1989, s. Kap. 17), die die Auswirkung einer langfristigen Gruppentherapie auf die Überlebenszeit von Frauen mit metastatischem Brustkrebs zeigten, bewerteten Cunningham und Mitarbeiter die Auswirkungen einer Verlängerung ihres Programms (Edmonds et al., 1999). Die längerfristige Gruppenintervention bestand aus wöchentlichen zweistündigen Selbsthilfegruppen über einen Zeitraum von 35 Wochen. In 20 der 35 Wochen erhielten die Patienten Hausaufgaben nach den Prinzipien der kognitiven Verhaltenstherapie, die in der Gruppe diskutiert wurden. Der dritte Bestandteil der Intervention bestand aus einem Wochenendintensivkurs zur Erlernung von Coping-Fähigkeiten. Von 130 Patienten, die zu einem Eingangsinterview eingeladen wurden, nahmen 66 an der Studie teil: sie wurden per Zufallsauswahl zwei Gruppen zugeordnet. 30 Patienten erhielten die Intervention und 36 waren in der Kontrollgruppe. Die Patienten in der Kontrollgruppe bekamen die übliche Behandlung und darüber hinaus das Arbeitsbuch und die Tonbänder, die im Training von Coping-Fähigkeiten verwendet wurden. In der langfristigen Intervention erlebten die Patienten mehr ängstliche Beschäftigung und weniger Hilflosigkeit als die Kontrollpatienten, aber keine Verbesserung der Stimmung oder Lebensqualität. Die Autoren berichten, dass es profunde klinische Veränderungen bei Frauen gab, die an den Gruppenübungen teilnahmen, aber dass diese nicht anhand der konventionellen Skalen der psychosozialen Anpassung identifiziert wurden.

Fawzy und Mitarbeiter untersuchten intensiv eine weitere psychoedukative Gruppe (Fawzy und Fawzy, 1994). Sieben bis zehn Patienten trafen sich für je 90 Minuten über einen Zeitraum von sechs Wochen. Die Gruppentherapie bestand aus vier Komponenten:

- Gesundheitserziehung
- Verbesserung der Fähigkeiten, krankheitsbezogene Probleme zu lösen
- Stressbewältigung (einschließlich Entspannung)
- Psychologische Unterstützung

Die Behandlung wurde bei Patienten mit malignem Melanom ausgewertet. 80 nacheinander aufgenommene Patienten mit malignem Melanom im Stadium I oder II (Primärtumor mit lokaler Lymphknotenbeteiligung) wurden per Zufallsauswahl einer Therapiegruppe oder einer Gruppe ohne Behandlung zugeordnet. Zwei Patienten wurden von der Analyse der Behandlungsgruppe ausgeschlossen (der eine Patient starb zu Beginn der Intervention, der andere war klinisch depressiv). Zwölf wurden aus der Kontrollgruppe ausgeschlossen (zehn schieden aus, als sie erfuhren, dass sie der Kontrollgruppe zugeteilt worden waren; bei den beiden anderen lagen keine ausreichenden Daten vor). Bewertungen wurden am Anfang der Intervention, nach 6 Wochen und 6 Monate nach Beendigung der Intervention durchgeführt. Am Ende der Therapie war der einzige gravierende Unterschied in der Anpassung zwischen den Gruppen die signifikante Differenz auf der Vitalitätsskala des Profile of Mood States (POMS) (McNair et al., 1971).

Bei der Nachfolgeuntersuchung nach 6 Monaten zeigte die Interventionsgruppe signifikant weniger Depression/Niedergeschlagenheit, Ermüdungsträgheit, Verwirrtheit/Ratlosigkeit und weniger globale Gemütsstörung auf der POMS-Skala. Am Ende der Therapie zeigte die Interventionsgruppe ein besseres aktives verhaltensorientiertes Coping und nach 6 Monaten ein besseres aktives verhaltensorientiertes und kognitives Coping als die Kontrollgruppe. Diese kurze Behandlung erzielte deutliche Verbesserungen bei der Nachfolgeuntersuchung und hatte eine Auswirkung auf die Überlebenszeit (Fawzy et al., 1993; s. Kap. 17).

Eine methodische Schwachstelle bei dieser Studie ist das Fehlen einer Intention-to-treat-Analyse und einer differenzierten Untersuchung der Abbrecherrate aus den zwei Gruppen. Um eine statistische Analyse durchführen zu können, müssen alle Probanden, die per Zufallsauswahl einer bestimmten Gruppe zugeordnet werden, in der Analyse berücksichtigt werden. Die Tatsache, dass jene 25 % der Probanden, die aus der Kontrollgruppe ausstiegen, sich nicht in Alter, Geschlecht, Krankheitsstadium oder anderen demographischen Variablen von den anderen unterschieden, bedeutet nicht, dass sie völlig übereinstimmend waren mit den Teilnehmern, die in der Studie verblieben. Es ist möglich, dass gerade diese Probanden einen besonders ausgeprägten Kampfgeist hatten und eine Verbesserung ihrer psychischen Anpassung durch ihre eigenen Coping-Strategien in der Nachfolgeuntersuchung nach 6 Monaten gezeigt hätten. Dies würde bedeuten, dass die verbliebenen Probanden der Kontrollgruppe eine schlechtere psychologische Prognose hatten. Fawzy et al. (1996) haben auch Einzeltherapie mit Gruppentherapie verglichen und fanden, dass die Gruppentherapie besser war (s. Kap. 14).

Achtsamkeitsmeditation hat sich entwickelt aus Meditationstechniken, die im Buddhismus angewandt werden, und hat sich in der Behandlung von Angststörungen (Kabat-Zinn et al., 1992) und von chronischem Schmerz (Kabat-Zinn et al., 1985) als wirkungsvoll erwiesen. Bei dieser Technik lernt man, das losgelöste Bewusstsein auf momentane Wahrnehmungen und Gedanken zu richten. Speca (1999) ordnete per Zufallsauswahl 90 Patienten mit Krebs entweder einem 7-wöchigen Gruppenprogramm zu, in dem die Achtsamkeitspraxis zur Stressverminderung unterrichtet wurde, oder einer Kontrollgruppe auf Warteliste. Die Patienten in der behandelten Gruppe erzielten niedrigere Punktzahlen auf der POMS-Skala für globale Stimmungsstörung und auf der Unterskala für Depression, Angst und Verwirrtheit, und höhere Punktzahlen für Vitalität. Die Verbesserung in dieser Stichprobe war im Vergleich mit anderen KVT-Studien, die POMS als Bewertungsskala verwendeten, beachtlich (Cunningham und Tocco, 1989; Fawzy et al., 1990a).

16.4 KVT-Gruppen

Psychoedukative Gruppen sind im höchsten Maß strukturiert und didaktisch konzipiert. Drei Studien haben die Wirkung von flexibleren kognitiven verhaltenstherapeutischen Interventionen in Gruppen untersucht. Zwei davon (Bottomley et al., 1996; Edelman et al., 1999a) schlossen ausdrücklich Techniken der KVT ein.

Evans und Connis (1995) verglichen kognitive Verhaltenstherapie bei einer Gruppe mit einer Selbsthilfegruppe bei depressiven Krebspatienten, die mit Radiotherapie behandelt wurden. 72 depressive Krebspatienten wurden per Zufallsauswahl einer von drei Gruppen zugeordnet: kognitive Verhaltenstherapie, Selbsthilfegruppe oder Kontrollgruppe ohne Behandlung. Die kognitive Verhaltenstherapie und die Selbsthilfegruppe führten im Vergleich zu der unbehandelten Kontrollgruppe zu weniger Depression, Feindseligkeit und Somatisierung. Die Selbsthilfegruppe zeigte auch weniger psychiatrische Symptome und eine Verminderung der fehlangepassten interpersonellen Empfindlichkeit und Angst. Bei beiden Therapien kam es auch zu Verbesserungen der psychosozialen Funktion im Vergleich zur unbehandelten Gruppe, aber die Selbsthilfegruppe zeigte mehr Veränderungen bei der Nachuntersuchung 6 Monate nach Beendigung der Studie.

Bottomley et al. (1996) berichteten von einer Pilotstudie, in der kognitive Verhaltenstherapie mit einer Selbsthilfegruppe bei 31 neu diagnostizierten Krebspatienten in psychischer Not verglichen wurde. 14 Patienten lehnten die Therapie ab und wurden daher einer nichtbehandelten „Ablehnergruppe“ zugeteilt. 9 Patienten erhielten kognitive Verhaltenstherapie und 8 wurden der Selbsthilfegruppe zugewiesen. Nach einer 8-wöchigen Intervention zeigten beide Gruppen nur begrenzt eine Verbesserung ihres psychischen Zustandes und ihrer Coping-Fähigkeiten. Die Coping-Kompetenzen der Patienten in der KVT-Gruppe verbesserten sich dagegen signifikant gegenüber denen in den anderen beiden Gruppen. Bei der Nachuntersuchung drei Monate nach Beginn der Studie wurden keine signifikanten Unterschiede zwischen den beiden Interventionsgruppen festgestellt, möglicherweise, weil zwei Patienten, die kognitive Verhaltenstherapie erhalten hatten, gestorben waren.

Edelman et al. (1999b) verglichen kognitive Verhaltenstherapie und Selbsthilfetherapie bei Frauen mit primärem Brustkrebs. 60 Frauen wurden per Zufallsauswahl entweder 12 Sitzungen mit kognitiver Verhaltensgruppentherapie oder einer Selbsthilfegruppe zugeordnet. Beide Gruppen zeigten Verbesserungen der Depression, der Lebensqualität und des Selbstwertgefühls. Die Verbesserung der Lebensqualität und des Selbstwertgefühls war jedoch bei der kognitiven verhaltenstherapeutischen Gruppe im Vergleich zur Selbsthilfegruppe wesentlich größer. Die Vorteile der KVT-Gruppe gegenüber der Selbsthilfegruppe waren bei der Nachuntersuchung nach 4 Monaten nicht mehr vorhanden.

Neueste Studien haben die Wirksamkeit psychologischer Interventionen bei der Verbesserung der Lebensqualität von Krebspatienten bestätigt, einschließlich KVT (Antoni et al., 2001; Kissane et al., 2003; Antoni et al., 2006), emotional fokussierter Paartherapie (Manne et al., 2005; McLean et al., 2008), achtsamkeitsbasierter Stressreduktion (Lengacher et al., 2009) und bedeutungsbildender Intervention (Lee et al., 2006). Eine randomisierte Studie einer supportiv-expressiven Gruppentherapie bei Frauen mit primärem Brustkrebs wies jedoch keinerlei Verringerung der emotionalen Belastung nach (Classen et al., 2008).

Es gibt zwei Haupt-Wissenslücken. Erstens fehlen randomisierte Studien, in denen die verschiedenen psychologischen Therapien verglichen werden. Die zweite Lücke betrifft die Lebensqualität jugendlicher Patienten (Dana et al., 2009). Es wurden bisher nur vier methodisch angemessene Studien veröffentlicht, von denen nur eine über eine signifikante Verbesserung bei der Bewältigung krebsbedingter Probleme berich-

Tabelle 16.2 Randomisierte, kontrollierte Studien zur Gruppen-KVT bei Krebs

Studie	Interventionen	n	Krebsart	Krankheitsstadium
Heinrich und Schag (1985)	6 Sitzungen Stress- und Aktivitätsmanagement versus derzeitige Therapie	51	Häufig auftretende Krebsarten	Verschiedene Stadien
Telch und Telch (1986)	6 Sitzungen Gruppentherapie für Coping-Fähigkeiten versus Selbsthilfegruppe	41	Verschiedene Krebsarten	Verschiedene Stadien der Krankheit; Karnofsky-Punktzahl > 70
Cunningham et al. (1989)	6 Sitzungen psychoedukative Therapie in der Gruppe versus Diskussion in der Selbsthilfegruppe	53	Verschiedene Krebsarten	Verschiedene Stadien
Fawzy et al. (1990; 1993)	6 Sitzungen Gruppen-KVT versus medizinische Standardbehandlung	68	Malignes Melanom	Neu diagnostiziert
Evans et al. (1995)	Gruppen-KVT versus Selbsthilfegruppe versus nichtbehandelte Kontrollgruppe	72	Verschiedene Krebsarten	Verschiedene Stadien
Bottomley et al. (1996)	8 Sitzungen Gruppen-KVT versus Selbsthilfegruppe versus nichtbehandelte Gruppe	31	Verschiedene Krebsarten	Neu diagnostiziert
Edelman et al. (1999)	8 Sitzungen Gruppen-KVT versus Standardbehandlung	124	Brustkrebs	Metastatische Erkrankung
Edelman et al. (1999)	12 Sitzungen Gruppen-KVT versus Selbsthilfegruppe	60	Brustkrebs	Neu diagnostiziert, Primärtumor
Edmonds et al. (1999)	35 Sitzungen Selbsthilfegruppe, KVT + W/E-Kurs versus Standardtherapie	66	Brustkrebs	Metastatische Erkrankung
Speca et al. (2000)	7 Sitzungen Stressminderung durch Achtsamkeitsmeditation versus Kontrollgruppe auf der Warteliste	90	Verschiedene Krebsformen	Verschiedene Stadien

KVT: kognitive Verhaltenstherapie, ST: supportive Therapie (unterstützende Therapie),

16

tete. Die übrigen Studien ergaben keine signifikanten Veränderungen bei der psychischen Belastung und der psychischen Funktionsfähigkeit. Tabelle 16.2 fasst die Ergebnisse von Gruppeninterventionen zusammen.

Auswahl	Ergebnis	Follow-up	Studie
Alle Patienten	KVT = NTC; beide Gruppen zeigten eine Besserung der psychischen Anpassung	Nach 2 Monaten KVT > NTC in Hinblick auf Coping medizinischer Situationen und Erreichen von Aktivitätszielen	Heinrich und Schag (1985)
Psychosoziale Bedrängnis	KVT > ST > NTC; Verschlechterung in der NTC-Gruppe	–	Telch und Telch (1986)
Patienten wurden überwiesen	KVT > ST	–	Cunningham et al. (1989)
Alle Patienten	KVT > NTC	Nach 6 Monaten KVT > NTC	Fawzy et al. (1990; 1993)
Depressive Patienten, die eine Chemotherapie durchmachten	(KVT = ST) > NTC; Depression, Feindseligkeit und Somatisierung; ST > NTC; psychiatrische Symptome	Nach 6 Monaten ST > KVT > NTC	Evans et al. (1995)
Psychisch bedrängte Patienten	KVT = ST	Nach 3 Monaten KVT = ST	Bottomley et al. (1996)
	KVT > NTC; allgemeine Stimmung und Selbstwertgefühl	Nach 3 und 6 Monaten KVT = ST	Edelman et al. (1999)
Alle Patientinnen	KVT > ST; Lebensqualität und Selbstwertgefühl	Nach 4 Monaten KVT = ST	Edelman et al. (1999)
Alle Patientinnen	KVT + Selbsthilfegruppe = NTC	KVT + Selbsthilfegruppe = NTC	Edmonds et al. (1999)
Alle Patienten	KVT > NTC	–	Speca et al. (2000)

NTC: nicht-behandelte Kontrollgruppe

16.5 Telefontherapie

Die vom Pflegepersonal durchgeführte Telefontherapie ist für die Verbreitung kognitiver Verhaltenskompetenzen potenziell wertvoll. Eine Studie mit älteren kaukasischen und afroamerikanischen Brustkrebs-Überlebenden teilte die Frauen nach dem Zufallsprinzip vier wöchentlichen Telefonsitzungen oder üblicher Betreuung zu (Mishel et al., 2005). Die Intervention umfasste auf Tonband aufgenommene kognitive Verhaltensstrategien zur Bewältigung der Unsicherheit über ein Wiederauftreten sowie ein Selbsthilfehandbuch, das den Frauen helfen sollte, die langfristigen Nebenwirkungen der Behandlung zu verstehen und damit zurechtzukommen. Die Frauen werden darin unterwiesen, Auslöser von Unsicherheit zu erkennen (Orte, Ereignisse oder Umgebungen, die Erinnerungen, Gefühle oder Bedenken in Bezug auf Brustkrebs wecken), und dann Coping-Fähigkeiten (Entspannung, Ablenkung und Selbstgespräche) einzusetzen, um die Unsicherheit in den Griff zu bekommen. Das Handbuch diente als Informationsquelle für den Umgang mit Müdigkeit, Lymphödem, Schmerzen und anderen Symptomen. Die Intervention milderte die Unsicherheit und die Veränderungen waren auch nach 20 Monaten bei einer Nachuntersuchung noch vorhanden (Gil et al., 2006). Doorenbos et al. (2005) führten eine Studie mit fünf ambulanten Sitzungen gemeinsam mit einer Pflegekraft und fünf Telefonsitzungen durch, um frisch diagnostizierten Patienten, die sich gerade einer Chemotherapie unterzogen, bei der Bewältigung ihrer Symptome zu helfen. Es wurde festgestellt, dass die kognitive Verhaltensintervention die Symptombegrenzung verringert. Andere Studien zur telefonischen Intervention bei Patientinnen mit Brustkrebs haben nur bescheidene Ergebnisse erbracht (Sandgren et al., 2000; Sandgren und McCaul, 2007). Diese Intervention bestand aus sechs 30-minütigen Telefonsitzungen, die von onkologischen Pflegekräften durchgeführt wurden. Die Patientinnen erhielten entweder eine Aufklärung über Brustkrebs, Sitzungen zur Förderung des emotionalen Ausdrucks oder die übliche Betreuung. Alle Gruppen verbesserten sich, wobei es Hinweise dafür gab, dass Telefontherapie die Not lindern könnte. Die Variabilität der Befunde kann auf die Auswahl verschiedener Patientengruppen zurückzuführen sein. Andererseits könnten die eindeutigeren Schwerpunkte der von Mishel und Doorenbos angewandten Interventionen die Arbeit zielgerichteter gestaltet haben als der möglichweise zu allgemeine Ansatz der Studien von Sandgren.

16.6 Fortgeschrittene Krankheit

Bis in die 90er-Jahre des letzten Jahrhunderts gab es Hinweise auf die Wirksamkeit von KVT nur bei Erkrankung im Frühstadium. Es folgten dann Studien zur KVT bei fortgeschrittener Erkrankung. Edelman et al. (1999b) zeigten, dass die Gruppentherapie mit KVT bei Frauen mit metastasierendem Brustkrebs wirksamer war als die übliche Behandlung zur Linderung von Symptomen einer allgemeinen Stimmungsstörung und von reduziertem Selbstwertgefühl.

Savard et al. (2006) untersuchten die Wirkung der kognitiven Therapie bei Frauen mit metastasierendem Brustkrebs. Insgesamt 45 Frauen wurden nach dem Zufallsprinzip entweder einer Einzeltherapie mit KVT oder einer Kontrollgruppe auf Warteliste zugeordnet. Die kognitive Therapie bestand aus acht wöchentlichen Sitzungen, gefolgt von drei Auffrischungssitzungen, die in Abständen von 3 Wochen gehalten wurden. Die Patientinnen in der KVT-Gruppe hatten am Ende der Behandlung signifikant niedrigere Werte auf der Hamilton Depression Rating-Skala (HDRS) als die Kontrollgruppe. Es gab auch eine Verringerung der Symptome Angst, Müdigkeit und Schlaflosigkeit. Diese Effekte hielten auch bei den Follow-up-Untersuchungen nach 3 und 6 Monaten noch an.

Drei weitere Studien zeigen vielversprechende Ergebnisse für die Anwendung von KVT in der Palliativversorgung. Greer untersuchte 168 nacheinander zur psychologischen Versorgung überwiesene Patienten im Hospiz St. Raphael. Insgesamt waren 105 dieser Patienten in ausreichend gutem Zustand oder bereit zu einer Therapie und wurden randomisiert in einzelne KVT- oder Beratungssitzungen desselben Therapeuten eingeteilt. Die Patienten erhielten durchschnittlich 6,6 Sitzungen (Bereich 2–14). Eine Verringerung des HADS-Werts um ≥ 2 wurde als Zeichen von Verbesserung angenommen. Danach konnte bei 76 % der KVT-Patienten und bei 56 % der Patienten, die eine Beratung erhielten, eine Verbesserung beobachtet werden.

Mannix et al. (2006) zeigten, dass man dem Personal in Palliativeinrichtungen grundlegende KVT-Fähigkeiten zur Anwendung bei ihren Patienten vermitteln könnte. Auf dieser Grundlage führten Moorey et al. (2009) eine randomisierte kontrollierte Studie im St. Christopher's Hospice durch, in der die Auswirkungen eines Schulungsprogramms auf die Kompetenz und klinische Wirksamkeit von in KVT ausgebildeten Palliativpflegekräften bewertet wurden. Speziell ausgebildete klinische Pflegekräfte wurden nach dem Zufallsprinzip ausgewählt, um eine Ausbildung in KVT zu erhalten oder ihre übliche Arbeit fortzusetzen. Am Ende der Studie wurden die Pflegekräfte nach der Cognitive Therapy First Aid Rating-Skala (CTFARS) (Mannix et al., 2006) hinsichtlich ihrer KVT-Kompetenz bewertet. Patienten in häuslicher Pflege, die nach der HAD-Skala als mögliche Fälle eingestuft wurden, wurden in die Studie aufgenommen. Die Teilnehmer erhielten häusliche Pflegebesuche. Bewertungen wurden zu Studienbeginn sowie nach 6, 10 und 16 Wochen durchgeführt. Acht Pflegekräfte erhielten eine KVT-Ausbildung und sieben setzten ihre Arbeit in gewohnter Form fort. Die durchschnittlichen CTFARS-Werte betrugen 35,9 für die KVT-Pflegekräfte und 19,0 für die Kontrollgruppe ohne KVT (P = 0,02). Insgesamt waren 328 Patienten (54 %) als mögliche Fälle eingestuft; und 80 Patienten nahmen an der Studie teil; die meisten der von der Studie Ausgeschlossenen waren zu krank, um daran teilzunehmen. Es gab eine Wechselbeziehung zwischen Gruppe und Zeit, da Personen, die KVT erhielten, im Laufe der Zeit niedrigere Angstwerte hatten (Koeffizient = –0,20, 95 % Konfidenzintervall (CI) = –0,35 bis –0,05, P = 0,01). Für Depression wurde keine Wirkung des Trainings festgestellt. Die von Greer und Moorey durchgeführten Studien zeigen, dass es möglich ist, eine randomisierte Studie über psychologische Interventionen in der Palliativversorgung durchzuführen, wobei es jedoch eine erhebliche Ausfallrate aufgrund von körperlicher Morbidität und Mortalität gibt.

16.7 Metaanalysen

Viele der bisher beschriebenen Studien hatten den methodischen Nachteil, dass die Stichproben klein waren. Die Metaanalyse ist eine statistische Technik, die versucht, dieses Problem zu überwinden, indem sie die Ergebnisse mehrerer Studien zusammenfasst. Ergebnismessungen werden zu einer gemeinsamen Messgröße, der Effektstärke, umgerechnet, so dass Einzel-Effektstärken gebündelt werden können. Die Effektstärke wird mit folgender Formel berechnet:

$$\text{Effektstärke} = \frac{M_1 - M_2}{SD}$$

M_1 ist der Mittelwert der behandelten Gruppe, M_2 der Mittelwert der Kontrollgruppe und SD die Standardabweichung beider Gruppen. Meyer und Mark (1995) untersuchten 45 Studien über verschiedene psychologische Therapien bei Krebspatienten und fanden eine kleine mittlere Effektstärke von 0,24. Sheard und Maguire (1999) kritisierten diese Studie, weil sie eine zu breite Auswahl von Studien in Bezug auf die Forschungsfragen, die gestellt wurden, und auf Erfolgsparameter, die verwendet wurden, einschloss. Stattdessen wählten sie Studien, in denen Patienten mit Angst und/oder Depression behandelt wurden. Insgesamt hatten 19 Studien Messungen für Angst mit eingeschlossen. Die Gesamteffektstärke war 0,42, wenn behandelte Patienten und unbehandelte Kontrollprobanden miteinander verglichen wurden. Bei der Untersuchung der 10 Studien mit dem zuverlässigsten Design war die Effektstärke 0,36.

20 Studien enthielten Daten über die Wirkung bei Depression. Die Effektstärke für behandelte Patienten im Vergleich zu unbehandelten Kontrollprobanden war 0,36. Es gab keinen Unterschied zwischen Studien, die Gruppentherapien oder Einzeltherapien verwendeten.

Sheard und Maguire analysierten dann weiter Studien, für die Patienten ausgewählt wurden, die psychische Not erfahren hatten oder für die ein Risiko bestand, psychische Not zu erfahren. In diesen Studien war die Auswirkung der Therapie wesentlich ausgeprägter. Vier Studien in dieser Kategorie zeigten einen überzeugenden Effekt (Linn et al., 1982; Worden und Weisman, 1977; Telch und Telch, 1986; Greer et al., 1992). Die Effektstärken waren 0,94 für Angst und 0,85 für Depression. Diese großen Effektstärken weisen darauf hin, dass der durchschnittliche Patient in den Behandlungsgruppen bessere Ergebnisse als 80 % der Patienten in den unbehandelten Kontrollgruppen erzielte. Obwohl die Metaanalyse alle Formen von Therapie miteinschließt, bezogen sich diese vier Studien allesamt auf kognitive verhaltenstherapeutische Interventionen.

Diese Metaanalyse zeigte auch, dass Gruppentherapie genauso wirksam war wie Einzeltherapie, besonders in Hinblick auf psychoedukative Kurse, und dass kurze, aber intensive Interventionen von sehr gut ausgebildeten Therapeuten wirksamer waren als langfristige Interventionen, die durch psychologisch weniger gut geschultes Personal erfolgten.

Die Autoren kamen zu dem Schluss, dass

> *... vorbeugende psychologische Interventionen bei Krebspatienten eine mäßige klinische Auswirkung auf Angst, nicht aber auf Depression haben können. Es gibt Hinweise dafür, dass Interventionen bei Risikopatienten oder solchen, die an signifikanter psychischer Not leiden, ausgeprägte klinische Auswirkungen haben. Beweise für die Wirksamkeit solcher gezielten Interventionen und die Durchführbarkeit und Auswirkungen der Gruppentherapie im europäischen Kontext stehen noch aus. (Sheard und Maguire, 1999, S. 1770)*

Akechi et al. (2008) führten eine Metaanalyse von sechs Studien an Patienten mit fortgeschrittenem Krebs durch. Vier der Studien verwendeten supportive Psychotherapie, eine verwendete KVT und eine die Problemlösungstherapie. Die Effektstärke für die psychologische Behandlung im Vergleich zur üblichen Behandlung betrug 0,44. In keiner der Studien wurden Patienten mit klinischer Depression untersucht. Eine weitere Metaanalyse über KVT bei Depression im Rahmen somatischer Erkrankungen

(Beltman et al., 2010) ergab sehr ähnliche Ergebnisse. Die Autoren integrierten in diese Metaanalyse 29 wissenschaftliche Artikel, von denen acht Studien Menschen mit Krebs betrafen. Die KVT war den Kontrollbedingungen überlegen. Die Effektstärke war in Studien mit Teilnehmern mit depressiver Störung (0,83) größer als in Studien mit Teilnehmern mit depressiven Symptomen (0,16). Wenn die beiden Gruppen kombiniert wurden, betrug die Effektstärke 0,49. Subgruppenanalysen zeigten, dass die KVT anderen Psychotherapien nicht überlegen war.

Die methodische Genauigkeit vieler der hier beschriebenen Studien und zwar der Metaanalysen wurde in Frage gestellt (Coyne et al., 2006; Lepore und Coyne, 2006). Coyne und Kollegen behaupten, dass diese Studien bei Überprüfung eine bestätigende Tendenz und selektiv günstigere Ergebnismaßstäbe anwenden. Sie stellen auch fest, dass, wenn auf diese Studien in anderen Veröffentlichungen Bezug genommen wird, nur über die positiven Ergebnisse berichtet wird. Dies sind sehr wichtige Punkte, und die gleiche Kritik könnte auf viele Ergebnisstudien im psychosozialen Bereich angewendet werden. Die Methodik der Studien verbessert sich. Beispielsweise werden derzeit Studien mit größeren Stichproben und folglich größerer statistischer Aussagekraft durchgeführt (die durchschnittliche Zahl von Teilnehmern an Gruppenstudien zwischen 1990 und 2000 betrug 63, während die durchschnittliche Zahl der zwischen 2000 und 2010 durchgeführten Studien 155 betrug). Manchmal übertreffen unsere Hoffnungen jedoch die verfügbaren Beweise, dass eine Therapie die Lebensqualität verbessern kann.

In Anbetracht all dessen scheint es, dass die Beweislage für psychosoziale Interventionen bei stärker belasteten oder symptomatischen Patienten am stärksten ist, während die Wirksamkeit der Therapie bei nicht symptomatischen Patienten noch nicht nachgewiesen ist.

16.8 KVT bei anderen allgemeinen Problemen

In den letzten 10 Jahren wurden KVT-Protokolle für bestimmte Probleme entwickelt und getestet. Das Modell eignet sich gut für diesen Ansatz, der normalerweise darin besteht, kognitive und Verhaltensfaktoren zu untersuchen, die das Problem aufrechterhalten können, ein Wartungsmodell zu generieren, und anschließend eine manuelle Intervention zu erstellen und zu bewerten. Wir werden die Beweise für die Wirksamkeit der KVT bei Symptomen wie Schlaflosigkeit, Müdigkeit und Schmerzen sowie ihre Verwendung als ergänzende Therapie im Behandlungsverlauf von Patienten prüfen.

Schlaflosigkeit und Müdigkeit

Schlafstörungen sind bei Menschen mit Krebs häufig und treten bei 33–40 % der Patienten auf (etwa doppelt so oft wie bei der Allgemeinbevölkerung). Schlaflosigkeit scheint bei Lungen- und Brustkrebs am häufigsten zu sein (Savard und Morin, 2001; Savard et al., 2001; Davidson et al., 2002). Kognitive Techniken und Verhaltenstechniken haben sich bei der Behandlung von Schlaflosigkeit im Allgemeinen bewährt. Auf der Basis der verfügbaren Erkenntnisse empfahl die American Academy of Sleep Medicine (Morgenthaler et al., 2006) drei spezifische Therapien für chronische Schlaflosigkeit, nämlich Stimuluskontrolle, Entspannung und KVT. Smith et al. (2005) untersuchten die Verwendung von KVT bei Schlaflosigkeit von Patienten mit einer Reihe von Erkrankungen, einschließlich Krebs, und fanden vielversprechende Beweise für ihre Wirksamkeit. Eine systematische Überprüfung psychologischer Interventionen im Fall von Schlaflosigkeit bei Krebs ergab, dass

> *... kognitive Verhaltenstherapie-Interventionen wahrscheinlich wirksam sind, dass jedoch keine Wirksamkeit für ergänzende, Aufklärungs- oder Informations- oder Übungsinterventionen nachgewiesen wurde. (Berger, 2009, S. 165)*

Eine kleine Anzahl randomisierter kontrollierter Studien wurde bei Patienten mit Erkrankungen im Früh- und Spätstadium durchgeführt. So wurden z. B. in einer weiteren Studie fünf Sitzungen einer Gruppen-KVT mit einer üblichen Behandlung bei 150 Patienten verglichen, die eine aktive Therapie gegen Brust-, Prostata-, Darm- oder gynäkologischen Krebs abgeschlossen hatten (Espie et al., 2008). Die KVT hatte eine überragende Wirkung bei anfänglicher Schlaflosigkeit, dem Aufwachen während der Nacht und dem prozentualen Anteil der Zeit, die schlafend im Bett verbracht wurde, was über 6 Monate anhielt.

In der KVT gegen Schlaflosigkeit werden eine Reihe von Techniken angewendet, die sowohl Verhaltensfaktoren (Umweltkontext, Schlafgewohnheiten und Missbrauch von Alkohol und Beruhigungsmitteln) als auch kognitive Faktoren wie z. B. dysfunktionale Überzeugungen über Schlaf und Sorgen berücksichtigen. In der Regel werden Ratschläge zur Schlafhygiene mit der Empfehlung einer Änderung des schlafbezogenen Verhaltens und der Prüfung von nicht hilfreichem Denken kombiniert (Smith und Neubauer, 2003). Wir besprechen in Kapitel 9, wie diese Techniken innerhalb eines Standard-KVT-Kurses angewendet werden können. Die Verbesserung von Schlaf nach einer KVT scheint mit Veränderungen der dysfunktionalen Vorstellungen über Schlaf und einer Reduzierung von Schlafphasen am Tag assoziiert zu sein (Tremblay et al., 2009).

Es besteht ein starker Zusammenhang zwischen Schlaf und krebsbedingter Müdigkeit, obwohl der Kausalzusammenhang, sofern vorhanden, noch geklärt werden muss (Zee und Ancoli-Israel, 2009). Bis zu 90 % aller Menschen mit Krebs leiden an Müdigkeit. Dies ist das am häufigsten berichtete Symptom im Zusammenhang mit Krebs und seiner Behandlung (Lawrence et al., 2004; Hofmana et al., 2007). Eine von Kangas et al. (2008) durchgeführte Untersuchung ermittelte 57 randomisierte kontrollierte Studien, bei denen entweder körperliche Bewegung oder psychologische Interventionen eingesetzt wurden, um die krebsbedingte Müdigkeit zu verbessern. Es gab keine signifikanten Unterschiede zwischen den beiden Interventionsarten (die Effektstärke für die psychologische Behandlung betrug 0,31 und die für körperliche Bewegung 0,41). Die Autoren kommentierten, dass multimodale Übungs- und Gehprogramme, kräftigende Behandlungsansätze sowie supportiv-expressive und KVT-Interventionen vielversprechend seien. Keine dieser Studien wählte speziell Patienten mit klinisch signifikantem Ermüdungsgrad aus, so dass, wie bei vielen Studien zu Angstzuständen und Depressionen, durchaus ein Bodeneffekt auftreten könnte. Die Ergebnisse legen auch nahe, dass Kraft und Vitalität unabhängig von Müdigkeit auf Interventionen reagieren. In einer weiteren Studie wurde eine kurze Pflegeintervention zur Verbesserung der körperlichen Aktivität mit einer KVT verglichen und es wurde festgestellt, dass die KVT wirksamer ist (Goedendorp et al., 2010). Die Wirkung der KVT schien nicht durch eine Zunahme der körperlichen Aktivität gefördert zu werden.

Schmerzen

Ein Drittel aller Menschen mit Krebs leidet an Schmerzen, und im fortgeschrittenen Stadium sind es drei Viertel aller Krebspatienten. Darüber hinaus geben 12–51 % der Krebspatienten an, keine ausreichende Schmerzkontrolle zu haben (Larue et al., 1995; Zech et al., 1995). Es gibt jetzt ausreichende Belege für die Wirksamkeit der KVT bei der Schmerzbehandlung, so dass sie die höchste Evidenzstufe für Richtlinien zur Behandlung von Krebsschmerzen zugesprochen bekommen sollte (Cormie et al., 2008; Scottish Intercollegiate Guidelines Network, 2008). Schmerzbehandlung wird häufig in Gruppen mit einem psychoedukativen Design und Modulen durchgeführt, einschließlich Aufklärung, Entspannung, Bewegungstraining, Zielsetzung (Robb et al., 2006) und Problemlösung (Sherwood et al., 2005). Tatrow und Montgomery (2006) führten eine Metaanalyse der KVT-Techniken für Stress und Schmerzen bei Patientinnen mit Brustkrebs durch und fanden Effektstärken von $d = 0,31$ für Stress ($P < 0,05$) und 0,49 für Schmerzen ($P < 0,05$), was darauf hinweist, dass 62 % und 69 % der Patientinnen mit Brustkrebs, die eine KVT erhielten, im Vergleich zu den Kontrollgruppen weniger Stress bzw. weniger Schmerzen hatten. Es gab höhere Effektstärken bei Einzelbehandlung im Vergleich zur Gruppenbehandlung bei Stress, jedoch nicht bei Schmerzen. Die Korrelation zwischen den Effektstärken für Stress und Schmerzen war nicht signifikant, was darauf hindeutet, dass die Interventionen einen unterschiedlichen Einfluss auf die verschiedenen Symptome hatten. Die Idee, dass die Anpassung von Interventionen an bestimmte Schmerzaspekte des Patienten die Schmerzen wirksamer lindert als eine allgemeinere, unspezifische Form der KVT, wird durch eine Studie von Dalton et al. (2004) gestützt. Sie verglichen die Standard-KVT mit einer Behandlung, die auf den Reaktionen von Patienten auf das Biobehavioral Pain Profile (BPP) (Dalton et al., 1994) basierte, bei Patienten mit verschiedenen Krebsdiagnosen, mit Ausrichtung auf Umwelteinflüsse, Kontrollverlust, Meiden von Gesundheitsfürsorge, Erfahrungen aus Vergangenheit und Gegenwart, körperliche Ansprechbarkeit und Gedanken an das Fortschreiten der Krankheit.

Im Vergleich zur Standard-KVT hatte die auf das Schmerzprofil zugeschnittene KVT eine größere Wirkung auf die aktuellen Schmerzen, die durchschnittlichen Schmerzen und die allgemeine Lebensqualität.

SCHLUSSFOLGERUNGEN

Es gibt überzeugende Beweise aus randomisierten kontrollierten Studien, dass die KVT die Lebensqualität von emotional belasteten Patienten mit primärem und fortgeschrittenem Krebs signifikant verbessern kann. In unserer Studie waren diese Effekte bei einer Nachuntersuchung nach einem Jahr noch immer vorhanden.

- Es gibt Hinweise darauf, dass auch andere psychologische Therapien (wie supportiv-expressive Therapie, bedeutungsbasierte Therapie und emotional fokussierte Therapie) die Lebensqualität von Patienten verbessern. Studien zum Vergleich von KVT mit anderen Therapien waren bisher nicht eindeutig.
- Einzel- und Gruppentherapien scheinen gleichermaßen wirksam zu sein. In der klinischen Praxis äußern Patienten starke Präferenzen für den einen oder anderen Ansatz. Daher sollten beide Therapien zur Verfügung gestellt werden.
- Die Wirkung psychologischer Interventionen bei nicht ausgewählten, unbelasteten Krebspatienten ist minimal und wird daher für diese Patientengruppe nicht empfohlen.
- Es fehlen Informationen über die Wirkung von KVT und anderen psychologischen Therapien auf die Lebensqualität jugendlicher Krebspatienten.

17 Kann Psychotherapie die Überlebenszeit beeinflussen?

In einem erstaunlichen klinischen Bericht, der 1848 veröffentlicht wurde, behauptete John Elliotson, ein britischer Internist, dass er eine Frau mit Krebs in der rechten Brust (ein „szirrhöser Krebs“) mittels Hypnose über einen Zeitraum von fünf Jahren erfolgreich behandelt habe. Während dieser Zeit sei der Tumor kleiner geworden und dann völlig verschwunden. Elliotson's Bericht ist nur von historischem Interesse. Die überwiegende Mehrheit der Ärzte, die Autoren dieses Buches eingeschlossen, ist immer davon ausgegangen, dass der Verlauf einer Krebserkrankung durch psychologische Interventionen nicht beeinflusst werden kann. Diese Annahme wurde jedoch 1989 von Spiegel und seinen Mitarbeitern in einer richtungsweisenden Studie über Frauen mit metastatischem Brustkrebs in Frage gestellt. Ihre randomisierte klinische Studie zeigte, dass Patientinnen, die eine Gruppentherapie erhielten (n = 50), im Durchschnitt 18,9 Monate länger lebten als die Patientinnen in der Kontrollgruppe (n = 36) ohne Gruppentherapie (Spiegel et al., 1989).

Die „supportiv-expressive“ Gruppentherapie wurde einmal pro Woche über einen Zeitraum von mindestens einem Jahr durchgeführt. Nach Spiegel (1985) umfasste diese Therapie folgende vier Komponenten:

1. Die Patientinnen wurden bestärkt, ihre Gefühle und Ängste bezüglich ihrer Erkrankung auszudrücken. Sie ermutigten sich gegenseitig dazu, durchsetzungsfähiger zu werden und ihre Wut zu erkennen und in geeigneter Weise zum Ausdruck zu bringen. Angst vor Tod und Sterben wurde direkt angesprochen.
2. Körperliche Symptome wurden zum Thema gemacht, zum Beispiel, indem man die Frauen darin unterwies, ihre Schmerzwahrnehmung mittels Selbsthypnose und Entspannung unter Kontrolle zu bringen.
3. Die gegenseitige Unterstützung stand während der Therapie im Vordergrund.
4. Es wurden Themen im Zusammenhang mit dem Sinn des Lebens erkundet. Die Patientinnen bewerteten neu, was für sie lebenswert war und konzentrierten sich dabei auf Projekte, die in der verbleibenden Lebenszeit noch realisierbar waren. Spiegel beobachtete, dass das Gefühl, einen Sinn aus einer Tragödie zu ziehen, ein wichtiger Aspekt der Therapie war.

Es ist nicht verwunderlich, dass Spiegels Studie sehr großes Interesse erweckte. Zum ersten Mal hatte eine randomisierte kontrollierte Studie gezeigt, dass eine psychologische Intervention – in diesem Fall eine supportiv-expressive Gruppentherapie über einen Zeitraum von einem Jahr – einen signifikanten positiven Effekt auf die Überlebenszeit von Patientinnen mit metastatischem Krebs hatte. Dieses Ergebnis war völlig unerwartet, da die Studie darauf ausgerichtet war, die Wirkung von Gruppentherapie auf Gemütsstörungen zu bestimmen (Classen et al., 1998). Spiegel und seine Mitarbeiter forschten nach anderen möglichen Erklärungen für ihren Befund, indem sie 26 Variablen (z. B. Alter, Stadium, Anzahl der Bestrahlungssitzungen, Art der Operation, Zeitraum zwischen Erstdiagnose und Tod, Ausmaß der Metastasierung) als Ausgangsparameter zwischen den Therapie- und Kontrollgruppen hinsichtlich unterschiedlicher Überlebensdauer untersuchten. Keine dieser Variablen erklärte die unterschiedlichen Überlebenszeiten. Nach Ausschluss anderer Erklärungen zogen die Verfasser den logischen Schluss, dass der Unterschied in der Überlebenszeit auf die Gruppentherapie zurückzuführen war.

Um diesen Schluss zu widerlegen, unternahm Fox (1998a) große Anstrengungen. Er argumentierte, dass die Überlebenskurve der Patientinnen in der Kontrollgruppe ungewöhnlich steil war. Verglichen mit der Überlebenskurve einer Population mit metastatischem Krebs derselben Region stellten die Kontrollpatientinnen, die länger als 20 Monate überlebten,

> *... eine extrem aberrante Stichprobe, die dem starken Einfluss möglicher Störfaktoren ausgesetzt war, von denen eine beträchtliche Anzahl bekannt ist, die jedoch nicht in der Studie berücksichtigt wurden.*

Seine Kritik wurde detailliert von Spiegel et al. (1998) erwidert. Fox argumentierte weiterhin dagegen (1998b), was wiederum zu starken Argumenten gegen die Ansichten von Fox durch Goodwin et al. (1999) und Speca (1999) führte, gegen die Fox abermals Einwände erhob (1999).

Die Debatte wirft ein Licht auf die substanziellen Probleme in diesem besonderen Forschungsgebiet. Leser, die sich für Methodologie interessieren, werden die Debatte informativ finden.

Einige Studien folgten Spiegel's ursprünglicher Studie. Richardson et al. (1990) untersuchten 94 Patienten mit verschiedenen hämatologischen Krebsarten. Die Patienten wurden per Zufallsauswahl entweder einer von drei Behandlungsmöglichkeiten oder einer Kontrollgruppe zugeordnet. Die drei Behandlungsschemata bestanden aus einem Aufklärungsprogramm plus Hausbesuch oder demselben Aufklärungsprogramm plus Verhaltensformung (Shaping) oder dem Aufklärungsprogramm plus Verhaltensformung plus Hausbesuch. Das Aufklärungsprogramm wurde von einer ausgebildeten Krankenschwester durchgeführt, die die Krankheit und ihre Behandlung ausführlich beschrieb, die Wichtigkeit der Einhaltung der Behandlung hervorhob und Familienmitglieder veranlasste sicherzustellen, dass der Patient die verordneten Medikamente einnahm. Bei der Verhaltensformung arbeitete die Krankenschwester mit dem Patienten zusammen, sodass dieser lernte, Verantwortung für die Selbstmedikation zu übernehmen. Bei der Nachuntersuchung 2 bis 5 Jahre später hatten die Patienten in allen edukativen Interventionsgruppen eine bessere Überlebensrate im Vergleich zu den Patienten in der Kontrollgruppe. Dieses Ergebnis blieb gleich, nachdem Unterschiede in der Einhaltung der Behandlung berücksichtigt worden waren.

Von besonderem Interesse ist die Untersuchung von 68 Patienten mit malignem Melanom im Stadium I und II in einer Studie von Fawzy et al. (1990a, b, 1993). Hier bestand die psychologische Intervention aus sechs wöchentlichen Gruppentherapiesitzungen, die sich auf Gesundheitserziehung, Stressmanagement, Coping-Fähigkeiten und Unterstützung durch die Gruppe konzentrierten. Die Patienten wurden nach dem Zufallsprinzip entweder der Selbsthilfegruppe oder der Kontrollgruppe zugeteilt. Die Zielparameter umfassten Immunantworten und psychologische Reaktionen 6 Monate nach der psychologischen Intervention und das Überleben 5 bis 6 Jahre später. Was die Immunantwort betrifft, so war die psychologische Intervention mit einem signifikanten Anstieg des prozentualen Anteils natürlicher Killerzellen sowie deren Aktivität und der CD8-T-Zellen (Suppressor/Zytotoxin) assoziiert. Ein höheres Maß an natürlicher Killerzellenaktivität prognostizierte das Überleben. Die psychologische Intervention reduzierte Depressionen, Müdigkeit und Stimmungsstörungen signifikant und verbesserte die Coping-Kompetenzen. Bei einem Follow-up nach 6 Jahren hatten Patienten in der Kontrollgruppe eine signifikant höhere Sterberate (10 von 34 Patienten) als die Patienten, die eine psychologische Intervention erhalten hatten (3 von 24 Patienten). Fawzy und Fawzy (1994) kamen zu dem Schluss, dass

> *… psychiatrische Interventionen, die eine effektive Bewältigung verbessern und affektive Belastungen verringern, positive Auswirkungen auf das Überleben zu haben scheinen.*

Jede der bisher betrachteten Studien zeigt signifikante Zusammenhänge zwischen der Überlebenszeit und entweder der Gruppentherapie (Spiegel et al., 1989; Fawzy et al., 1990a, b, 1993) oder einem Aufklärungsprogramm auf (Richardson et al., 1990). Es gibt jedoch andere psychologische Interventionsstudien, bei denen keine Auswirkungen auf das Überleben festgestellt wurden.

In der ersten dieser Studien untersuchten Linn et al. (1990) die Wirkung einer individuellen supportiven Psychotherapie bei 120 Männern mit verschiedenen metastasierenden Krebsarten (vorwiegend Lungenkrebs). Die Therapie konzentrierte sich darauf, die Patienten zu ermutigen, ihre Gefühle auszudrücken, persönliche Kontrolle (wo möglich) in ihrem Leben auszuüben und einen Sinn in ihrem Leben zu finden. Die Patienten wurden per Zufallsauswahl entweder einer Therapiegruppe oder einer Kontrollgruppe zugeordnet. Bei der Nachuntersuchung 1 Jahr später war die Überlebenszeit in beiden Gruppen ähnlich.

Eine zweite Studie von Ilnyckyj et al. (1994) kam zu negativen Ergebnissen. Dabei wurden 127 Patienten mit verschiedenen Krebsarten in verschiedenen Krankheitsstadien untersucht. Die Patienten wurden per Zufallsauswahl einer Kontrollgruppe oder einer von drei psychologischen Interventionsgruppen zugeordnet. Die Psychotherapie bestand aus wöchentlichen Sitzungen mit „Gruppentherapie" über einen Zeitraum von sechs Monaten. Eine Gruppe wurde von einem Sozialarbeiter, eine zweite Gruppe drei Monate lang von einem Sozialarbeiter und anschließend von den Teilnehmern selbst geleitet, wohingegen die dritte Gruppe ausschließlich von den Teilnehmern selbst geleitet wurde. Es ist nicht klar, welche Art von Gruppentherapie verwendet wurde. Bei einer Nachfolgeuntersuchung nach 11 Jahren waren die Überlebenszeiten bei Patienten der Kontroll- und Therapiegruppen ähnlich. Hier ist anzumerken, dass es für diese Studie keine ausreichenden Informationen über die Art der psychologischen Interventionen gibt.

Eine weitere Untersuchung, die hier erwähnt werden soll, ist eine randomisierte kontrollierte Studie zur Gruppentherapie von Cunningham und seinen Mitarbeitern (1998). Sie untersuchten Frauen mit metastatischem Brustkrebs, von denen 30 eine supportive und kognitive Verhaltenstherapie mit 35 wöchentlichen Sitzungen durchliefen. Die Kontrollgruppe bestand aus 36 Frauen, die nur ein kognitives Verhaltensprogramm für zu Hause erhielten. Bei der Nachfolgeuntersuchung nach 5 Jahren fanden die Autoren zwischen der Therapie- und der Kontrollgruppe keinen signifikanten Unterschied in der Überlebenszeit. Die Probandenzahlen waren jedoch niedrig und unter Umständen nicht ausreichend, um einen Unterschied in der Überlebenszeit klar aufzuzeigen. Außerdem war die Kontrollgruppe nicht unbehandelt: Die Patientinnen in der Kontrollgruppe verwendeten Entspannungstonbänder und 28 % besuchten eine externe supportive Therapiegruppe. Es bestehen daher gewisse Zweifel an den negativen Ergebnissen. Die Autoren selbst sagen:

> *Unser klinischer Eindruck ist – wie bei vielen in der psychologischen Arbeit mit Krebspatienten erfahrenen Therapeuten –, dass manche Patienten, insbesondere solche, die mit großem Engagement versuchen, sich selbst zu helfen, erfolgreicher sind, als medizinisch zu erwarten ist.*

Eine weitere Studie zur kognitiven Verhaltensgruppentherapie bei Patientinnen mit metastatischem Brustkrebs wurde von Edelman und ihren Mitarbeitern durchgeführt (1999a, b). 124 Patientinnen wurden per Zufallsauswahl einer KVT-Gruppe oder einer Kontrollgruppe mit Standardtherapie zugeteilt. Drei Patientinnen hatten, wie sich im Verlauf herausstellte, keine metastatische Erkrankung und wurden deshalb aus der Studie ausgeschlossen. Es wurden Daten über bekannte medizinische Prognosefaktoren ausgearbeitet. Die KVT bestand aus einem Kernprogramm von acht wöchentlichen Sitzungen und einem „Familienabend", gefolgt von drei weiteren monatlichen Sitzungen. Den Patientinnen wurden verschiedene kognitive und Verhaltensstrategien beigebracht, wie zum Beispiel Gedankenmonitoring, kognitive Umstrukturierung, Zielsetzung und die Erledigung von Hausaufgaben. Eine statistische Analyse von 121 Patienten, die an der Studie teilgenommen hatten und 2 bis 5 Jahre später untersucht wurden, zeigte keine längere Überlebenszeit bei den Patientinnen, die KVT erhalten hatten.

17.1 Reproduktion der Studien von Spiegel und Fawzy

Zwei Reproduktionsstudien von Spiegels Erst-Studie konnten seine Ergebnisse nicht bestätigen (Classen et al., 1996; Goodwin et al., 1996). Eine weitere randomisierte Studie zur supportiv-expressiven Therapie bei Frauen mit metastasiertem Brustkrebs ergab, dass die Therapie die Überlebenszeit nicht verlängerte, aber die Lebensqualität verbesserte (Kissane et al., 2007).

Eine sehr gut durchdachte Reproduktion von Fawzys Studie zeigte ebenfalls keine Auswirkungen auf die Überlebenszeit (Boesen et al., 2005). Eine anschließende randomisierte Studie zur psychologischen Intervention bei Frauen mit regionalem, aber nicht metastasiertem Brustkrebs ergab jedoch, dass mit einer psychologischen Intervention ein reduziertes Risiko für Rezidiv und Tod der Patientinnen assoziiert war (Andersen et al., 2008). Die psychologischen Interventionen wurden in kleinen Gruppen durchgeführt und bestanden aus Strategien zur Reduzierung von Stress, zur Verbesserung der Stimmung, zur Veränderung des Gesundheitsverhaltens und zur Einhaltung der Krebsbehandlung. Das verringerte Risiko von Rezidiv und Tod war zwar statistisch signifikant, aber de facto gering. Bei einer medianen Nachbeobachtungszeit von 11 Jahren waren 75 Frauen, die eine psychologische Intervention erhalten hatten, frei von Krankheit, verglichen mit 65 Frauen in der Kontrollgruppe ($P = 0{,}016$). Die mediane Überlebensdauer betrug 6,1 Jahre für Frauen, die eine Intervention erhielten, verglichen mit 4,8 Jahren bei den Kontrollgruppen.

Eine andere Studie berichtete über positive Ergebnisse. Kuchler et al. (2007) führten eine randomisierte Studie zur psychotherapeutischen Unterstützung bei Patienten mit einer vorläufigen Diagnose eines Karzinoms im Bereich der Speiseröhre, des Magens, der Leber, der Gallenblase, der Bauchspeicheldrüse, des Dickdarms und des Rektums durch. Es wurde eine individuelle Psychotherapie angeboten, die aus kontinuierlicher emotionaler und kognitiver Unterstützung bestand, um den Kampfgeist zu fördern und Hilflosigkeit und Hoffnungslosigkeit zu reduzieren. Bei einer Nachuntersuchung nach 10 Jahren wurde bei Patienten, die eine individuelle psychotherapeutische Unterstützung erhielten, eine statistisch signifikante Verbesserung der Überlebensrate im Vergleich zu Patienten festgestellt, die nur eine Standardversorgung erhielten ($X^2 = 11,73$, $P = 0,006$). Diese Ergebnisse galten für Patienten mit Magen-, Bauchspeicheldrüsen-, primärem Leber- und Darmkrebs.

In der Studie von Ross et al. (2009) wurden Patienten mit Darmkrebs (70 % in den Dukes-Stadien B und C, 14 % mit Fernmetastasen) wie gewohnt randomisiert einer psychosozialen Intervention oder einer normalen Behandlung zugeteilt. Die psychosoziale Intervention bestand aus einem bis zehn Hausbesuchen einer Pflegekraft oder eines Arztes, die für Informationen und emotionale Unterstützung sorgten. Es gab keine systematische Psychotherapie. Eine Nachuntersuchung nach 2 Jahren ergab keinen Effekt dieser Art von psychologischer Intervention auf das Überleben.

Es gab Kritik an Methoden, die speziell auf Studien gerichtet waren, die positive Ergebnisse erbracht haben (Coyne und Palmer, 2007). Zwar mögen einige ihrer Kritikpunkte sachdienlich sein, nicht aber ihre endgültige Schlussfolgerung. Coyne et al. (2009) haben kommentiert:

> *Es ist einleuchtend, dass Untersuchungsbereichen, die die wissenschaftlichen Tests nicht bestanden haben, finanzielle Unterstützung verweigert werden sollte. Schließlich finanzieren wir keine Arbeiten zur Phlogiston-Theorie, Astrologie oder Kristalltherapie.*

Die Auswirkungen der Psychotherapie auf das Überleben mit diesen diskreditierten Themen zu vergleichen, ist grob unfair und irreführend. Noch wichtiger: das gegenwärtige Forschungsgebiet zu verbieten, ist unwissenschaftlich. Kraemer et al. (2009) haben darauf hingewiesen:

> *Gute Wissenschaft beantwortet Fragen und stellt Antworten in Frage, sie erklärt jedoch bestimmte Fragen nicht für verboten.*

17.2 Ist Randomisierung zweckmäßig?

Cunningham et al. (1998) haben einen interessanten Vorschlag gemacht. Ihrer Erfahrung nach nehmen relativ wenige Patienten entsprechend substanzielle psychologische Veränderungen in Bezug auf Lebensstil, Einstellungen, Bewusstsein über den Zusammenhang zwischen Körper und Geist sowie andere Faktoren vor, die ihre Physiologie ausreichend beeinflussen und damit eine Auswirkung auf ihre Überlebenszeit haben könnten. Derart stark motivierte Menschen sind in randomisierten Gruppenstudien normalerweise selten bzw. stehen dafür nicht zur Verfügung. Es handelt sich dabei um Menschen, die aktiv Schritte unternehmen, um die Therapie zu bekommen, die sie wollen. Wenn also nur ein kleiner Anteil der Patienten, die sich psychologischen Interventionen unterziehen, signifikante Veränderungen zeigt, können die Wirkungen untergehen, wenn Gruppenmittelwerte berechnet und verglichen werden, es sei denn, die Patientenzahlen sind sehr hoch. Darüber hinaus kann die Verteilung von solchen höchstmotivierten Patienten in kleinen Versuchsgruppen stark durch Zufall beeinflusst sein. Cunningham argumentiert, dass anstelle der Randomisierung ein anderes Studiendesign geeigneter wäre, und zwar Einzelfallstudien, in denen sich einzelne Patienten über Jahre Nachfolgeuntersuchungen unterziehen und Veränderungen in ihrer psychologischen Funktionalität in Hinblick darauf, inwieweit die Patienten länger überleben, als die medizinischen Prädiktoren hätten vermuten lassen, verglichen werden.

Diese Argumente sind überzeugend. Wahrscheinlich haben auch Einzelfallstudien, in denen der Patient seine eigene Kontrolle ist, ihre Berechtigung (Aldridge, 1992). Eine ernst zu nehmende Schwäche von Einzelfallstudien ist allerdings, dass man keine allgemein gültigen Aussagen machen kann wie bei randomisierten Studien. Zugegebenermaßen haben randomisierte kontrollierte Studien gewisse Grenzen. Ethische Probleme treten bei der Entscheidung auf, ob und wann es gerechtfertigt ist, eine neue Therapie mit der herkömmlichen Therapie oder mit keiner Therapie zu vergleichen. Es ist oft ziemlich schwierig, den Patienten das Prinzip der Randomisierung zu erklären und eine echte, aufgeklärte Einwilligung zu bekommen. Große Patientenzahlen sind notwendig, um so weit wie möglich sicherzustellen, dass die Versuchs- und Kontrollgruppen in jeder Hinsicht ähnlich sind – abgesehen von der zu untersuchenden Therapieform.

Darüber hinaus basieren die Ergebnisse der randomisierten Studien auf dem Vergleich von Gruppenmittelwerten und sagen nicht viel darüber aus, ob ein individueller Patient von der psychologischen Intervention profitieren wird. Wie ein Kritiker es formulierte, „verdunkelt Randomisierung die interaktiven Auswirkungen zwischen den Behandlungen und den persönlichen Merkmalen eher, als dass sie sie erhellt" (Weinstein, 1974). Auf der anderen Seite kann es keinen Zweifel darüber geben, dass prospektive kontrollierte Studien notwendig sind, wenn Verzerrung vermieden oder möglichst klein gehalten werden soll. Die Randomisierung ist nicht das einzige Mittel, um Verzerrung zu vermeiden – ein weiteres Mittel ist das Matching (paarweise Zuordnung), aber die randomisierte Zuordnung zu Versuchs- und Kontrollgruppen wird von den meisten Forschern als die effektivste und verzerrungsärmste Methode angesehen (Bradford Hill, 1961; Cawley, 1983; Fox, 1998a; Spiegel et al., 1998). Aus diesem Grund haben wir in diesem Kapitel nur randomisierte kontrollierte Studien berücksichtigt. Die Randomisierung ist, wie wir bemerkt haben, problematisch. Aber in Ermangelung einer nachweislich wesentlich besseren Methode zur Vermeidung von Verzerrungen besteht keine andere Wahl. Winston Churchill hat einmal die Demokratie als die am wenigsten schlechte Regierungsform beschrieben; ähnlich könnte man die Randomisierung als die am wenigsten schlechte Methode betrachten, um Voreingenommenheit zu vermeiden.

ZUSAMMENFASSUNG

Die in diesem Kapitel zitierten Studien waren randomisierte Verfahren, und bei der Ermittlung der Auswirkung von psychologischer Therapie auf das Überleben wurden biologische Prognosefaktoren berücksichtigt. Die inkonsistenten Ergebnisse von Studien mit Patienten mit unterschiedlichen Krebsarten, unterschiedlichen Krebsstadien und unterschiedlichen psychologischen Interventionen schließen endgültige Schlussfolgerungen aus. Es können jedoch einige vorläufige Schlussfolgerungen angeboten werden, vorbehaltlich einer möglichen Revision im Licht künftiger Studien.

1. Weder eine supportiv-expressive noch eine KVT-Gruppentherapie scheint einen Einfluss auf die Lebensdauer von Frauen mit metastasiertem Brustkrebs zu haben.
2. Frauen mit weniger fortgeschrittenem (d. h. nicht-metastasiertem) Brustkrebs können länger überleben, wenn sie eine psychologische Therapie in kleinen Gruppen erhalten. Dieses ermutigende Ergebnis muss in Replikationsstudien überprüft werden.
3. Es wurde eine unzureichende Anzahl von Studien an Patienten mit anderen Krebsarten als Brustkrebs veröffentlicht, um eine Schlussfolgerung zu rechtfertigen.
4. Angesichts des überwältigenden Einflusses biologischer Faktoren auf den Krebs-

verlauf ist es unwahrscheinlich, dass eine psychologische Therapie die Überlebensdauer bei Patienten mit metastasiertem oder anderem fortgeschrittenem Krebs beeinflussen kann. Die Mehrzahl der veröffentlichten Studien bestätigt diese Schlussfolgerung.

5. Eine Psychotherapie kann zu einer geringfügigen Verbesserung der Überlebenszeit von Patientinnen mit nicht metastasiertem Brustkrebs führen. Eine Überprüfung durch weitere großangelegte und sorgfältig kontrollierte Studien ist jedoch erforderlich.

Teil IV
Anhang

https://t1p.de/e5jh

A1 Bewältigung von Krebs

Jeder lernt auf seine Weise, mit Krebs fertig zu werden, indem er seine individuellen Stärken und Ressourcen in den Bewältigungsvorgang einbringt. Es gibt ebenso viele verschiedene Reaktionen auf die Krebskrankheit, wie es Menschenmit Krebs gibt. Bei der psychologischen Therapie geht es darum, herauszufinden, was am besten für Sie geeignet ist. Das bedeutet vielleicht, dass man neue Wege erkundet, um über die Krankheit und ihre Auswirkung auf das Leben nachzudenken, neue Methoden ausprobiert, um mit der Krankheit fertig zu werden, oder einfach die Dinge macht, die man vor dem Krebs auch gemacht hat.

Wie Menschen die Krankheit bewältigen, scheint sehr von ihrem Verständnis von sich selbst und ihrer Krankheit abzuhängen. Beunruhigende Gedanken und Gefühle wie Wut, Schuldgefühle und Angst, sind häufig: Sie sind Teil des Prozesses, mit dem Krebs fertig zu werden. Nachfolgend dazu einige Beispiele von verschiedenen Gedanken und Emotionen, die Sie vielleicht an sich selbst erfahren haben:

Gedanken	Emotion
Warum ich? Ich habe nichts getan, um so etwas zu verdienen.	Wut
Warum bin ich so müde? Ist der Krebs wirklich weg?	Angst
Werden die Leute mich meiden, weil ich Krebs habe?	Angst und Scham
Ich kann nichts tun. Es ist hoffnungslos.	Depression
Ich bin kein normaler Mensch mehr.	Depression
Ich weiß, dass ich damit fertig werden kann, mit der Unterstützung meiner Familie und der Ärzte.	Hoffnung

Manche Reaktionen, wie z. B. die letztgenannte, können helfen, das Leben in vollen Zügen zu genießen und gegen den Krebs anzukämpfen. Andere Reaktionen können die Bewältigung erschweren, wenn sie andauern. Möglicherweise haben Sie eine Mischung aus beiden. Vielleicht glauben Sie, dass solche Reaktionen „einfach ein Teil von Ihnen" seien und nicht verändert werden können, aber – wie dieser Flyer im Weiteren erklärt – ist es möglich, eine stärkere und angenehmere Art der Bewältigung zu finden, indem man an seinen Gedanken und an seinem Verhalten arbeitet.

Psychologische Therapie

Die psychologische Therapie, die Sie erhalten, kann Ihnen helfen, zusammen mit möglichen physischen Behandlungsverfahren besser mit der Krankheit umzugehen. Es handelt sich um insgesamt 6–12 einstündige Sitzungen einmal wöchentlich. Ihr Therapeut wird Ihnen helfen, die Probleme, denen Sie ausgesetzt sind, und Ihre Stärken und Schwächen im Umgang mit diesen Problemen zu identifizieren. Sie können dann gemeinsam mit dem Therapeuten entscheiden, welche Probleme anzugehen sind und wie dies am besten geschehen kann. Wenn Sie einen Partner haben, besteht die Möglichkeit, ihn an einigen der Sitzungen teilnehmen zu lassen: Manche der Probleme, die Sie haben, können vielleicht am besten überwunden werden, wenn Sie beide zusammenarbeiten.

Einige der angewandten Methoden werden unten dargestellt. Einige werden für Sie hilfreich sein, andere dagegen vielleicht nicht.

Sie und Ihr Therapeut werden entscheiden, welche Sie ausprobieren möchten, und Sie werden lernen, wie und wann sie eingesetzt werden können. Überlegen Sie beim Lesen, ob sie für Sie hilfreich sein könnten. Bei welchen Problemen können sie von Nutzen sein?

Problemlösung

Wahrscheinlich sind Sie sehr gut beim Lösen von Problemen, aber der Krebs vermittelt Ihnen vielleicht ein Gefühl von Lähmung. Wenn Sie einmal die Probleme identifiziert haben, an denen Sie arbeiten möchten, können Sie sich mit Hilfe des Therapeuten mögliche Lösungen ausdenken. Ihr Partner kann zur Bewältigung einen Beitrag leisten und Sie erhalten weitere Ideen, was Sie tun können. Sie werden lernen zu entscheiden, welche Lösungen Sie zuerst ausprobieren sollten und erhalten dann Unterstützung, sie in die Praxis umzusetzen.

Manche Menschen bringen keinen Ton heraus, sobald sie ihren Arzt sehen, und sie vergessen all die wichtigen Fragen, die sie ihm stellen wollten. Andere Patienten, die die Therapie bereits angewandt haben, haben sich mit Hilfe von Problemlösungstechniken zusammen mit dem Therapeuten oder dem Partner eine Reihe von Lösungen ausgedacht:

- Schreiben Sie auf, was Sie fragen wollen, und lesen Sie es vor.
- Bringen Sie jemanden in die Sprechstunde mit.
- Üben Sie mit Ihrem Therapeuten oder Partner, was Sie sagen wollen.

Wahrscheinlich fällt Ihnen noch mehr ein. Bei der Therapie geht es darum, Sie in die Lage zu versetzen, Ihr Selbstvertrauen wiederzugewinnen, um effizient Probleme lösen zu können.

Ausdruck von Gefühlen

Wahrscheinlich haben Sie stark bedrängende, unangenehme Gefühle, wie z. B. Angst, Traurigkeit oder Wut. Sie wollen andere Menschen damit wahrscheinlich nicht belasten oder sind unsicher, sie zum Ausdruck zu bringen, aber Forschungsergebnisse weisen darauf hin, dass die Offenheit im Umgang mit Ihren Gefühlen helfen kann, besser damit zurecht zu kommen. Sie werden Gelegenheit haben, mit Ihrem Therapeuten über solche Gefühle zu sprechen und die Kommunikation mit wichtigen Menschen in Ihrem Leben zu verbessern, damit Sie sich gegenseitig besser unterstützen können.

Umgang mit negativen Gedanken

Bei der Bewältigung von Krebs werden Sie vielleicht sehr unangenehme Erfahrungen machen, große Veränderungen in Ihrer Lebensweise erfahren und Ungewissheit über die Zukunft empfinden. Wenn Sie an solche Dinge denken, werden einige Ihrer Gedanken Ihnen bei der Bewältigung helfen, andere hingegen sind womöglich weniger hilfreich und verursachen psychische Not. Wenn Sie sich einmal mit Ihren negativen Emotionen auseinandergesetzt und diese mit Ihrem Therapeuten besprochen haben, werden Sie die Gedanken, die dahinterstecken, näher untersuchen können. Einige Beispiele dieser Gedanken, mit denen schwer umzugehen ist, sind:

- *Ich weiß, dass ich an Krebs sterben werde.*
- *Es ist zwecklos, irgendetwas zu machen.*
- *Niemand wird mich lieben, wenn meine Haare ausfallen.*
- *Ich schaffe das nicht.*

Solche Gedanken können dazu führen, dass Sie Ihre Bewältigungsfähigkeiten unterschätzen und Ihre Probleme überschätzen. Wir nennen das negative automatische Gedanken, weil sie unrealistisch pessimistisch sind und weil sie aus dem Nichts aufzutauchen scheinen und Ihnen „automatisch" in den Sinn kommen.

In der Therapie werden Sie lernen, realistische negative Gedanken von extremen oder nicht hilfreichen Gedanken zu unterscheiden. Am Anfang ist es schwierig, sie zu erkennen (Sie wissen wahrscheinlich gar nicht, dass Sie solche Gedanken haben), und der erste Schritt besteht darin zu lernen, sie zu erkennen. Sie können ein Tagebuch darüber führen, wann Sie solche Gedanken haben, wodurch sie ausgelöst werden, und Ihre Gefühle und Reaktionen aufschreiben, wenn sie auftauchen. Viele Menschen meinen, dass sie die Gedanken bereits unter besserer Kontrolle haben, sobald sie sie erfassen, aber wenn Sie sich sehr ängstlich oder deprimiert fühlen, gelingt das nicht. Sie brauchen dann vielleicht mehr Hilfe vom Therapeuten, um die Muster dieser sinn- und zwecklosen Gedanken zu verändern. Sie können sich fragen, wie realistisch oder hilfreich diese negativen Gedanken wirklich sind und nach alternativen, konstruktiveren Denkweisen suchen. Die Forschung hat gezeigt, dass Sie dadurch Ihre Stimmung verbessern können und das Gefühl bekommen, mehr Kontrolle über Ihre Situation zu haben. Das folgende Beispiel zeigt, wie das geht:

Ein Mann mit Krebs spürte ein Zwicken in der Hüfte. Er dachte sofort: *Ich habe Knochenkrebs.* Dies ist ein negativer automatischer Gedanke – er hatte sofort den schlimmsten Schluss daraus gezogen. Natürlich fühlte er sich ängstlich. Dann stellt er seine Begründung dafür in Frage und erinnerte sich, dass er diesen Schmerz hin und wieder seit mehreren Jahren, lange bevor er an Krebs erkrankt war, verspürt hatte. Er war in der Lage, diesen Gedanken folgendermaßen in Frage zu stellen: *Ich hatte Arthritis an der Hüfte, lange bevor ich an Krebs erkrankt bin. Die letzte Nachuntersuchung zeigte, dass der Krebs sich nicht ausgebreitet hat. Dies sind einfach ganz normale Wehwehchen.* Das schwächte die Annahme ab, dass sich der Krebs ausgebreitet habe, und er fühlte sich weniger ängstlich.

Machen Sie sich keine Sorgen, wenn Ihnen das kompliziert vorkommt. Wenn Sie und Ihr Therapeut beschließen, diese Technik anzuwenden, werden Sie sie Schritt für Schritt lernen und Beispiele Ihrer eigenen negativen Gedanken anwenden.

Verbesserung der Lebensqualität

Das Ziel aller unserer therapeutischen Bemühungen ist es, Ihre Lebensqualität zu verbessern. Wenn Sie Krebs haben, müssen Sie vielleicht auf einige Dinge verzichten, die Sie sonst genießen würden. Dies mag auf körperliches Unwohlsein zurückzuführen sein oder darauf, dass Sie viel Zeit damit verbringen, an Ihre Krankheit und deren Behandlung zu denken, oder dass Sie keinen Sinn darin sehen, Ihr normales Leben weiterzuleben. Sie können die Auswirkungen der Krankheit verringern und sich dagegen wehren, indem Sie Dinge tun, die Ihnen gefallen, die Ihnen das Gefühl von Leistungsfähigkeit geben. Wir haben festgestellt, dass die Betroffenen dadurch das Gefühl wiedererlangen, ihr Leben unter Kontrolle zu haben. Sie fühlen sich wieder mit der realen Welt verbunden, sind also Mensch und nicht nur „Krebspatient".

Ihr Therapeut kann Ihnen helfen, ein Tagebuch darüber zu führen, was Sie gerne tun und was Ihnen ein Gefühl der Leistungsfähigkeit gibt. Sie können darauf aufbauen, indem Sie herausfordernde und angenehme Tätigkeiten in Ihrer Woche einplanen. Es ist wichtig, Ihre Erwartungen richtig anzusetzen – wenn Sie müde und schwach sind, kann das Kochen einer Tasse Tee eine große Leistung sein. Wenn Sie nicht mehr in der Lage sind, alles so wie früher zu machen, geben Sie nicht auf: Machen Sie, was Sie können, und erkennen Sie dies an. Sie und Ihr Therapeut werden über Möglichkeiten diskutieren, um Ihre Zeit und Energie am besten zu nutzen.

Neue Bewältigungsmethoden erlernen

Es gibt neben den bereits erwähnten verschiedene andere Bewältigungsmethoden. Abhängig von den Problemen, die Sie haben, kann der Therapeut andere Techniken vorschlagen. Viele Menschen finden Entspannungsübungen nützlich. Körperliche Anspannung und psychische Not können in einem Teufelskreis eskalieren, in dem eines das andere noch verschlechtert. Vielleicht beschließen Sie und Ihr Therapeut, diesen Teufelskreis mit Entspannungsübungen zu durchbrechen. Diese werden Sie entweder von einem Tonband oder von Ihrem Therapeuten lernen und regelmäßig üben. Die Fähigkeit, sich zu entspannen, kann helfen, mit stressigen Situationen zurecht zu kommen.

Zusammenfassung

Vielleicht kommen Sie schon sehr gut zurecht, aber haben ein paar Probleme oder Sorgen, oder stecken gar in großen Schwierigkeiten und zweifeln daran, dass Sie sie je überwinden werden. Unabhängig von Ihrer Situation können Sie und Ihr Therapeut neben Ihren anderen Behandlungen zusammenarbeiten, um den Krebs zu bewältigen und sicherzustellen, dass Sie Ihr Leben immer noch unter Kontrolle haben.
Sie finden es vielleicht nützlich, diesen Flyer noch einmal durchzulesen und die Punkte herauszusuchen, die nach Ihrer Meinung für Sie relevant sind oder denen Sie widersprechen. Ihr Therapeut wird mit Ihnen gern über alle Fragen oder Bedenken sprechen, die Sie zu dieser Therapie haben und wie Sie von ihr Gebrauch machen können.

Kreuzen Sie an, was für Sie hilfreich sein könnte:

- Problemlösung ☐
- Ausdruck von Gefühlen ☐
- Mit negativen Gedanken umgehen ☐
- Lebensqualität verbessern ☐
- Neue Bewältigungsmethoden lernen ☐

Wären Sie bereit, Selbsthilfeaufgaben zwischen den Sitzungen machen?

☐ Ich bin bereit, Selbsthilfeaufgaben zwischen den Sitzungen durchzuführen

https://t1p.de/9azd

A2 Denkfehler

Wenn Menschen von Gefühlen überwältigt oder demoralisiert sind, betrachten sie die Dinge oft aus einer verzerrten Sicht. Dies kann dazu führen, dass sie ihre wirklichen Probleme übertreiben und ihre Fähigkeit, mit diesen Problemen fertig zu werden, unterschätzen. In diesen Situationen zeigt die Denkweise eines Menschen gewisse „negative Verzerrungen" oder „Denkfehler".

Einige der unten genannten Beispiele können Ihnen helfen, die Verzerrungen in Ihren negativen Gedanken zu erkennen.

Übergeneralisierung

Bei dieser Verzerrung wird ein einzelnes negatives Ereignis als Beispiel einer unendlichen Serie von Niederlagen angesehen.
Zum Beispiel, wenn Sie mit Ihrem Partner am Tag nach Ihrer Entlassung aus der Klinik streiten, denken Sie: *Es liegt am Krebs. Wir werden immer streiten, es wird nie mehr so wie früher. Wir können uns genauso gut jetzt trennen und es hinter uns bringen.*

Über- und Untertreibung

Sie überbewerten die Bedeutung von Sachverhalten, wie z. B. die Stärken und Bewältigungskompetenzen eines anderen Patienten, und gleichzeitig unterschätzen Sie andere Sachverhalte, so dass sie dann unbedeutend erscheinen, wie z. B. Ihre eigenen Bewältigungsstrategien.
Vielleicht sagen Sie sich: *Alle kommen besser zurecht als ich. Nichts ist mehr los mit mir.*

Alles-oder-Nichts-Denken

Die Welt wird nur in Schwarz und Weiß gesehen. Sobald Ihre Leistung nicht perfekt ist, sehen Sie sich als totalen Versager, oder wenn die Behandlung nicht 100%ig erfolgreich ist, betrachten Sie sie als zwecklos.
So sagte zum Beispiel ein Mann, dem man mitteilte, dass sein Krebs nicht geheilt werden könne: *Wenn ich nicht geheilt werden kann, brauche ich gar nichts mehr tun. Dann kann ich genauso gut jetzt gleich sterben.* Wohingegen er mit einer adäquaten Behandlung aber noch Monate oder Jahre ein aktives Leben führen könnte.

Selektive Wahrnehmung

Wenn Sie sich deprimiert fühlen, können Sie nur über die negativen Aspekte Ihres Lebens nachdenken. Sie widmen sich diesen gezielt und ignorieren dabei all die positiven Dinge, die Ihnen widerfahren.
Eine Frau mit Brustkrebs, die vor einer Chemotherapie stand, konnte beispielsweise nur an die Nebenwirkungen denken, die sie im Verlauf der Behandlung erfahren würde. Sie dachte an die unangenehmen Aspekte der nächsten paar Monate und ignorierte die Tatsache, dass sie den Rest ihres Lebens genießen könnte, sobald die Behandlung beendet wäre. Da sie allein darauf fokussiert war, konnte sie auch nicht sehen, wozu sie sonst noch fähig war und was sie tagtäglich genießen könnte.

Negative Voraussagen

Für viele Menschen mit Krebs ist die Zukunft ungewiss. Aber sie können aus dieser Tatsache eine negative Gewissheit ma-

chen, indem sie das Schlimmste annehmen:
Ich weiß, dass diese Behandlung nicht gelingen wird.
Ich werde nicht damit zurechtkommen, wenn der Krebs wiederkommt.
Wenn ich meine Haare infolge dieser Behandlung verliere, wird mein Partner mich nicht mehr attraktiv finden.
Selbst wenn ich vom Krebs geheilt bin, wird sicher irgendetwas anderes daherkommen, das mir Probleme macht.

Gedankenlesen

Anstatt herauszufinden, was andere Menschen denken, ziehen manche voreilige Schlüsse. Aber die Versuche, die Gedanken anderer zu lesen, gelingen in den seltensten Fällen.
Eine Patientin, die wegen Speicheldrüsenkrebs erfolgreich behandelt wurde, fühlte sich zu Hause großem Druck ausgesetzt. Sie dachte, dass ihr ihre Familie absichtlich nicht half, weil sie faul waren und sich nicht um sie kümmerten. In Wirklichkeit hatten die Angehörigen zu Unrecht angenommen, dass sie sofort zu ihrem normalen Leben zurückkehren könnte, wenn sie körperlich wieder fit war. Sie handelten aus Unwissenheit, nicht aus Boshaftigkeit.

Sollte-/Müsste-Sätze

Sie versuchen, sich mit „sollte" und „müsste" zu motivieren, haben aber letztendlich nur Schuldgefühle. So könnten Sie sagen:
Ich sollte alles machen können, was ich vor dem Krebs gemacht habe. Selbst wenn ich mich nicht wohl fühle, sollte ich mich um meine Kinder kümmern.
Wenn Sie Sollte-Sätze an andere richten oder an das Leben allgemein, merken Sie, wie Wut und Verdruss hochkommen:
Mein Mann und meine Tochter sollten wissen, dass ich Stress habe, und mich anders behandeln.
Ich habe versucht, im Leben gut zu sein. Ich hätte nicht an Krebs erkranken dürfen.

Etikettierung

Sie versehen sich selbst mit einem kritischen Etikett, anstatt die Situation realitätsgetreu zu beschreiben.
Statt zu sagen *Ich habe diese Arbeit nicht so gut gemacht, wie ich hätte können*, sagen Sie sich *Ich bin ein Versager.* Oder wenn es schwierig für Sie ist, sich aufgrund Ihrer derzeitigen Anspannung zu konzentrieren, sagen Sie sich: *Ich bin blöd.*

Personalisierung

Sie betrachten sich als die Ursache eines negativen Ereignisses, für das Sie nicht notwendigerweise verantwortlich sind.
Wenn sich Ihre Kinder schlecht benehmen, sagen Sie sich: *Das muss an mir liegen.* Wenn Freunde einen Besuch absagen, sagen Sie: *Das ist bestimmt, weil ich Krebs habe.*

Die Identifizierung negativer Gedanken ist der erste Schritt zum Umdenken. Wirklich negative Ereignisse können so übertrieben und verzerrt werden, bis sie unüberwindbare Probleme zu sein scheinen, die Sie unmöglich lösen können. Wenn Sie die Denkfehler meistern, können Sie Ihre Probleme wieder im richtigen Maßstab sehen und Ihre Energie eher dafür einsetzen, sie zu lösen, als sich ihretwegen nur Sorgen zu machen.

https://t1p.de/3hwm

A3 Tätigkeitsplan für eine Woche

Zeit	Montag	Dienstag	Mittwoch	Donnerstag	Freitag	Samstag	Sonntag
9–10							
10–11							
11–12							
12–13							
13–14							
14–15							
15–16							
16–17							
17–18							
18–19							
19–20							
20–24							

A4 Gedankenprotokoll

https://t1p.de/ub9c

Situation	Körperliche Empfindungen (Bewertung von 0 bis 10)	Gefühle (Bewertung von 0 bis 10)	Automatische Gedanken	Alternative Gedanken	Aktionsplan

https://t1p.de/dpeu

A5 MAC-Skala (Mental Adjustment to Cancer Scale)

Name: ______________________________ Datum: ______________

Im Folgenden wird eine Reihe von Aussagen angeführt, wie Patienten ihre Reaktionen auf die Krebskrankheit beschreiben. Bitte kreuzen Sie die entsprechende Zahl rechts von jeder Aussage an, wie sie im jetzigen Zustand auf Sie zutrifft. Wenn eine Aussage z. B. definitiv nicht auf Sie zutrifft, sollten Sie die Zahl 1 in der ersten Spalte ankreuzen.

		Trifft definitiv nicht auf mich zu	Trifft auf mich nicht zu	Trifft auf mich zu	Trifft definitiv auf mich zu
1	Ich habe Dinge getan, von denen ich glaube, dass sie meine Gesundheit verbessern werden, ich habe z. B. meine Ernährung verändert.	1	2	3	4
2	Ich glaube, ich kann nichts tun, um mich selbst aufzuheitern.	1	2	3	4
3	Ich glaube, dass meine Gesundheitsprobleme mich daran hindern, in die Zukunft zu planen.	1	2	3	4
4	Ich glaube, dass meine positive Einstellung für meine Gesundheit von Vorteil ist.	1	2	3	4
5	Ich grüble über meine Krankheit nicht nach	1	2	3	4
6	Ich glaube fest daran, dass ich wieder gesund werde	1	2	3	4
7	Ich glaube, dass nichts, was ich tun kann, etwas bewirken wird.	1	2	3	4
8	Ich überlasse alles meinen Ärzten.	1	2	3	4
9	Ich habe das Gefühl, dass das Leben hoffnungslos ist.	1	2	3	4
10	Ich tue Dinge, von denen ich glaube, dass sie meine Gesundheit verbessern werden, wie z. B. Bewegung.	1	2	3	4
11	Seit der Krebsdiagnose erkenne ich, wie wertvoll das Leben ist, und ich mache das Beste daraus.	1	2	3	4
12	Ich lege mein Leben in die Hand Gottes.	1	2	3	4
13	Ich habe Zukunftspläne, z. B. Urlaub, Arbeit, Wohnen.	1	2	3	4
14	Ich habe Angst davor, dass der Krebs zurückkommt oder noch schlimmer wird.	1	2	3	4

15	Ich habe ein gutes Leben gehabt. Was noch kommt, ist „on top".	1	2	3	4
16	Ich glaube, dass meine seelische Verfassung für meine Gesundheit viel ausmachen kann.	1	2	3	4
17	Ich habe das Gefühl, dass ich nichts tun kann, um mir selbst zu helfen.	1	2	3	4
18	Ich versuche, so weiterzuleben, wie ich das bisher gemacht habe.	1	2	3	4
19	Ich möchte gerne Kontakt zu anderen, die in derselben Situation stecken.	1	2	3	4
20	Ich bin entschlossen, alles hinter mich zu bringen.	1	2	3	4
21	Ich kann noch gar nicht glauben, dass mir das passiert ist.	1	2	3	4
22	Ich habe große Angst.	1	2	3	4
23	Ich bin nicht sehr zuversichtlich über die Zukunft.	1	2	3	4
24	Im Moment lebe ich von einem Tag auf den anderen.	1	2	3	4
25	Ich möchte aufgeben.	1	2	3	4
26	Ich versuche, den Humor zu behalten.	1	2	3	4
27	Andere machen sich über mich mehr Sorgen als ich selbst.	1	2	3	4
28	Ich denke an andere Menschen, die noch schlimmer dran sind.	1	2	3	4
29	Ich versuche, so viele Informationen wie möglich über Krebs zu bekommen.	1	2	3	4
30	Ich habe das Gefühl, ich habe keine Kontrolle über die Situation.	1	2	3	4
31	Ich versuche, eine sehr positive Einstellung zu haben.	1	2	3	4
32	Ich beschäftige mich mit sehr vielem, damit ich keine Zeit habe, darüber nachzudenken.	1	2	3	4
33	Ich will nicht mehr darüber herausfinden.	1	2	3	4
34	Ich betrachte meine Krankheit als Herausforderung.	1	2	3	4
35	Ich bin fatalistisch.	1	2	3	4
36	Ich weiß überhaupt nicht, was ich tun soll.	1	2	3	4
37	Ich bin sehr wütend über das, was mir passiert ist.	1	2	3	4
38	Ich glaube eigentlich gar nicht, dass ich Krebs habe.	1	2	3	4
39	Ich denke an die guten Dinge, die mir widerfahren sind.	1	2	3	4
40	Ich versuche, die Krankheit zu bekämpfen.	1	2	3	4

(Watson und Greer, 1988)

https://t1p.de/y30v

A6 Fragebogen zur Krebsbewältigung (21-Punkte-Version)

Name: ______________________________ Klinik-Nummer: ____________

Es gibt viele Wege, um mit dem Stress fertig zu werden, den die Krebskrankheit verursacht. Wie anstrengend war die letzte Woche für Sie?

Sehr anstrengend	Mäßig anstrengend	Wenig anstrengend	Nicht anstrengend

Haben Sie sich in der letzten Woche Sorgen wegen der Krebskrankheit gemacht?

Meistens	Häufig	Manchmal	Nie

Auf den folgenden Seiten finden Sie eine Liste mit verschiedenen Bewältigungsmethoden. Denken Sie darüber nach, wie Sie letzte Woche mit Ihrer Krankheit umgegangen sind, und kreuzen Sie an, wie häufig Sie jede beschriebene Methode eingesetzt haben. Niemand wird alle Methoden anwenden, aber jeder wird mehrere einsetzen.

	Haben Sie letzte Woche ...	Sehr oft	Oft	Manchmal	Nie
1	Pläne für die Zukunft beschlossen?	4	3	2	1
2	versucht, langsam und tief zu atmen, um die Angst zu überwinden?	4	3	2	1
3	sich von ängstlichen Gedanken abgelenkt?	4	3	2	1
4	sich daran erinnert, dass die Beschwerden ja auch andere Ursachen haben könnten als die Ausbreitung des Krebses?	4	3	2	1
5	eine Prioritäten-Liste für die Woche aufgestellt, damit Sie die wichtigen Dinge erledigen können?	4	3	2	1
6	einen Schritt zurück gemacht, um Ihre Krankheit wieder ins rechte Licht zu rücken?	4	3	2	1

7	Ihre Stärken gesucht, mit deren Hilfe Sie den Krebs bewältigen können?	4	3	2	1
8	Ihre Frustration bekämpft, indem Sie sie auf andere Dinge umgeleitet haben (z. B. körperliche Bewegung wie Hausarbeit oder Gartenarbeit)?	4	3	2	1
9	an die Dinge gedacht, die es trotz Krebs noch in Ihrem Leben gibt?	4	3	2	1
10	Ihren Tag so organisiert, dass Sie trotz Krebs das meiste herausgeholt haben?	4	3	2	1
11	Entspannungsübungen gemacht?	4	3	2	1
12	beunruhigenden Gedanken Paroli geboten?	4	3	2	1
13	Ihren Tag so geplant, dass Sie einige Aktivitäten unternommen haben, die nichts mit Krebs zu tun haben?	4	3	2	1
14	darauf geachtet, dass Sie an einige positive Aspekte Ihres Lebens gedacht haben?	4	3	2	1

Wenn Sie in einer partnerschaftlichen Beziehung leben, dann überlegen Sie, wie Sie und Ihr Partner in der letzten Woche zurechtgekommen sind:

	Haben Sie letzte Woche ...	**Sehr oft**	**Oft**	**Manchmal**	**Nie**
15	Ihren Partner an einer Aktivität teilhaben lassen, die Ihnen geholfen hat, mit dem Krebs zurechtzukommen?	4	3	2	1
16	Mit Ihrem Partner über die Auswirkungen von Krebs auf Ihr gemeinsames Leben gesprochen?	4	3	2	1
17	Ihren Partner gefragt, was er oder sie dachte, und nicht Vermutungen darüber angestellt?	4	3	2	1
18	Versucht, den Krebs als Herausforderung zu betrachten, die Sie und Ihr Partner gemeinsam meistern müssen?	4	3	2	1
19	Mit Ihrem Partner diskutiert, wie er oder sie Sie unterstützen könnte?	4	3	2	1
20	Mit Ihrem Partner darüber gesprochen, wie Sie die Dinge organisieren könnten, um Sie etwas zu entlasten (z. B., wer den Haushalt macht)?	4	3	2	1
21	Darüber nachgedacht, wie der Krebs Sie und Ihren Partner näher zusammengebracht hat?	4	3	2	1

A7 Checkliste Krebsangst

https://t1p.de/9vyd

Wir möchten die verschiedenen Ängste kennen, die Sie in den letzten Wochen in Bezug auf Ihre Krankheit und die Behandlung empfunden haben. Beantworten Sie bitte alle nachfolgenden Fragen.
Bitte jeweils nur ein Kästchen ankreuzen.

	Nicht besorgt	Leicht besorgt	Mäßig besorgt	Sehr besorgt	Extrem besorgt
Die Krankheit selbst (die Diagnose, wird sie besser etc.)					
Behandlung der Krankheit					
Wie ich mich körperlich gefühlt habe					
Nicht in der Lage sein, Dinge zu tun					
Meine Arbeit					
Finanzen					
Aufgebracht oder in Bedrängnis					
Sich anders als andere Menschen fühlen					
Wie ich mich als Mann oder Frau fühle					
Meine Beziehung zu meinem Partner					
Meine Beziehung zu anderen Menschen					
Wie ich unterstützt werde					
Die Zukunft					
Andere Sorgen? Bitte angeben					

Bibliografie

Aapro MS, Molassiotis A and Oliver I (2005) Anticipatory nausea and vomiting. Supportive Care in Cancer, 13, 117–21.

Ahmedzai SH and Shrivastav SP (2000) Breathlessness. Medicine, 28, 12–15.

Aitken-Swan J and Easson EC (1959) Reactions of cancer patients on being told their diagnosis. British Medical Journal, 1, 779–83.

Akechi T et al (2008) Psychotherapy for depression among incurable cancer patients. Cochrane Database of Systematic Reviews 2: CD005537 75.

Aldridge D (1992) The needs of individual patients in clinical research. Advances, 8, 58–65.

Allison PJ, Guichard C and Gilain L (2000) A prospective investigation of dispositional optimism as a predictor of health-related quality of life in head and neck cancer patients. Quality of Life Research, 9, 951–60.

Andersen BL (1986) Sexual difficulties for women following cancer treatment. In: Andersen BL, ed. Women with Cancer, pp. 257–88. New York: Springer.

Andersen BL, Yan H-C and Farrar WB (2008) Psychologic intervention improves survival for breast cancer patients. Cancer, 113, 3450–58.

Andrykowski MA, Brady MJ and Henslee-Downey PJ (1994) Psychosocial factors predictive of survival after allogeneic bone marrow transplantation. Psychosomatic Medicine, 56, 432–39.

Angell M (1985) Disease as a reflection of the psyche. New England Journal of Medicine, 312, 1570–72.

Antiemetic Subcommittee of the Multinational Association of Supportive Care in Cancer (MASCC) (1998) Prevention of chemotherapy- and radiotherapy-induced emesis: results of Perugia Consensus Conference. Annals of Oncology, 9, 811–19.

Antoni MH and Goodkin K (1988) Host moderator variables in the promotion of cervical neoplasia. I. Personality facets. Journal of Psychosomatic Research, 32, 327–38.

Antoni MH et al (2001) Cognitive-behavioural stress management intervention decreases the prevalence of depression and enhances benefit finding among women under treatment for early-stage breast cancer. Health Psychology, 20, 20–32.

Antoni MH et al (2006) Reduction of cancer-specific thought intrusions and anxiety symptoms with a stress management intervention among women undergoing treatment for breast cancer. American Journal of Psychiatry, 163, 1791–97.

Armes J et al (2007) A randomized controlled trial to evaluate the effectiveness of a brief, behaviorally oriented intervention for cancer-related fatigue. Cancer, 110, 1385–95.

Badger TA, Braden CJ, Longman AJ and Mishel MM (1999) Depression burden, self-help interventions, and social support in women receiving treatment for breast cancer. Journal of Psychosocial Oncology, 17, 17–35.

Baider L, Cooper CL and De-Nour AK, eds (1996) Cancer and the Family. Chichester: John Wiley & Sons Ltd.

Bartlett FC (1932) Remembering. Cambridge: Cambridge University Press.

Bartley T (2011) Cancer: psychological implications. In: Mindfulness-Based Cognitive Therapy for Cancer: gently turning towards. London: Wiley-Blackwell. Barton RT (1965) Life after laryngectomy. Laryngoscope, 75, 1408–15.

Beck AT (1976) Cognitive Therapy and the Emotional Disorders. London: Penguin. Beck AT (1988) Love is Never Enough. New York: Harper Row.

Beck AT et al (1961) An inventory for measuring depression. Archives of General Psychiatry, 4, 561–71.

Beck AT, Rush AJ, Shaw BF and Emery G (1979) Cognitive Therapy of Depression. New York: Guilford Press.

Beck JS (1995) Cognitive Therapy: basics and beyond. New York: Guilford Press.

Beck R and Fernandez E (1998) Cognitive-behavioral therapy in the treatment of anger: a meta-analysis. Cognitive Therapy and Research, 22, 63–74.

Beltman MW, Oude Voshaar RC and Speckens AE (2010) Cognitive-behavioural therapy for depression in people with a somatic disease: meta-analysis of randomised controlled trials. British Journal of Psychiatry, 197, 11–19.

Bennett-Levy J et al, eds (2004) Oxford Guide to Behavioural Experiments in Cognitive Therapy. Oxford: Oxford University Press.

Berger AM (2009) Update on the state of the science: sleep-wake disturbances in adult patients with cancer. Oncology Nursing Forum, 36, 165–77.

Berglund G, Bolund C, Gustaffson O and Sjoden P (1994) A randomized study of a rehabilitation program for cancer patients: the 'starting again' group. Psycho-Oncology, 3, 109–20.

Bloch S and Kissane DW (1995) Psychological care and breast cancer. Lancet, 346, 1114. Bloom JR (1986) Social support and adjustment to breast cancer. In: Andersen BL, ed. Women with Cancer, pp. 204–29. New York: Springer.

Bloom JR and Spiegel D (1984) The relationship of two dimensions of social support to the psychological well-being and social functioning of women with advanced breast cancer. Social Science and Medicine, 19, 831–7.

Boelan PA, de Keijser J, van den Hout MA and van den Bout J (2007) Treatment of complicated grief: a comparison between cognitive behaviour therapy and supportive counselling. Journal of Consulting and Clinical Psychology, 75, 271–84.

Boesen E et al (2005) Psychoeducational intervention for patients with cutaneous malignant melanoma: a replication study. Journal of Clinical Oncology, 23, 1270–77.

Bohart A (1980) Toward a cognitive theory of catharsis. Psychotherapy: Theory, Research and Practice, 17, 192–201.

Bohart A, Elliott R, Greenberg LS and Watson JC (2002) Empathy. In: Norcross JC, ed. Psychotherapy Relationships that Work, pp. 89–108. New York: Oxford University Press.

Borkovec TD (1994) The nature, functions, and origins of worry. In: Davey GCL and Tallis F, eds. Worrying: perspectives on theory, assessment and treatment, pp. 5–34. New York: John Wiley & Sons Ltd.

Borkovec TD and Hennings BC (1978) The role of physiological attention-focusing in the relaxation treatment of sleep disturbance, general tension, and specific stress reaction. Behaviour Research and Therapy, 16, 17–19.

Borysenko J et al (1986) Beth Israel Hospital: Mind/Body Group Program Handbook (unpublished manuscript).

Bottomley A et al (1996) A pilot study of cognitive-behavioural therapy and social support group interventions with newly diagnosed cancer patients. Journal of Psychosocial Oncology, 14, 65–83.

Boutin DL (2007) Effectiveness of cognitive behavioral and supportive-expressive group therapy for women diagnosed with breast cancer: a review of the literature. Journal for Specialists in Group Work, 32, 267–84.

Bovbjerg DH (2006) The continuing problem of post chemotherapy nausea and vomiting: contributions of classical conditioning. Autonomic Neuroscience: Basic and Clinical, 129, 92–8.

Bradford Hill A (1961) Principles of Medical Statistics. London: The Lancet Ltd.

Brady SS and Helgeson VS (1999) Social support and adjustment to recurrence of breast cancer. Journal of Psychosocial Oncology, 17, 37–55.

Breitbart W and Cohen KR (1998) Delirium. In: Holland JC, ed. Psycho-Oncology, pp. 564–75. New York: Oxford University Press.

Brewin CR et al (1998) Intrusive memories and depression in cancer patients. Behaviour Research and Therapy, 36, 1131–42.

Bruera E, Miller L and McCallion S (1990) Cognitive failure in patients with terminal cancer: a prospective longitudinal study. Psychosocial Aspects of Cancer, 9, 308–10.

Buddeberg C, Wolf C and Sieber M (1991) Coping strategies and course of disease of breast cancer patients. Psychotherapy and Psychosomatics, 55, 151–7.

Bukberg J, Penman G and Holland JC (1984) Depression in hospitalised cancer patients. Psychosomatic Medicine, 46, 199–212.

Burgess C et al (2005) Depression and anxiety in women with early breast cancer: five-year observational cohort study. British Medical Journal, 330, 702–7.

Burns DD (1980) Feeling Good: the new mood therapy. New York: William Morrow.

Burns DD and Auerbach A (1996) Therapeutic empathy in cognitive behaviour therapy: does it really make a difference? In: Salkovskis PM, ed. Frontiers of Cognitive Therapy. New York: Guilford Press.

Byma EA, Given BA and Given CW (2009) The effects of mastery on pain and fatigue resolution. Oncology Nursing Forum, 36, 544–52.

Cain EN et al (1986) Psychosocial benefits of a cancer support group. Cancer, 57, 183–9.

Carter RE, Carter CA and Prosen HA (1993) Emotional and personality types of breast cancer patients and spouses. American Journal of Family Therapy, 20, 300–309.

Carver CS et al (1993) How coping mediates the effect of optimism on distress: a study of women with early stage breast cancer. Journal of Personality and Social Psychology, 65, 375–90.

Cassileth BR et al (1985) Psychological correlates of survival in advanced malignant disease. New England Journal of Medicine, 312, 1551–5.

Castonguay LG et al (1996) Predicting the effect of cognitive therapy for depression: a study of unique and common factors. Journal of Consulting and Clinical Psychology, 64, 497–504.

Cawley RH (1983) The principles of treatment and therapeutic evaluation. In: Shepherd M and Zangwill O, eds. General Psychopathology, pp. 221–43. Cambridge: Cambridge University Press.

Chemtob CM, Novaco RW, Hamada RS and Gross DM (1997) Cognitive-behavioral treatment for severe anger in posttraumatic stress disorder. Journal of Consulting and Clinical Psychology, 65, 184–9.

Crichton P and Moorey S (2002) Treating pain in cancer patients. In: Turk DC and Gatchel RJ, eds. Psychological Approaches to Pain Management: a practitioner's handbook, 2nd edn. New York: Guilford Press.

Clark DA and Steer RA (1996) Empirical status of the cognitive model of anxiety and depression. In: Salkovskis PM, ed. Frontiers of Cognitive Therapy. New York: Guilford Press.

Classen C, Koopman C, Angell K and Spiegel D (1996) Coping styles associated with psychological adjustment to advanced breast cancer. Health Psychology, 15, 434–7.

Classen C, Sephton SE, Diamond S and Spiegel D (1998) Studies of life-extending psychosocial interventions. In: Holland JC, ed. Psycho-Oncology, pp. 730–42. New York: Oxford University Press.

Classen C et al (2001) Supportive expressive group therapy and distress in patients with metastatic breast cancer: a randomized clinical intervention. Archives of General Psychiatry, 58, 494–501.

Classen CC, Kraemer HC and Blasey C (2008) Supportive expressive group therapy for primary breast cancer: a randomized prospective multicenter trial. Psycho-Oncology, 17, 438–47.

Cochran D, Hacker NF, Wellisch DK and Berek JS (1987) Sexual functioning after treatment for endometrial cancer. Journal of Psychosocial Oncology, 5, 47–61.

Cohn KH (1982) Chemotherapy from an insider's perspective. Lancet, i, 1006–9. Cooper A (1982) Disabilities and how to live with them: Hodgkin's disease. Lancet, i, 612–13.

Cormie PJ, Nairn M and Welsh J (2008) Control of pain in adults with cancer: summary of SIGN guidelines. British Medical Journal, 337, a2154.

Cort E et al (2009) Palliative care nurses' experiences of training in cognitive behaviour therapy and taking part in a randomized controlled trial. International Journal of Palliative Nursing, 15, 290–98.

Coursey K, Dawson JJ and Luce JK (1975) Comparative anxiety levels of cancer patients and family members. Proceedings of the American Association for Cancer Research, 16, 246.

Cox DR (1972) Regression models and life tables. Journal of the Royal Statistical Society, 34B, 187–202.

Coyne JC and Palmer SC (2007) Does psychotherapy extend survival? Some methodological problems overlooked. Journal of Clinical Oncology, 25, 4852–53.

Coyne JC, Lepore SJ and Palmer SC (2006) Efficacy of psychosocial interventions in cancer care: evidence is weaker than it first looks. Annals of Behavioral Medicine, 32, 104–10.

Coyne JC, Thomas B and Stefanek M (2009) Time to let go of the illusion that psychotherapy extends the survival of cancer patients: reply to Kraemer, Kuchler and Spiegel (2009). Psychological Bulletin, 135, 179–82.

Crary WG and Crary GC (1974) Emotional crisis and cancer. Cancer, 24, 36–9.

Cunningham AJ (1995) Adjuvant psychological therapy for cancer patients: putting it on the same footing as adjunctive medical therapies. Psycho-Oncology, 9, 367–71.

Cunningham AJ (1999) Mind-body research in psychooncology: what directions will be most useful? Advances in Mind-Body Medicine, 15, 252–5.

Cunningham AJ and Tocco EK (1989) A randomized trial of group psychoeducational therapy for cancer patients. Patient Education and Counseling, 14, 101–14.

Cunningham AJ, Lockwood GA and Cunningham JA (1991) A relationship between self- efficacy and quality of life in cancer patients. Patient Education and Counselling, 17, 71–8.

Cunningham AJ, Lockwood GA and Edmonds CV (1993) Which cancer patients benefit from a brief, group, coping skills programme? International Journal of Psychiatry in Medicine, 23, 383–98.

Cunningham AJ, Edmonds CVI, Jenkins G and Lockwood GA (1995) A randomised comparison of two forms of brief, group, psychoeducational program for cancer patients: weekly sessions vs a 'weekend intensive.' International Journal of Psychiatry in Medicine, 25, 171–87.

Cunningham AJ et al (1998) A randomised controlled trial of the effects of group psychological therapy on survival in women with metastatic breast cancer. Psycho-Oncology, 7, 508–17.

Currier J, Holland J, Coleman R and Neimeyer RA (2006) Bereavement following violent death: an assault on life and meaning. In: Stevenson R and Cox G, eds. Perspectives on Violence and Violent Death, pp. 175–200. Amityville, NY: Baywood.

Dalton JA, Feuerstein M, Carlson J and Roghman K (1994) Biobehavioral pain profile: development and psychometric properties. Pain, 57, 95–107.

Dalton JA, Keefe FJ, Carlson J and Youngblood R (2004) Tailoring cognitive-behavioral treatment for cancer pain. Pain Management Nursing, 5, 3–18.

Dana CM et al (2009) Psychosocial interventions for adolescent cancer patients: a systematic review of the literature. Psycho-Oncology, 18, 683–90.

Dattilio FM (1997) Family therapy. In: Leahy RL, ed. Practising Cognitive Therapy: a guide to interventions, pp. 409–50. Northvale, NJ: Jason Aronson.

Dattilio FM and Padesky CA (1990) Cognitive Therapy with Couples. Saratosa, FL: Professional Resource Exchange.

Davidson JR, MacLean AW, Brundage MD and Schulze K (2002) Sleep disturbance in cancer patients. Social Science and Medicine, 54, 1309–21.

Dean C and Surtees PG (1995) Do psychological factors predict survival in breast cancer? Journal of Psychosomatic Research, 13, 47–66.

Deffenbacher JL (1999) Cognitive-behavioral conceptualization and treatment of anger. Journal of Clinical Psychology, 55, 295–309.

de Haes JCJM et al (1987). Evaluation of the quality of life of patients with advanced ovarian cancer treated with combination chemotherapy. In: Aaronson NK and Beckmann J, eds. The Quality of Life of Cancer Patients, pp. 215–26. New York: Raven Press.

Derogatis LR (1983) Psychosocial Adjustment to Illness Scale (PAIS and PAIS–SR). Scoring, procedures and administration manual I. Baltimore, MD: Clinical Psychometric Research.

Derogatis LR, Abeloff MD and Melisaratos N (1979) Psychological coping mechanisms and survival time in metastatic breast cancer. Journal of the American Medical Association, 249, 751–7.

Devlin HB, Plant JA and Griffin M (1971) Aftermath of surgery for ano-rectal cancer. British Medical Journal, 3, 413–18.

Di Clemente KJ and Temoshok L (1985) Psychological adjustment to having cutaneous malignant

melanoma as a predictor of follow-up clinical status. Psychosomatic Medicine, 47, 81.
DiGiuseppe R and Tafrate R (2003) Anger treatment for adults: a meta-analytic review. Clinical Psychology: Science and Practice, 10, 70–84.
Doorenbos A et al (2005) Reducing symptom limitations: a cognitive behavioural intervention randomized trial. Psycho-Oncology, 14, 574–84.
Drummond S (1967). Vocal rehabilitation after laryngectomy. British Journal of Disorders of Communication, 2, 39–44.
Dugas MJ and Robichaud M (2007) Cognitive Behavioural Treatment for Generalized Anxiety Disorder. London: Routledge.
Eardley A et al (1976) Colostomy: the consequences of surgery. Clinical Oncology, 2, 277–83.
Edelman S, Lemon J, Bell DR and Kidman AD (1999a) Effects of group CBT on the survival time of patients with metastatic breast cancer. Psycho-Oncology, 8, 474–81.
Edelman S, Bell DR and Kidman AD (1999b) A group cognitive-behaviour therapy programme with metastatic breast cancer patients. Psycho-Oncology, 8, 295–305.
Edgar L, Rosberger Z and Nowlis D (1992) Coping with cancer during the first year after diagnosis. Assessment and intervention. Cancer, 69, 817–28.
Edmonds CVI, Lockwood GA and Cunningham AJ (1999) Psychological response to long-term group therapy: a randomized trial with metastatic breast cancer patients. Psycho-Oncology, 8, 74–91.
Eissler K R (1955) The Psychiatrist and the Dying Patient. New York: International University Press.
Ell K, Nishimoto R and Morvay T (1989) A longitudinal analysis of psychological adaptation among survivors of cancer. Cancer, 63, 406–13.
Elliotson J (1848) Cure of True Cancer with Mesmerism. London: Walton and Mitchell. Elsesser K et al (1994) The effects of anxiety management training on psychological variables and immune parameters in cancer patients: a pilot study. Behavioural and Cognitive Psychotherapy, 22, 13–23.
Espie CA et al (2008) Randomised controlled clinical effectiveness trial of cognitive behavior therapy compared with treatment as usual for persistent insomnia in patients with cancer. Journal of Clinical Oncology, 26, 4651–8.
Evans RL and Connis RT (1995) Comparison of brief group therapies for depressed cancer patients receiving radiation treatment. Public Health Reports, 110, 306–11.
Fallowfield LJ, Baum M and Maguire GP (1986) Effects of breast conservation on psychological morbidity associated with diagnosis and treatment of early breast cancer. British Medical Journal, 293, 1331–4.
Faulkner A, Webb P and Maguire P (1991) Communication and counseling skills: educating health professionals working in cancer and palliative care. Patient Education and Counseling, 18, 3–7.
Fawzy FI (1994) The benefits of a short-term group intervention for cancer patients. Advances, 10, 17–19.
Fawzy FI and Fawzy NW (1994) A structured psychosocial intervention for cancer patients. General Hospital Psychiatry, 16, 149–92.
Fawzy FI et al (1990a) A structured psychiatric intervention for cancer patients. I. Changes over times in methods of coping and affective disturbance. Archives of General Psychiatry, 47, 720–25.
Fawzy FI et al (1990b) A structured psychiatric intervention for cancer patients. II. Changes over time in immunological measures. Archives of General Psychiatry, 47, 729–35.
Fawzy FI et al (1993) Malignant melanoma: effects of an early structured psychiatric intervention, coping, and affective state on recurrence and survival 6 years later. Archives of General Psychiatry, 50, 681–9.
Fawzy FI, Fawzy NW and Wheeler JG (1996) A post-hoc comparison of the efficiency of a psychoeducational intervention for melanoma patients delivered in group versus individual formats: an analysis of data from two studies. Psycho-Oncology, 5, 81–9.
Feigin R et al (2000) The psychosocial experience of women treated for breast cancer by high-dose chemotherapy supported by autologous stem-cell transplant: a qualitative analysis of support groups. Psycho-Oncology, 9, 57–68.
Feinstein AD (1983) Psychological interventions in the treatment of cancer. Clinical Psychology Review, 3, 1–14.
Fennell MJV and Teasdale JD (1987) Cognitive therapy for depression: individual differences and the process of change. Cognitive Therapy and Research, 11, 253–71.
Fennell MJV, Teasdale JD, Jones S and Damlé A (1987) Distraction in neurotic and endogenous depression: an investigation of negative thinking in major depressive disorders. Psychological Medicine, 17, 441–52.
Fernandez-Ballesteros R, Ruiz MA and Garde S (1998) Emotional expression in healthy women and those with breast cancer. British Journal of Health Psychology, 3, 41–50.
Fernandez-Marcos A et al (1996) Acute and anticipatory emesis in breast cancer patients. Supportive Care in Cancer, 4, 370–7.
Fichten KS (1986) Self, other and situation-referant automatic thoughts: interaction between people who have a physical disability and those who do not. Cognitive Therapy and Research, 10, 571–87.
Figueroa-Moseley C et al (2007) Behavioral interventions in treating anticipatory nausea and vomiting. Journal of the National Comprehensive Cancer Network, 5, 44–50.
Finlay IG (2000) Palliative care: an introduction. Medicine, 28, 1.
Fiore N (1979) Fighting cancer – one patient's

perspective. New England Journal of Medicine, 300, 284–9.
Fiore NA (1984) The Road Back to Health. New York: Bantam Books.
Fledderus M, Bohlmeijer ET and Pieterse ME (2010) Does experiential avoidance mediate the effects of maladaptive coping styles on psychopathology and mental health? Behavior Modification, 34, 503–19.
Fleming S and Robinson PJ (1991) The application of cognitive therapy to the bereaved. In: Vallis TM, Howes JL and Miller PC, eds. The Challenge of Cognitive Therapy: applications to nontraditional populations. New York: Springer.
Fobair P et al (1986) Psychosocial problems among survivors of Hodgkin's disease. Journal of Clinical Oncology, 4, 805–14.
Folkman S (1997) Positive psychological states and coping with severe stress. Social Science and Medicine, 45, 1207–21.
Folkman S and Greer S (2000) Promoting psychological well-being in the face of serious illness: when theory, research and practice inform each other. Psycho-Oncology, 9, 11–19.
Ford MF et al (1990) Is group psychotherapy feasible for oncology outpatient attenders on the basis of psychological morbidity? British Journal of Cancer, 62, 624–6.
Fox BH (1998a) A hypothesis about Spiegel et al.'s 1989 paper on psychosocial intervention and breast cancer survival. Psycho-Oncology, 7, 361–70.
Fox BH (1998b) Rejoinder to Spiegel et al. Psycho-Oncology, 7, 518–19.
Fox BH (1999) Clarification regarding comments about a hypothesis. Psycho-Oncology, 8, 366–7.
Frank JD (1971) Therapeutic factors in psychotherapy. American Journal of Psychotherapy, 25, 350–61.
Freedman TG (1994) Social and cultural dimensions of hair loss in women treated for breast cancer. Cancer Nursing, 17, 334–41.
Freud S (1953) Thoughts for the time on war and death (ii). In: Strachey J, ed. Standard Edition of the Complete Psychological Works of Sigmund Freud. Volume XIV, p. 289. London: Hogarth.
Fuller S and Swenson CH (1993) Marital quality and quality of life among cancer patients and their spouses. Journal of Psychosocial Oncology, 10, 41–56.
Gil KM et al (2006) Benefits of the uncertainty management intervention for African American and White older breast cancer survivors: 20-month outcomes. International Journal of Behavioral Medicine, 13, 286–94.
Girgis A and Sanson-Fisher RW (1998) Breaking bad news. 1: Current best advice for clinicians. Behavioral Medicine, 24, 53–9.
Goedendorp MM, Gielissen MF, Verhagen CA and Bleijenberg G (2009) Psychosocial interventions for reducing fatigue during cancer treatment in adults. Cochrane Database of Systematic Reviews, CD006953.
Gold DB and Wegner DM (1995) Origins of ruminative thought: trauma, incompleteness, nondisclosure, and suppression. Journal of Applied Social Psychology, 25, 1245–61.
Goodkin K, Antoni MH and Blaney PH (1986) Stress and hopelessness in the promotion of cervical intraepithelial neoplasia to invasive squamous cell carcinoma of the cervix. Journal of Psychosomatic Research, 30, 67–76.
Goodwin PJ et al (1996) Randomized trial of group psychosocial support in metastatic breast cancer: the BEST (Breast Expressive-Supportive Therapy) study. Cancer Treatment Reviews, 22 (Suppl. A), 91–6.
Goodwin PJ, Pritchard KI and Spiegel D (1999) The Fox guarding the clinical trial: internal vs. external validity in randomized studies. Psycho-Oncology, 8, 275.
Grandi S, Fava GA, Cunsolo A and Ranieri M (1987) Major depression associated with mastectomy. Medical Science Research, 15, 283–4.
Grayling AC (2002). Death. In: The Meaning of Things, pp. 29–33. London: Phoenix. Greenberg DB, Sawicka J, Eisenthal S and Ross D (1992) Fatigue syndrome due to localized radiation. Journal of Pain and Symptom Management, 7, 38–45.
Greenberg LS and Safran JD (1987) Emotion in Psychotherapy. New York: Guilford Press.
Greer S (1985) Cancer: psychiatric aspects. In: Granville-Grossman K, ed. Recent Advances in Clinical Psychiatry. Edinburgh: Churchill-Livingstone.
Greer S (1995) The psychological toll of cancer. In: Horwich A, ed. Oncology, pp. 189–98.
London: Chapman and Hall.
Greer S (1999) Mind-body research in psycho-oncology. Advances in Mind-Body Medicine, 15, 236–44.
Greer S (2010) Bereavement care: some clinical observations. Psycho-Oncology, 19, 1156–60.
Greer S and Burgess C (1987) A self-esteem measure for patients with cancer. Psychology and Health, 1, 327–40.
Greer S and Watson M (1987) Mental adjustment to cancer: its measurement and prognostic importance. Cancer Surveys, 6, 439–53.
Greer S, Morris T, Pettingale KW and Haybittle JL (1990) Psychological response to breast cancer and 15-year outcome. Lancet, i, 49–50.
Greer S et al (1992) Adjuvant psychological therapy for patients with cancer: a prospective randomised trial. British Medical Journal, 304, 675–80.
Harcourt D and Rumsey N (2001) Psychological aspects of breast reconstruction: a review of the literature. Journal of Advanced Nursing, 35, 477–87.
Harcourt D et al (2003) The psychological effect of mastectomy with or without breast reconstruction: a prospective, multicenter study. Plastic and Reconstructive Surgery, 111, 1060–68.

Harrison J et al (1994) Concerns, confiding and psychiatric disorder in newly diagnosed cancer patients: a descriptive study. Psycho-Oncology, 3, 173–9.

Heim E, Valach L and Schaffner L (1997) Coping and psychological adaptation: longitudinal effects over time and stages in breast cancer. Psychosomatic Medicine, 59, 408–18.

Heinrich RL and Schag CC (1985) Stress and activity management: group treatment for cancer patients and spouses. Journal of Consulting and Clinical Psychology, 53, 439–46.

Helgeson VS and Taylor SE (1993) Social comparisons and adjustment among cardiac patients. Journal of Applied Social Psychology, 23, 1171–95.

Helgeson VS and Cohen S (1996) Social support and adjustment to cancer: reconciling descriptive, correlational, and intervention research. Health Psychology, 15, 135–48.

Hilton BA (1994) Family communication patterns in coping with early breast cancer. Western Journal of Nursing Research, 16, 366–88. Hinton J (1967). Dying. London: Penguin.

Hinton J (1994) Which patients with terminal cancer are admitted from home care? Palliative Medicine, 8, 197–210.

Hislop GT et al (1987) The prognostic significance of psychosocial factors in women with breast cancer. Journal of Chronic Diseases, 40, 729–35.

Hofmana M et al (2007) Cancer-related fatigue: the scale of the problem. Oncologist, 12, 4–10.

Holland JC and Marchini IA (1998) International psycho-oncology. In: Holland JC, ed. Psycho-Oncology, pp. 1165–9. New York: Oxford University Press.

Holland JC et al (1986) Psychosocial factors and disease-free survival in stage II breast carcinoma. Proceedings of the American Society of Clinical Oncology, 5, 237 (abstract).

Hopko DR et al (2005) Behavior therapy for depressed cancer patients in primary care. Psychotherapy: Theory, Research, Practice, Training, 42, 236–43.

Horowitz M (1986) Stress-response syndromes: a review of posttraumatic and adjustment disorders. Hospital and Community Psychiatry, 37, 241–9.

Horwich A (1995) Testicular cancer. In: Horwich A, ed. Oncology, pp. 485–98. London: Chapman and Hall.

Hughes JE (1985) Depressive illness and lung cancer. II. Follow-up of inoperable patients. European Journal of Surgical Oncology, 11, 21–4.

Hughes JE (1987) Psychological and social consequences of cancer. Cancer Surveys, 6, 455–75.

Ilnyckyj A, Farber J, Cheang MC and Weinerman BF (1994) A randomized controlled trial of psychotherapeutic intervention in cancer patients. Annals of the Royal College of Physicians and Surgeons of Canada, 27, 93–6.

Irvine D et al (1991) Psychosocial adjustment of women with breast cancer. Cancer, 67, 1097–117.

Irving LM, Snyder CR and Crowson JJ (1998) Hope and coping with cancer by college women. Journal of Personality, 66, 195–214.

Jacobson NS et al (2000) Integrative behavioral couple therapy: an acceptance-based, promising new treatment for couple discord. Journal of Consulting and Clinical Psychology, 68, 351–5.

Jamison RN, Burnish TG and Wallston KA (1987) Psychogenic factors in predicting survival of breast cancer patients. Journal of Clinical Oncology, 5, 768–72.

Janoff-Bulman R (1992) Shattered Assumptions: towards a new psychology of trauma. New York: Free Press.

Janoff-Bulman R (1999) Rebuilding shattered assumptions after traumatic life events: coping processes and outcomes. In: Snyder CR, ed. Coping: the psychology of what works, pp. 305–23. New York: Oxford University Press.

Jensen MR (1987) Psychobiological factors predicting the course of cancer. Journal of Personality, 55, 329–42.

Jensen PT et al (2004) Early-stage cervical carcinoma, radical hysterectomy, and sexual function: a longitudinal study. Cancer, 100, 96–106.

Johnson J (1982) The effects of a patient education course on patients with a chronic illness. Cancer Nurse, April issue, 117–23.

Johnson JG et al (2006) Development and validation of an instrument for the assessment of dependency among bereaved persons. Journal of.Psychopathological Behavioral. Assessment, 28, 263–72.

Kabat-Zinn J (1990) Full Catastrophe Living. New York: Delacourte Press.

Kabat-Zinn J (2003) Mindfulness-based interventions in context: past, present and future. Clinical Psychology: Science and Practice, 10, 144–56.

Kabat-Zinn J, Lipworth L and Burney R (1985) The clinical use of mindfulness meditation for the self-regulation of chronic pain. Journal of Behavioral Medicine, 8, 163–90.

Kabat-Zinn J, Massion AO, Kristeller J et al (1992) Effectiveness of a meditation-based stress reduction program in the treatment of anxiety disorders. American Journal of Psychiatry, 149, 936–43.

Kangas M, Bovjberg DH and Montgomery GH (2008) Cancer-related fatigue: a systematic and meta-analytic review of non-pharmacological therapies for cancer patients. Psychological Bulletin, 34, 700–41.

Kausar R and Akram M (1998) Cognitive appraisal and coping of patients with terminal versus non-terminal diseases. Journal of Behavioural Sciences, 9, 13–28.

Kim J et al (2010) The roles of social support and coping strategies in predicting breast cancer patients' emotional well-being: testing mediation and moderation models. Journal of Health Psychology, 15, 543–52.

Kim Y and Morrow GR (2007) The effects of family support, anxiety, and post-treatment nausea on the development of anticipatory nausea: a latent growth model. Journal of Pain and Symptom Management, 34, 265–76.

Kingdon DG and Turkington D (2005) Cognitive Therapy of Schizophrenia. New York: Guilford Press.

Kissane DW et al (1997) Cognitive-existential group therapy for patients with primary breast cancer – techniques and themes. Psycho-Oncology, 6, 25–33.

Kissane DW et al (2003) Cognitive-existential group psychotherapy for women with primary breast cancer: a randomised controlled trial. Psycho-Oncology, 12, 532–46.

Kissane DW et al (2007) Supportive-expressive group therapy for women with metastatic breast cancer: survival and psychosocial outcome from a randomized controlled trial. Psycho-Oncology, 16, 277–86.

Kornblith AB, Anderson J and Cella DF (1992) Hodgkin disease survivors at increased risk for problems in psychosocial adaptation. Cancer, 70, 2214–24.

Kovacs M and Beck AT (1978) Maladaptive cognitive structures in depression. American Journal of Psychiatry, 135, 525–33.

Kraemer HC, Kuchler T and Spiegel D (2009) Use and misuse of the Consolidated Standards of Reporting Trials (CONSORT) guidelines to assess research findings: comment on Coyne, Stefanek and Palmer (2007). Psychological Bulletin, 135, 173–8.

Kuchler T, Bestmann B and Rappat S (2007) Impact of psychotherapeutic support for patients with gastrointestinal cancer undergoing surgery: 10-year survival results of a randomized trial. Journal of Clinical Oncology, 25, 2702–8.

Kuipers E et al (1997) London-East Anglia randomised controlled trial of cognitive behavioural therapy for psychosis. I: Effects of the treatment phase. British Journal of Psychiatry, 171, 319–27.

Ladouceur R, Gosselin P and Dugas MJ (2000) Experimental manipulation of intolerance of uncertainty: a study of a theoretical model of worry. Behaviour Research and Therapy, 38, 933–41.

Lakein A (1973) How to Get Control of Your Time and Your Life. New York: New American Library.

Lannen PK et al (2008) Unresolved grief in a national sample of bereaved parents: impaired mental and physical health 4 to 9 years later. Journal of Clinical Oncology, 26, 5870–76.

Larue F, Colleau S, Brasseur L and Cleeland C (1995) Multicentre study of cancer pain and its treatment in France. British Medical Journal, 310, 1034–7.

Lawrence DP et al (2004) Evidence report on the occurrence, assessment, and treatment of fatigue in cancer patients. Journal of the National Cancer Institute Monographs, 32, 40–50.

Lazarus RS and Folkman S (1984) Stress, Appraisal and Coping. New York: Springer.

Lee JK, Orsillo SM, Roemer L and Allen LB (2010) Distress and avoidance in generalized anxiety disorder: exploring the relationships with intolerance of uncertainty and worry. Cognitive Behaviour Therapy, 39, 26–136.

Lee V et al (2006) Meaning-making intervention during breast or colorectal cancer treatment improves self-esteem, optimism and self-efficacy. Social Science and Medicine, 62, 1133–45.

Lengacher CA, Johnson-Marland V and Post-White J (2009) Randomised controlled trial of mindfulness-based stress reduction (MBSR) for survivors of breast cancer. Psycho- Oncology, 18, 1261–70.

Lepore SJ and Coyne JC (2006) Psychological interventions for distress in cancer patients: a review of reviews. Annals of Behavioral Medicine, 32, 85–92.

Levine PM, Silberfarb PM and Lipowski ZJ (1978) Mental disorders in cancer patients. A study of 100 psychiatric referrals. Cancer, 42, 1385–91.

Levy SM, Lee J, Bagley C and Lippman M (1988) Survival hazards analysis in first recurrent breast cancer patients: seven-year follow-up. Psychosomatic Medicine, 50, 520–28.

Lewis A (1958) Between guesswork and certainty in psychiatry. Lancet, i, 171–5, 227–30.

Lewis WA and Bucher AM (1992) Anger, catharsis, the reformulated frustration-aggression hypothesis, and health consequences. Psychotherapy, 29, 385–92.

Li J et al (2003) Mortality in parents after death of a child in Denmark: a nationwide follow-up study. Lancet, 361, 363–7.

Lichtman RR and Taylor SE (1986) Close relationships and the female cancer patient. In: Andersen BL, ed. Women with Cancer, pp. 233–56. New York: Springer.

Lichtman RR et al (1985) Relations with children after breast cancer: the mother-daughter relationship at risk. Journal of Psychosocial Oncology, 2, 1–19.

Link LB, Robbins L, Mancuso CA and Charlson ME (2004) How do cancer patients who try to take control of their disease differ from those who do not? European Journal of Cancer Care, 13, 219–26.

Linn MW, Linn BS and Harris R (1982) Effects of counselling for late stage cancer patients. Cancer, 49, 1048–55.

Llewellyn CD, Weinman J, McGurk M and Humphris G (2008) Can we predict which head and neck cancer survivors develop fears of recurrence? Journal of Psychosomatic Research, 65, 525–32.

Lloyd GG (1979) Psychological stress and coping mechanisms in patients with cancer. In: Stoll BA, ed. Mind and Cancer Prognosis, pp. 47–59. Chichester: John Wiley & Sons.

Lloyd-Williams M and Friedman T (1999) Depression in terminally ill patients. American Journal of Hospice Palliative Care, 16, 704.

Lo C et al (2010) Longitudinal study of depressive symptoms in patients with metastatic gastrointestinal and lung cancer. Journal of Clinical Oncology, 28, 3084–9.

Low CA, Stanton AL, Bower JE and Gyllenhammer L (2010) A randomized controlled trial of emotionally expressive writing for women with metastatic breast cancer. Health Psychology, 29, 460–66.

Lumley MA, Kelley JE and Leissen JCC (1997) Health effects of emotional disclosure in rheumatoid arthritis patients. Health Psychology, 16, 331–40.

Lundin T (1984) Morbidity following sudden and unexpected bereavement. British Journal of Psychiatry, 144, 84–8.

Maciejewski PK, Zhang B, Block SD and Prigerson HG (2007) An empirical examination of the stage theory of grief. Journal of the American Medical Association, 297, 716–23.

McIntosh J (1974) Process of communication, information seeking and control associated with cancer. Social Science.and Medicine, 8, 167–87.

McLean LM, Jones JM, Rydall AC et al (2008) A couples intervention for patients facing advanced cancer and their spouse caregivers: outcomes of a pilot study. Psycho- Oncology, 17, 1152–6.

McNair D, Lorr M and Droppleman L (1971) Manual for Profile of Mood States. San Diego, CA: Education and Industrial Testing Service.

Magee B (1997) Confessions of a Philosopher. London: Weidenfeld and Nicholson.

Maguire GP, Lee EG, Bevington DJ et al (1978) Psychiatric problems in the first year after mastectomy. British Medical Journal, 1, 963–5.

Maguire P (1979) The will to live in the cancer patient. In: Stoll BA, ed. Mind and Cancer Prognosis, pp. 169–82. Chichester: John Wiley & Sons.

Manne SL et al (2005) Couple-focused group intervention for women with early stage breast cancer. Journal of.Consulting and Clinical Psychology, 73, 634–6.

Mannix K et al (2006) Effectiveness of brief training in cognitive behaviour therapy techniques for palliative care practitioners. Palliative Medicine, 20, 579–84.

Masters WH and Johnson VE (1970) Human Sexual Inadequacy. Boston, MA: Little, Brown and Company.

Mawson D, Marks I, Ramm L and Stern R (1981) Guided mourning for morbid grief: a controlled study. British Journal of Psychiatry, 138, 185–93.

Meichenbaum D (1977) Cognitive-Behavior Modification: an integrative approach. New York: Plenum Press.

Meichenbaum D (1985) Stress Inoculation Training. Oxford: Pergamon Press.

Mellon S, Northouse LL and Weiss LK (2006) A population-based study of the quality of life of cancer survivors and their family caregivers. Cancer Nursing, 29, 120–31.

Meyer TJ and Mark MM (1995) Effects of psychosocial interventions with adult cancer patients: a meta-analysis of randomized experiments. Health Psychology, 14, 101–8.

Middelboe T, Ovesen L, Mortensen E and Lykke BP (1995) The relationship between self- reported general health and observed depression and anxiety in cancer patients during chemotherapy. Nordic Journal of Psychiatry, 49, 25–31.

Mishel MH et al (2005) Benefits from an uncertainty management intervention for African-American and Caucasian older long-term breast cancer survivors. Psycho- Oncology, 14, 962–78.

Mitchell GW and Glicksman AS (1977) Cancer patients: knowledge and attitudes. Cancer, 40, 61–6.

Montel S (2010) Fear of recurrence: a case report of a woman breast cancer survivor with GAD treated successfully by CBT. Clinical Psychology and Psychotherapy, 17, 346–53.

Montgomery C, Lydon A and Lloyd K (1999) Psychological distress among cancer patients and informed consent. Journal of Psychosomatic Research, 46, 241–5.

Montgomery GH and Bovbjerg DH (2001) Specific response expectancies predict anticipatory nausea during chemotherapy for breast cancer. Journal of Consulting and Clinical Psychology, 69, 831–5.

Moorey S (1996) When bad things happen to rational people: cognitive therapy in adverse life situations. In: Salkovskis P, ed. Frontiers of Cognitive Therapy, pp. 450–69. New York: Guilford Press.

Moorey S (2007) Breast cancer and body image. In: Nasser M, Baistow K and Treasure J, eds. The Female Body in Mind: the interface between the female body and mental health, pp. 72–89. Hove: Routledge.

Moorey S (2010) Cognitive behaviour therapy and psychoanalysis. In: Lemma A and Patrick M, eds. Off the Couch: contemporary psychoanalytic applications, pp. 194–211. Hove: Routledge.

Moorey S (2011) Socratic methods in adversity. In: Padesky CA and Kennerley H, eds. Oxford Guide to Socratic Methods in CBT. Oxford: Oxford University Press.

Moorey S and Greer S (1989) Psychological Therapy for Patients with Cancer. Oxford: Heinemann.

Moorey S and Greer S (2002) Cognitive Behaviour Therapy for People with Cancer. Oxford: Oxford University Press.

Moorey S et al (1991) The factor structure and factor stability of the Hospital Anxiety and Depression Scale in patients with cancer. British Journal of Psychiatry, 158, 255–9.

Moorey S et al (1994) Adjuvant psychological therapy for patients with cancer: outcome at one year. Psycho-Oncology, 3, 39–46.

Moorey S, Greer S, Bliss J and Law M (1998) A comparison of adjuvant psychological therapy and supportive counselling in patients with cancer. Psycho-Oncology, 7, 218–28.

Moorey S, Frampton M and Greer S (2003) The Cancer Coping Questionnaire: a self- rating scale for measuring the impact of adjuvant psychological

therapy on coping behaviour. Psycho-Oncology, 12, 331–44.
Moorey S et al (2009) A cluster randomized controlled trial of cognitive behaviour therapy for common mental disorders in patients with advanced cancer. Psychological Medicine, 39, 713–23.
Morgenthaler T et al (2006) Practice parameters for the psychological and behavioral treatment of insomnia: an update. An American Academy of Sleep Medicine report. Sleep, 29, 1415–19.
Morize V, Nguyen DT, Lorente C and Desfosses G (1999) Descriptive epidemiological survey on a given day in all palliative care patients hospitalized in a French university hospital. Palliative Medicine, 13, 105–17.
Morris T, Greer HS and White P (1977) Psychological and social adjustment to mastectomy: a two-year follow-up study. Cancer, 77, 2381–7.
Morris T, Blake S and Buckley M (1985) Development of a method for rating cognitive responses to a diagnosis of cancer. Social Science and Medicine, 20, 795–802.
Morris T, Pettingale K and Haybittle J (1992) Psychological response to cancer diagnosis and disease outcome in patients with breast cancer and lymphoma. Psycho-Oncology, 1, 105–14.
Morrow GR (1984) Clinical characteristics associated with the development of anticipatory nausea and vomiting in cancer patients undergoing chemotherapy treatment. Journal of Clinical Oncology, 2, 1170–76.
Morrow GR, Lindke J and Black PM (1991) Predicting development of anticipatory emesis in cancer patients: prospective examination of eight characteristics. Journal of Pain and Symptom Management, 6, 215–23.
Morrow GR et al (1992) Comparing the effectiveness of behavioral treatment for chemotherapy-induced nausea and vomiting when administered by oncologists, oncology nurses, and clinical psychologists. Health Psychology, 11, 250–56.
Moynihan C (1987) Testicular cancer: the psychosocial problems of patients and their relatives. Cancer Surveys, 6, 477–510.
Moynihan C et al (1998) Evaluation of adjuvant psychological therapy in patients with testicular cancer: a randomised trial. British Medical Journal, 316, 429–35.
National Institute for Clinical Excellence (2004) Improving Supportive and Palliative Care for Adults with Cancer: the manual. London: National Institute for Clinical Excellence.
National Institute for Health and Clinical Excellence (2009) The Treatment and Management of Depression in Adults with Chronic Physical Health Problems. CG91. London: National Institute for Health and Clinical Excellence.
Neimeyer RA (2006) Making meaning in the midst of loss. Grief Matters: the Australian Journal of Grief and Bereavement, 9, 62–5.
Northouse LL, Dorris G and Charron-Moore C (1996) Factors affectings couples' adjustment to recurrent breast cancer. Social Science and Medicine, 41, 69–76.
Northouse LL, Templin T, Mood D and Oberst M (1998) Couples' adjustment to breast cancer and benign breast disease: a longitudinal analysis. Psycho-Oncology, 7, 37–48.
Novaco RW (1976) The functions and regulation of the arousal of anger. American Journal of Psychiatry, 133, 1124–8.
Novaco RW (1995) Clinical problems of anger and its assessment and regulation through a stress coping skills approach. In: O'Donohue W and Krasner L, eds. Handbook of Psychological Skills Training: clinical techniques and applications, pp. 320–38. Boston, MA: Allyn and Bacon.
Novaco RW and Chemtob CM (1998) Anger and trauma: conceptualization, assessment, and treatment. In: Follette VM, Ruzek JI and Abueg FR, eds. Cognitive-Behavioral Therapies for Trauma, pp. 162–90. New York: Guilford Press.
O'Brien CW and Moorey S (2010) Outlook and adaptation in advanced cancer: a systematic review. Psycho-Oncology, 19, 1239–49.
Oken D (1961) What to tell cancer patients: a study of medical attitudes. Journal of the American Medical Association, 175, 1120–28.
Osborne RH et al (1999) The Mental Adjustment to Cancer (MAC) scale: replication and refinement in 632 breast cancer patients. Psychological Medicine, 29, 1335–45.
Parkes CM (1986) Bereavement: studies of grief in adult life. London: Penguin Books.
Parle M, Maguire P and Heaven C (1997) The development of a training model to improve health professionals' skills, self-efficacy and outcome expectancies when communicating with cancer patients. Social Science and Medicine, 44, 231–40.
Parloff MB, Waskow IE and Wolfe BE (1978) Research on therapist variables in relation to process and outcome. In: Garfield SL and Bergin A, eds. Handbook of Psychotherapy and Behavior Change: an empirical analysis, 2nd edn, pp. 233–82. New York: John Wiley & Sons.
Peck A (1972) Emotional reactions to having cancer. American Journal of Roentgenology, Radium Therapy and Nuclear Medicine, 114, 591–9.
Perloff LS (1983) Perceptions of vulnerability to victimisation. Journal of Social Issues, 39, 41–61.
Perloff LS (1987) Social comparison and illusions of invulnerability to negative life events. In: Snyder CR and Ford CE, eds. Coping with Negative Life Events: clinical and social psychological perspectives, pp. 217–42. New York: Plenum Press.
Persons JB, Davidson J and Tompkins MA (2001) Essential Components of Cognitive- Behavior Therapy for Depression. Washington, DC: American Psychological Association.
Pettingale KW, Philalethis A, Tee DEH and Greer HS

(1981) The biological correlates of psychological responses to cancer. Journal of Psychosomatic Research, 25, 453–8.

Pettingale KW, Burgess C and Greer S (1988) Psychological response to cancer diagnosis. I. Correlations with prognostic variables. Journal of Psychosomatic Research, 32, 255–61.

Phillips DP and Smith DG (1990) Postponement of death until symbolically meaningful occasions. Journal of the American Medical Association, 263, 1947–51.

Pistrang N and Barker C (1995) The partner relationship in psychological response to breast cancer. Social Science and Medicine, 40, 789–97.

Portenoy R (1989) Cancer pain. Epidemiology and symptoms. Cancer, 63 (Suppl. 11), 2298–307.

Potosky AL et al (2005) 5-year urinary and sexual outcomes after radical prostatectomy: results from the prostate cancer outcomes study. Journal of Urology, 173, 1701–5.

Prigerson HG, Vanderwerker LC and Maciejewski PK (2008) A case for inclusion of prolonged grief disorder in DSM-V. In: Stroebe M, Hansson R, Schut H and Stroebe W, eds. Handbook of Bereavement Research and Practice: 21st century perspectives, pp. 165–86. Washington, DC: American Psychological Association.

Prigerson H et al (2009) Prolonged grief disorder: psychometric validation of criteria proposed for DMS-V and ICD-11. PLOS Medicine, 6(8), e100121.

Rabkin JG et al (2009) Depression, distress and positive mood in late-stage cancer: a longitudinal study. Psycho-Oncology, 18, 79–86.

Raphael B (1984) The Anatomy of Bereavement: a handbook for the caring professions. London: Hutchinson.

Ratcliffe MA, Dawson AA and Walker LG (1995) Eysenck Personality Inventory I-scores in patients with Hodgkin's disease and non-Hodgkin's lymphoma. Psycho-Oncology, 4, 39–45.

Renneker RE (1982) Cancer and psychotherapy. In: Goldberg JG, ed. Psychotherapeutic Treatment of Cancer Patients, pp. 000–000. New York: Free Press.

Richardson JL, Shelton DR, Krailo M and Levine AM (1990) The effect of compliance with treatment on survival among patients with hematologic malignancies. Journal of Clinical Oncology, 8, 356–64.

Rieker PP, Edbril SD and Garnick MB (1985) Curative testis cancer therapy: psychosocial sequelae. Journal of Clinical Oncology, 3, 1117–26.

Ringdal GI (1995) Correlates of hopelessness in cancer patients. Journal of Psychosocial Oncology, 13, 47–66.

Robb KA, Williams JE, Duvivier V and Newham DJ (2006) A pain management program for chronic cancer-treatment-related pain: a preliminary study. Journal of Pain, 7, 82–90.

Rodrigue JR and Park TL (1996) General and illness-specific adjustment to cancer: relationship to marital status and marital quality. Journal of Psychosomatic Research, 40, 29–36.

Roesch SC et al (2005) Coping with prostate cancer: a meta-analytic review. Journal of Behavioural Medicine, 28, 281–93.

Rosenblatt PC (2000) Parents talking in the present tense about their dead child. Bereavement Care, 18, 35–8.

Ross L et al (2009) No effect on survival of home psychosocial intervention in a randomized study of Danish colorectal cancer patients. Psycho-Oncology, 18, 875–85.

Sage N, Sowden M and Chorlton E (2008) CBT for Chronic Illness and Palliative Care: a workbook and toolkit. Chichester: John Wiley & Sons.

Salkovskis PM (1991) The importance of behaviour in the maintenance of anxiety and panic: a cognitive account. Behavioural Psychotherapy, 19, 6–19.

Salkovskis PM and Warwick NMC (1986) Morbid preoccupations, health anxiety and reassurance: a cognitive-behavioural approach to hypochondriasis. Behaviour Research and Therapy, 24, 597–602.

Sanders CM (1979) A comparison of adult bereavement in the death of a spouse, child, and parent. Omega – Journal of Death and Dying, 10, 303–22.

Sandgren AK and McCaul KD (2007) Long-term telephone therapy outcomes for breast cancer patients. Psycho-Oncology, 16, 38–47.

Sandgren AK et al (2000) Telephone therapy for patients with breast cancer. Oncology Nursing Forum, 27, 683–8.

Savard J and Morin CM (2001) Insomnia in the context of cancer: a review of a neglected problem. Journal of Clinical Oncology, 19, 895–908.

Savard J et al (2001) Prevalence, clinical characteristics, and risk factors for insomnia in the context of breast cancer. Sleep, 24, 583–90.

Savard J et al (2006) Randomized clinical trial on cognitive therapy for depression in women with metastatic breast cancer: psychological and immunological effects. Palliative and Supportive Care, 4, 219–37.

Schmale AH et al (1982) Pretreatment behaviour profiles associated with subsequent psychosocial adjustment in radiation therapy patients: a prospective study. International Journal of Psychiatry in Medicine, 12, 187–95.

Schover LR (1998) Sexual dysfunction. In: Holland JC, ed. Psycho-Oncology, pp. 494–9. New York: Oxford University Press.

Scottish Intercollegiate Guidelines Network (2008) Control of Pain in Adults with Cancer. Guideline No. 106. Edinburgh: Scottish Intercollegiate Guidelines Network.

Segal ZV, Williams JMG and Teasdale JD (2002) Mindfulness-Based Cognitive Therapy for Depression: a new approach to preventing relapse. New York: Guilford Press.

Selawry O (1979) The individual and the median. In: Stoll BA, ed. Mind and Cancer Prognosis, pp. 39–43. Chichester: John Wiley & Sons.

Sellick SM and Crooks DL (1999) Depression and cancer: an appraisal of the literature for prevalence, detection, and practice guideline development for psychological interventions. Psycho-Oncology, 8, 315–33.

Semple CJ, Dunwoody L, Sullivan K and Kernohan WG (2006) Patients with head and neck cancer prefer individualized cognitive behavioural therapy. European Journal of Cancer Care, 15, 220–7.

Servaes P et al (1999) Inhibition of emotional expression in breast cancer patients. Behavioral Medicine, 25, 23–7.

Shadish WR and Baldwin SA (2005) The effects of behavioral marital therapy: a meta- analysis of randomized controlled trials. Journal of Consulting and Clinical Psychology, 73, 6–14.

Shear K, Frank E, Houch PR and Reynold CF (2005) Treatment of complicated grief: a randomized controlled trial. Journal of the American Medical Association, 293, 2601–8.

Sheard T and Maguire P (1999) The effect of psychological interventions on anxiety and depression in cancer patients: results of two meta-analyses. British Journal of Cancer, 80, 1770–80.

Sherman AC et al (2004) Group interventions for patients with cancer and HIV disease: Part I: Effects on psychosocial and functional outcomes at different phases of illness. International Journal of Group Psychotherapy, 54, 29–82.

Sherwood P et al (2005) A cognitive behavioral intervention for symptom management in patients with advanced cancer. Oncology Nursing Forum, 32, 1190–8.

Silberfarb PM and Greer S (1982) Psychological concomitants of cancer: clinical aspects. American Journal of Psychotherapy, 36, 470–78.

Silverman GK, Johnson JG and Prigerson HG (2001) Preliminary explorations of the effects of prior trauma and loss on risk of psychiatric disorders in recently widowed people. Israel Journal of Psychiatry and Related Sciences, 38, 202–15.

Simonton S and Sherman A (2000) An integrated model of group treatment for cancer patients. International Journal of Group Psychotherapy, 50, 487–506.

Simonton S, Simonton OC and Creighton JC (1978) Getting Well Again. New York: Bantam Books.

Smith MT and Neubauer DN (2003) Cognitive behavior therapy for chronic insomnia. Clinical Cornerstone, 5, 28–40.

Smith MT, Huang MI and Manber R (2005) Cognitive behavior therapy for chronic insomnia occurring within the context of medical and psychiatric disorders. Clinical Psychology Review, 25, 559–92.

Speca M (1999) Rejoinder to Fox. Psycho-Oncology, 8, 276.

Speice J et al (2000) Involving family members in cancer care: focus group considerations of patients and oncological providers. Psycho-Oncology, 9, 101–12.

Spiegel D (1985) Psychosocial interventions with cancer patients. Journal of Psychosocial Oncology, 3, 83–95.

Spiegel D and Spira J (1991) Supportive-Expressive Group Therapy: a treatment manual of psychosocial intervention for women with recurrent breast cancer. Stanford, CA: Stanford University School of Medicine.

Spiegel D, Bloom JR and Yalom ID (1981) Group support for patients with metastatic cancer. Archives of General Psychiatry, 38, 527–33.

Spiegel D, Bloom JR, Kraemer HC and Gottheil E (1989) Effect of psychosocial treatment on survival of patients with metastatic breast cancer. Lancet, ii, 888–91.

Spiegel D, Kraemer HC and Bloom JR (1998) A tale of two methods: randomisation versus matching trials in clinical research. Psycho-Oncology, 7, 371–5.

Spiegel D et al (1999) Group therapy for recently diagnosed breast cancer patients: a multicenter feasibility study. Psycho-Oncology, 8, 482–3.

Spielberger CD, Gorsuch RL and Lushene RF (1970) Manual for the State-Trait Anxiety Inventory. Palo Alto, CA: Consulting Psychologists Press.

Spira JL (1998) Group therapies. In: Holland JC, ed. Psycho-Oncology, pp. 701–16. New York: Oxford University Press.

Stanton AL et al (2000a) Emotionally expressive coping predicts psychological and physical adjustment to breast cancer. Journal of Consulting and Clinical Psychology, 68, 875–82.

Stanton AL, Kirk SB, Cameron CL and Danoff-Burg S (2000b) Coping through emotional approach: scale construction and validation. Health Psychology, 12, 16–23.

Stiegelis HE et al (2003) Cognitive adaptation: a comparison of cancer patients and healthy references. British Journal of Health Psychology, 8, 303–18.

Stroebe M, Schut H and Stroebe W (2007) Health outcomes of bereavement. Lancet, 370, 1960–73.

Tarrier N and Maguire P (1984) Treatment of psychological distress following mastectomy: an initial report. Behaviour Research and Therapy, 22, 81–4.

Tatrow K and Montgomery GH (2006) Cognitive behavioral therapy techniques for distress and pain in breast cancer patients: a meta-analysis. Journal of Behavioral Medicine, 29, 17–27.

Taylor SE and Armor DA (1996) Positive illusions and coping with adversity. Journal of Personality, 64, 873–98.

Taylor SE, Lichtman RR and Wood JV (1984) Attributions, beliefs about control and adjustment to breast cancer. Journal of Personality and Social Psychology, 46, 489–502.

Taylor SE et al (1993) Optimism, coping, psychological

distress, and high-risk sexual behavior among men at risk for acquired immunodeficiency syndrome (AIDS). Journal of Personality and Social Psychology, 63, 460–73.

Taylor SE et al (2000) Psychological resources, positive illusions, and health. American Psychologist, 55, 99–109.

Teasdale JD (1983) Change in cognition during depression – psychopathological implications: discussion paper. Journal of the Royal Society of Medicine, 76, 1038–44.

Telch CF and Telch MJ (1986) Group coping skills instruction and supportive group therapy for cancer patients: a comparison of strategies. Journal of Consulting and Clinical Psychology, 34, 802–8.

Temoshok L (1985) Biopsychosocial studies on cutaneous malignant melanoma: psychosocial factors associated with progression, psychophysiology and tumor-host response. Social Science and Medicine, 20, 833–40.

Tennen H and Affleck G (1999) Finding benefits in adversity. In: Snyder CR, ed. Coping: the psychology of what works, pp. 279–304. Oxford: Oxford University Press.

Teno JM (1999) Lessons learned and not learned from the SUPPORT project. Palliative Medicine, 13, 91–3.

Thomas C, Turner P and Madden F (1988) Coping and the outcome of stoma surgery. Journal of Psychosomatic Research, 4, 457–67.

Thompson GN et al (2009) Prognostic acceptance and the well-being of patients receiving palliative care for cancer. Journal of Clinical Oncology, 27, 5757–62.

Thwaites R and Bennett-Levy J (2007) Conceptualizing empathy in cognitive behaviour therapy: making the implicit explicit. Behavioural and Cognitive Psychotherapy, 35, 591–612.

Tomarken A et al (2007) Factors of complicated grief pre-death in caregivers of cancer patients. Psycho-Oncology, 17, 105–11.

Tremblay V, Savard J and Ivers H (2009) Predictors of the effect of cognitive behavioral therapy for chronic insomnia comorbid with breast cancer. Journal of Consulting and Clinical Psychology, 77, 742–50.

Trillin AS (1981) Of dragons and garden peas: a cancer patient talks to doctors. New England Journal of Medicine, 304, 699–701.

Tross S et al (1996) Psychological symptoms and disease-free and overall survival in women with stage II breast cancer. Journal of the National Cancer Institute, 88, 661–7.

Turk DC and Fernandez E (1991) Pain: a cognitive-behavioural perspective. In: Watson M, ed. Cancer Patient Care: psychosocial treatment methods, pp. 15–44. New York: Cambridge University Press.

Turner R (1995) Principles of palliative care. In: Horwich A, ed. Oncology, pp. 199–211. London: Chapman and Hall.

Vachon MLS et al (1977) The final illness in cancer: the widow's perspective. Canadian Medical Association Journal, 117, 1151–4.

van den Beuken-van Everdingen MH et al (2008) Concerns of former breast cancer patients about disease recurrence: a validation and prevalence study. Psycho-Oncology, 17, 1137–45.

Vanderwerker LC, Jacobs SC, Parkes CM and Prigerson HG (2006) An exploration of associations between separation anxiety in childhood and complicated grief in later life. Journal of Nervous and Mental Disease, 194, 121–3.

Van Doom C, Kasl SV, Beery KC and Prigerson HG (1998) The influence of marital quality and attachment styles on traumatic grief and depressive symptoms. Journal of Nervous and Mental Disease, 186, 560–73.

von Eschenbach AC (1986) Sexual dysfunction following therapy for cancer of the prostate, testis and penis. In: Vaeth JM, ed. Body Image, Self-Esteem and Sexuality in Cancer Patients, pp. 48–55. Basel: Karger.

Van Heeringen C, Van Moffaert M and de Cuypere G (1990) Depression after surgery for breast cancer: comparison of mastectomy and lumpectomy. Psychotherapy and Psychosomatics, 51, 175–9.

Vos MS and de Haes JC (2007) Denial in cancer patients: an explorative review. Psycho- Oncology, 16, 12–25.

Vos PJ et al (2007) Effectiveness of group psychotherapy compared to social support groups in patients with primary non-metastatic breast cancer. Journal of Psychosocial Oncology, 25, 37–60.

Watson M (1993) Anticipatory nausea and vomiting: broadening the scope of psychological treatments. Supportive Care in Cancer, 1, 171–7.

Watson M and Marvell C (1992) Anticipatory nausea and vomiting among cancer patients: a review. Psychology and Health, 6, 97–106.

Watson M and Greer S (1998) Coping and personality. In: Holland JC, ed. Psycho- Oncology, pp. 81–98. New York: Oxford University Press.

Watson M, Pettingale KW and Greer S (1984) Emotional control and autonomic arousal in breast cancer patients. Journal of Psychosomatic Research, 28, 467–74.

Watson M et al (1988) Development of a questionnaire measure of adjustment to cancer: the MAC scale. Psychological Medicine, 18, 203–9.

Watson M, Greer S, Pruyn J and Van den Borne B (1990) Locus of control and adjustment to cancer. Psychological Reports, 66, 39–48.

Watson M et al (1994) The Mini-MAC: further development of the Mental Adjustment to Cancer scale. Journal of Psychosocial Oncology, 12, 33–46.

Watson M et al (1999) Influence of psychological response on survival in breast cancer: a population-based cohort study. Lancet, 354, 1331–6.

Weinstein M (1974) Allocation of subjects in medical experiments. New England Journal of Medicine, 291, 1278–85.

Weinstein ND and Lachendro E (1982) Egocentrism as a source of unrealistic optimism. Personality and Social Psychology Bulletin, 8, 195–200.

Weisman AD and Worden JW (1977) Coping and Vulnerability in Cancer Patients. Boston, MA: Massachusetts General Hospital and Harvard Medical School.

Weisman AD, Worden JW and Sobel HJ (1980) Psychosocial Screening and Intervention with Cancer Patients. Project Omega. Boston, MA: Harvard Medical School and Massachusetts General Hospital.

Wellisch DK et al (1992) Psychological functioning of daughters of breast cancer patients. Part II. Characterizing the distressed daughter of the breast cancer patient. Psychosomatics, 33, 171–9.

Wells A (1997) Cognitive Therapy of Anxiety Disorders. Chichester: John Wiley & Sons. Wells A (2000) Emotional Disorders and Metacognition: innovative cognitive therapy. Chichester: John Wiley & Sons.

White CA (2001) Cognitive Behaviour Therapy for Chronic Medical Problems: a guide to assessment and treatment in practice. Chichester: John Wiley & Sons.

Williams C (1997) A cognitive model of dysfunctional illness behaviour. British Journal of Health Psychology, 2, 153–65.

Williams NL and Johnston D (1983) The quality of life after rectal excision for low rectal cancer. British Journal of Surgery, 70, 460–62.

Willmoth MC and Botchway P (1999) Psychosexual implications of breast and gynaecologic cancer. Cancer Investigations, 17, 631–6.

Winer EP et al (1999) Quality of life in patients surviving at least 12 months following high dose chemotherapy with autologous bone marrow support. Psycho-Oncology, 8, 167–76.

Wirsching M, Druner HU and Herrman C (1975) Results of psychosocial adjustment to long-term colostomy. Psychotherapy and Psychosomatics, 26, 245–56.

Wirsching M et al (1988) Psychosocial factors influencing health development in breast cancer and mastopathia. In: Cooper CL, ed. Stress and Breast Cancer, pp. 99–107. Chichester: John Wiley & Sons.

Wiser S and Goldfried MR (1998) Therapist interventions and client emotional experiencing in expert psychodynamic-interpersonal and cognitive-behavioral therapies. Journal of Consulting and Clinical Psychology, 66, 634–40.

Wiser S and Arnow B (2001) Emotional experiencing: to facilitate or regulate? Journal of Clinical Psychology, 57, 157–68.

Worden JW, Johnston LC and Harrison RH (1974) Survival quotient as a method of investigating psychosocial aspects of cancer survival. Psychological Reports, 35, 719–26.

World Health Organization (1990) Cancer Pain Relief and Palliative Care. Geneva: World Health Organization.

Wortman CB and Dunkel-Schetter C (1979) Interpersonal relationships and cancer: a theoretical analysis. Journal of Social Issues, 35, 120–55.

Zabora JR et al (1990) An efficient method for psychosocial screening of cancer patients. Psychosomatics, 31, 192–6.

Zahlis EH and Lewis FM (1998) Mothers' stories of the school-age child's experience with the mother's breast cancer. Journal of Psychosocial Oncology, 16, 25–43.

Zaider TI and Kissane DW (2010) Psychosocial interventions for couples and families coping with cancer. In: Holland JC et al, eds. Handbook of Psycho-Oncology, pp. 402–7. Oxford: Oxford University Press.

Zech D et al (1995) Validation of World Health Organization guidelines for cancer pain relief: a 10-year prospective study. Pain, 63, 65–76.

Zee PC and Ancoli-Israel S (2009) Does effective management of sleep disorders reduce cancer-related fatigue? Drugs, 69 (Suppl. 2), 29–41.

Zigmond AS and Snaith RP (1983) The Hospital Anxiety and Depression Scale. Acta Psychiatrica Scandinavica, 67, 361–70.

Zucchero RA (1998) Marital adjustment of older adult couples with breast cancer, prostate cancer, and couples without cancer. Dissertation Abstracts International: Section B: the Sciences and Engineering, 59, 3102.

Index